现代肿瘤
中西医结合治疗学

主编 徐梓辉 刘汉举 孙珠蕾 郭子健 易廷庄

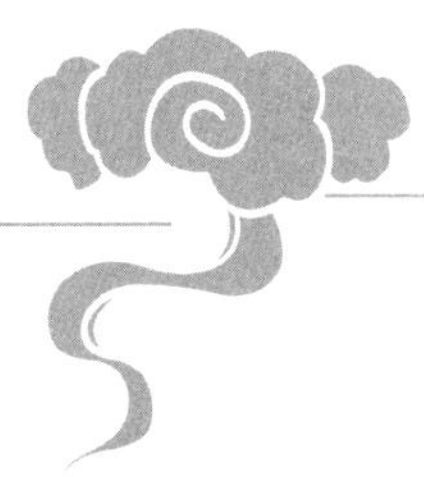

郑州大学出版社

图书在版编目(CIP)数据

现代肿瘤中西医结合治疗学 / 徐梓辉等主编. 郑州 : 郑州大学出版社, 2025. 6. -- ISBN 978-7-5773-1095-4

Ⅰ. R73

中国国家版本馆 CIP 数据核字第 20258PC985 号

现代肿瘤中西医结合治疗学

XIANDAI ZHONGLIU ZHONGXIYI JIEHE ZHILIAOXUE

策划编辑	薛　晗	封面设计	苏永生
责任编辑	杨　鹏	版式设计	苏永生
责任校对	白晓晓	责任监制	朱亚君

出版发行	郑州大学出版社	地　　址	河南省郑州市高新技术开发区长椿路 11 号(450001)
经　　销	全国新华书店		
发行电话	0371-66966070	网　　址	http://www.zzup.cn
印　　刷	河南印之星印务有限公司		
开　　本	787 mm×1 092 mm　1 / 16		
印　　张	16.5	字　　数	344 千字
版　　次	2025 年 6 月第 1 版	印　　次	2025 年 6 月第 1 次印刷

书　　号	ISBN 978-7-5773-1095-4	定　　价	59.00 元

编委会

主　编

徐梓辉　刘汉举　孙珠蕾

郭子健　易廷庄

副主编

刘　伟　张树霞　姜寿银

王忠超　任晓琴　黄　平

编　委（以姓氏笔画为序）

王忠超　新沂市人民医院

兰翠茹　重庆市江津区第二人民医院

任晓琴　苏州市中西医结合医院

刘　伟　沛县人民医院

刘汉举　河北医科大学附属以岭医院

孙珠蕾　江汉大学附属医院武汉市第六医院

张树霞　天津市武清区中医医院

易廷庄　右江民族医学院附属医院

姜寿银　江苏省盐城市大丰人民医院

徐梓辉　陆军军医大学第二附属医院

郭子健　广西中医药大学第一附属医院

黄　平　北京市朝阳区疾病预防控制中心

廖凌姗　常德市第一人民医院

前言

恶性肿瘤这一严重危害人类健康的重大疾病，无论是在国内还是在国外，都是人们关注的话题。多年来，在临床学者和肿瘤基础研究人员的不懈努力下，伴随着现代医学科学等学科的发展，人类对恶性肿瘤的认识逐步加深，有关恶性肿瘤的病因、诊断、治疗以及预后等方面的新理念、新观点、新方法、新技术不断涌现和更新，并且有些已经得到临床的验证，较大幅度地提高了临床治愈率。尤其在综合治疗成为肿瘤临床治疗主流的今天，中医药作为其中的组成部分，在肿瘤治疗中发挥了越来越重要的作用。据初步的临床统计，90%的肿瘤患者接受过不同程度的中医药治疗。进入21世纪，中西医结合治疗肿瘤的研究已经从简单的临床研究逐步走向科学化、规范化、系统化的大规模研究。

中西医汇聚将建立起一个融合双方优势的现代医学体系，促进医学科学发展进步，使医学科学更智慧、更精准、更强大，可产生“一加一大于二”的效应。中西医结合综合治疗肿瘤，是具有中国特色的医疗模式，它在一定程度上可以被认为是我国对于人类健康的贡献。对于从事肿瘤临床和研究的同道来讲，如何有机地结合并运用中西医的不同理论体系，将临床与基础研究的新成果、新技术应用到临床，解决实际问题，体现治疗的规范化与个体化，实现中西医辨病、辨证的结合，具体地分析、治疗不同的恶性肿瘤，是目前中西医结合临床治疗肿瘤的重要命题之一。

本书具有鲜明的中医特色，作者从中医的视角来解读和探索临床医生在中西医结合方面对恶性肿瘤的认识，注重临床治疗，淡化中西医理论体系的结合，充分体现“实践是检验真理的唯一标准”的理念。在编写中，我们尽力做到“师古而不泥古”，从病位、病因、病机、病理演变到疾病属性，从现代医学分期、治疗及前沿进展到中医辨证论治、单方验方、饮食调护及预防保健等方面逐一论述，力求规范化、标准化，突出“全面性、前沿性”的特点。相信本书对于从事中医、中西医结合肿瘤临床与基础研究的相关人员来说，是极富参考价值的工具书。本书在编写过程中参考和引用了大量的国内外专著与资料，在此也衷心希望读者不吝赐教，以使本书日臻完善。由于编者水平有限，书中难免会有很多疏漏与不足之处，祈请各位同仁和读者予以斧正。

编者

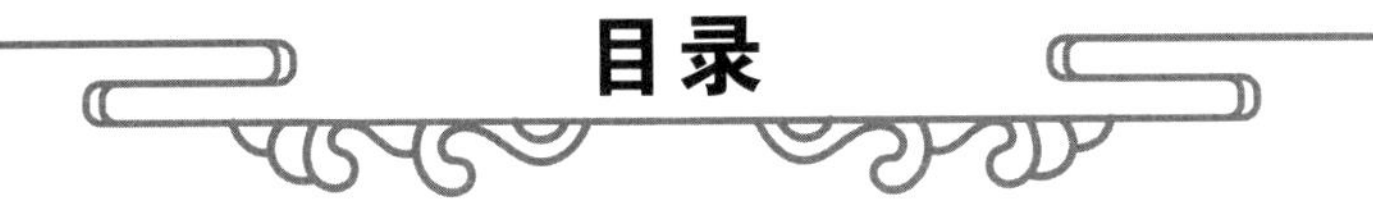

目录

上篇　总论

第一章　绪论 …… 3

第一节　肿瘤的基本概念 …… 3

一、定义 …… 3

二、分类 …… 3

三、良性肿瘤与恶性肿瘤的鉴别 …… 3

四、肿瘤生长的生物学 …… 4

五、肿瘤性增生与非肿瘤性增生的区别 …… 6

六、肿瘤的分级与分期 …… 6

七、肿瘤的异型性 …… 6

八、肿瘤细胞的代谢特点 …… 8

第二节　恶性肿瘤的流行病学特点 …… 8

第三节　现代医学对肿瘤的认识 …… 17

一、肿瘤发生的分子生物学基础 …… 18

二、环境致癌因素及致癌机制 …… 19

三、影响肿瘤发生、发展的内在因素及其作用机制 …… 20

第四节　中医学对肿瘤的认识 …… 22

一、中医文献有关肿瘤的记载 …… 22

二、古代中医对肿瘤病名的记载 …… 29

三、现代中医对肿瘤病名的记载 …… 34

第五节　肿瘤的常见症状 …… 37

一、发热 …… 37

二、出血 …… 39

三、恶性积液 …… 41

四、贫血 …… 44

五、疼痛 …… 47
第二章　肿瘤的治疗 …… 52
第一节　恶性肿瘤的中医治疗 …… 52
一、中医对肿瘤治疗的认识 …… 52
二、肿瘤的中医治法 …… 53
三、肿瘤的分期论治 …… 64
四、肿瘤治疗的常用中药 …… 64
第二节　恶性肿瘤的生物治疗 …… 66
一、肿瘤的免疫治疗 …… 67
二、肿瘤的基因治疗 …… 72
三、肿瘤的干细胞治疗 …… 76
第三节　肿瘤的内分泌治疗 …… 76
一、肿瘤内分泌治疗的分类 …… 77
二、常用内分泌药物 …… 78
第四节　中医外治法在肿瘤方面的应用 …… 81
一、肿瘤外治法的作用机制 …… 81
二、肿瘤外治法的应用范围和适应证 …… 82
三、肿瘤的常用外治方法 …… 83
四、肿瘤外治法存在的问题和对策 …… 84
五、对肿瘤外治法未来的展望 …… 86
第三章　肿瘤并发症的治疗 …… 87
第一节　上腔静脉综合征 …… 87
一、病因 …… 87
二、临床表现 …… 88
三、临床诊断 …… 88
四、综合治疗 …… 88
五、预后 …… 89
第二节　恶性体腔积液 …… 89
一、恶性胸腔积液 …… 89
二、恶性心包积液 …… 92
三、恶性腹水 …… 92
第三节　胃肠道反应 …… 93
一、恶心、呕吐 …… 94
二、食欲减退 …… 96

三、便秘 …… 96
四、腹泻 …… 97
五、口腔炎 …… 97
第四节　肿瘤溶解综合征 …… 97
一、发病机制 …… 97
二、与肿瘤溶解综合征相关的肿瘤类型及影响其发生的因素 …… 98
三、临床表现 …… 99
四、预防、治疗及预后 …… 99
第五节　肿瘤患者的感染 …… 100
一、易感因素 …… 100
二、感染类型及临床表现 …… 101
三、感染诊断 …… 101
四、感染治疗 …… 101

下篇　各论

第四章　头颈部肿瘤 …… 105
第一节　鼻咽癌的中西医结合治疗 …… 105
一、西医病因病理 …… 105
二、中医病因病机 …… 106
三、诊断 …… 107
四、鉴别诊断 …… 111
五、治疗 …… 113
第二节　颅内肿瘤的中西医结合治疗 …… 119
一、病因与发病机制 …… 119
二、病理 …… 122
三、临床表现 …… 126
四、辅助检查 …… 129
五、诊断与鉴别诊断 …… 131
六、中医治疗 …… 132
七、西医治疗 …… 135
八、中西医结合治疗思路 …… 137
第五章　胸部肿瘤 …… 139
第一节　食管癌的中西医结合治疗 …… 139
一、西医病因病理 …… 139

二、中医病因病机 …… 141
三、诊断 …… 141
四、临床分期 …… 142
五、中医证型 …… 143
六、鉴别诊断 …… 144
七、治疗 …… 145
第二节　肺癌的中西医结合治疗 …… 150
一、病因病理 …… 150
二、诊断 …… 151
三、鉴别诊断 …… 153
四、并发症 …… 154
五、中医治疗 …… 154
六、西医治疗 …… 157
七、中西医优化选择 …… 158
第三节　乳腺癌的中西医结合治疗 …… 159
一、病因 …… 159
二、诊断 …… 161
三、分型 …… 162
四、分期 …… 163
五、中医证型 …… 165
六、鉴别诊断 …… 166
七、治疗 …… 167
第六章　腹部肿瘤 …… 180
第一节　原发性肝癌的中西医结合治疗 …… 180
一、病因病理 …… 180
二、诊断 …… 180
三、鉴别诊断 …… 181
四、并发症 …… 182
五、中医治疗 …… 182
六、西医治疗 …… 185
七、中西医优化选择 …… 186
第二节　胃癌的中西医结合治疗 …… 187
一、病因病理 …… 187
二、诊断 …… 187

三、鉴别诊断 …… 189
四、并发症 …… 189
五、中医治疗 …… 189
六、西医治疗 …… 192
七、中西医优化选择 …… 194
第三节　胰腺癌的中西医结合治疗 …… 195
一、病因病理 …… 195
二、诊断 …… 195
三、鉴别诊断 …… 197
四、并发症 …… 197
五、中医治疗 …… 198
六、西医治疗 …… 200
七、中西医优化选择 …… 202
第四节　胆囊癌的中西医结合治疗 …… 202
一、病因病理 …… 202
二、临床表现 …… 204
三、辅助检查 …… 204
四、诊断与鉴别诊断 …… 204
五、中医治疗 …… 205
六、西医治疗 …… 206
七、中西医优化选择 …… 207
第五节　大肠癌的中西医结合治疗 …… 208
一、病因病理 …… 208
二、诊断 …… 208
三、鉴别诊断 …… 209
四、并发症 …… 210
五、中医治疗 …… 210
六、西医治疗 …… 213
七、中西医优化选择 …… 214
第七章　盆腔肿瘤 …… 216
第一节　恶性淋巴瘤的中西医结合治疗 …… 216
一、病因病理 …… 216
二、诊断 …… 216
三、鉴别诊断 …… 218

四、并发症 …… 218
五、中医治疗 …… 219
六、西医治疗 …… 222
七、中西医优化选择 …… 223
第二节　卵巢肿瘤的中西医结合治疗 …… 224
一、病因病理 …… 224
二、诊断 …… 224
三、鉴别诊断 …… 226
四、并发症 …… 226
五、中医治疗 …… 227
六、西医治疗 …… 229
七、中西医优化选择 …… 230
第三节　子宫颈癌的中西医结合治疗 …… 231
一、西医病因病理 …… 231
二、中医病因病机 …… 232
三、临床表现 …… 233
四、辅助检查 …… 233
五、诊断要点 …… 233
六、临床分期 …… 234
四、鉴别诊断 …… 237
五、治疗 …… 238
第四节　前列腺癌的中西医结合治疗 …… 243
一、病因病理 …… 243
二、诊断 …… 243
三、鉴别诊断 …… 245
四、并发症 …… 246
五、中医治疗 …… 246
六、西医治疗 …… 248
七、中西医优化选择 …… 250
参考文献 …… 251

上篇

总论

第一章　绪论

第一节　肿瘤的基本概念

一、定义

肿瘤是机体在各种致瘤因素作用下，局部组织细胞异常增生而形成的新生物，常表现为局部肿块。肿瘤细胞具有异常的形态、代谢和功能，生长旺盛，常呈持续性生长。

二、分类

根据肿瘤对人体的危害程度将其分成良性肿瘤（如子宫肌瘤、乳房腺瘤等）和恶性肿瘤。恶性肿瘤，包括“癌”与“肉瘤”等。来源于上皮组织的恶性肿瘤称为“癌”，如肺癌、子宫颈癌；来源于间叶组织（包括结缔组织和肌肉）的恶性肿瘤称为“肉瘤”，如血管肉瘤、骨肉瘤。

三、良性肿瘤与恶性肿瘤的鉴别

良性肿瘤与恶性肿瘤的鉴别要点如下。

1. 组织分化程度

良性肿瘤分化好，异型性小，与原有组织的形态相似；恶性肿瘤分化不好，异型性大，与原有组织的形态差别大。

2. 核分裂象

良性肿瘤核分裂象无或稀少，不见病理性核分裂象；恶性肿瘤核分裂象多见，并可见病理性核分裂象。

3. 生长速度

良性肿瘤生长缓慢；恶性肿瘤生长较快。

4. 生长方式

良性肿瘤多见膨胀性和外生性生长，膨胀性生长常有包膜形成，与周围组织一般分界清楚,故通常可推动;恶性肿瘤为浸润性和外生性生长,浸润性生长无包膜形成,与周围组织一般分界不清楚,故通常不能推动。

5. 继发改变

良性肿瘤很少发生坏死和出血;恶性肿瘤常发生坏死、出血和溃疡。

6. 转移

良性肿瘤不转移;恶性肿瘤常有转移。

7. 复发

良性肿瘤手术后很少复发;恶性肿瘤手术等治疗后经常复发。

8. 对机体的影响

良性肿瘤较小,主要引起局部压迫或阻塞,如发生在重要器官也可引起严重后果;恶性肿瘤较大,除压迫、阻塞外,还可以破坏原发处和转移处的组织,引起坏死出血合并感染,甚至造成恶病质。其中,浸润和转移是恶性肿瘤的最主要特征。

四、肿瘤生长的生物学

局部浸润和远处转移是恶性肿瘤最重要的特点,并且是恶性肿瘤致人死亡的主要原因。

肿瘤是由一个转化细胞不断增生繁衍而成的,一个典型的恶性肿瘤的自然生长史可以分为几个阶段:一个细胞的恶性转化→转化细胞的克隆性增生→局部浸润远处转移。在此过程中,恶性转化细胞的内在特点(如肿瘤的生长分数)和宿主对肿瘤细胞及其产物的反应(如肿瘤血管形成)共同影响肿瘤的生长和演进。

1. 肿瘤生长的动力学

肿瘤的生长速度与以下 3 个因素有关。

(1)倍增时间:肿瘤群体的细胞周期分为 G0、G、S、G2 和 M 期。多数恶性肿瘤细胞的倍增时间并不比正常细胞更快,而是与正常细胞相似或比正常细胞更慢。

(2)生长分数:指肿瘤细胞群体中处于增殖阶段(S 期+G2 期)的细胞比例。恶性转化初期,生长分数较高,但是随着肿瘤的持续增长,多数肿瘤细胞处于 G0 期,即使是生长迅速的肿瘤生长分数也只有 20%。

(3)肿瘤细胞的生长与丢失:营养供应不足、坏死脱落、机体抗肿瘤反应等因素会使肿瘤细胞丢失,肿瘤细胞的生成与丢失共同影响着肿瘤能否进行性生长及其生长速度。

2. 肿瘤的生长方式

肿瘤可以呈膨胀性生长、外生性生长和浸润性生长。

(1)膨胀性生长:是大多数良性肿瘤所表现的生长方式,肿瘤生长缓慢,不侵袭周围组织，往往呈结节状，有完整的包膜，与周围组织分界明显，对周围的器官、组织主要起挤压或阻塞的作用，一般均不明显破坏器官的结构和功能。因为其与周围组织分界清楚，手术容易摘除，摘除后不易复发。

（2）外生性生长：发生在体表、体腔表面或管道器官（如消化道、泌尿生殖道）表面的肿瘤，常向表面生长，形成突起的乳头状、息肉状、菜花状的肿物。良性、恶性肿瘤都可呈外生性生长，但恶性肿瘤在外生性生长的同时，其基底部也呈浸润性生长，且外生性生长的恶性肿瘤由于生长迅速、血供不足，容易发生坏死、脱落，形成底部高低不平、边缘隆起的恶性溃疡。

（3）浸润性生长：为大多数恶性肿瘤的生长方式。由于肿瘤生长迅速，侵入周围组织间隙、淋巴管、血管，如树根之长入泥土，浸润并破坏周围组织，肿瘤往往没有包膜或包膜不完整，与周围组织分界不明显。临床触诊时，肿瘤固定不活动，手术切除该类肿瘤时，为防止复发，切除范围应该比肉眼所见范围大，因为这些部位也可能有肿瘤细胞的浸润。

3. 恶性肿瘤的扩散试式

具有浸润性生长的恶性肿瘤，不仅可以在原发部位生长、蔓延（多为直接蔓延），而且可以通过各种途径扩散到身体其他部位（即转移）。

（1）直接蔓延：肿瘤细胞沿组织间隙、淋巴管、血管或神经束浸润，破坏邻近正常组织、器官，并继续生长，称为直接蔓延。例如晚期子宫颈癌可蔓延至直肠和膀胱，晚期乳腺癌可以穿过胸肌和胸腔甚至达肺。

（2）转移：肿瘤细胞从原发部位侵入淋巴管、血管、体腔，迁移到他处而继续生长，形成与原发瘤同样类型的肿瘤，这个过程称为转移。转移多见于恶性肿瘤。常见的转移途径有以下几种：①淋巴道转移。上皮组织的恶性肿瘤多经淋巴道转移。②血道转移。各种恶性肿瘤均可发生，尤多见于肉癌、肾癌、肝癌、甲状腺滤泡性癌及绒毛膜癌。③种植性转移。常见于腹腔器官的癌瘤。

4. 恶性肿瘤的浸润和转移机制

（1）局部浸润：浸润能力强的肿瘤细胞亚克隆的出现和肿瘤内血管形成对肿瘤的局部浸润都起重要作用。局部浸润的步骤：由细胞黏附分子介导的肿瘤细胞之间的黏附力减少；肿瘤细胞与基底膜紧密附着；细胞外基质降解。在肿瘤细胞和基底膜紧密接触 4～8 小时后，细胞外基质的主要成分如层粘连蛋白（LN）、纤维连接蛋白（FN）、蛋白多糖和胶原纤维可被肿瘤细胞分泌的蛋白溶解酶溶解，使基底膜产生局部的缺损。肿瘤细胞以阿米巴运动通过溶解的基底膜缺损处。肿瘤细胞穿过基底膜后重复上述步骤溶解间质性的结缔组织，在间质中移动。到达血管壁时，再以同样的方式穿过血管的基底膜进入血管。

（2）血行播散：单个肿瘤细胞进入血管后，一般绝大多数被机体的免疫细胞所消灭，但被血小板凝集成团的肿瘤细胞团则不易被消灭，可以通过上述途径穿过血管内皮和基底膜，形成新的转移灶。

转移的发生并不是随机的，而是具有明显的器官倾向性。血行转移的位置和器官分布，在某些肿瘤具有特殊的亲和性，如肺癌易转移到肾上腺和脑，甲状腺癌、肾癌和前列腺癌易转移到骨，乳腺癌常转移到肝、肺、骨。产生这种现象的原因还不清楚，可能是这些器官的血管内皮上有能与进入血循环的癌细胞表面的黏附分子特异性结合的配体，或者是这些器官能够释放吸引肿瘤细胞的化学物质。

五、肿瘤性增生与非肿瘤性增生的区别

肿瘤性增生一般是单克隆性的。肿瘤细胞具有异常的形态、代谢和功能，并在不同程度上失去了分化成熟的能力。肿瘤生长旺盛，并具有相对的自主性，即使致瘤因素已不存在，仍能持续性生长，提示肿瘤细胞的遗传异常可以传给子代细胞。每个肿瘤细胞都含有引起其异常生长的基因组的改变。肿瘤性增生不仅与机体不协调，而且有害。

非肿瘤性增生一般是多克隆性的。增生的肿瘤细胞具有正常的形态、代谢和功能，能分化成熟，并能在一定程度上恢复原来正常组织的结构和功能。非肿瘤性增生有一定的限度，增生的原因一旦消除后就不再继续。非肿瘤性增生或者反应性增生中，有的属于正常新陈代谢所需的细胞更新；有的是针对一定刺激或损伤的防御性、修复性反应，对机体有利。

六、肿瘤的分级与分期

1. 肿瘤的分级

Ⅰ级为分化良好，属低度恶性；Ⅱ级为分化中等，属中度恶性；Ⅲ级为分化很差，属高度恶性。

2. 肿瘤的分期

根据原发肿瘤的大小、浸润深度、范围以及是否累及邻近器官、有无淋巴结转移、有无血源性或其他远处转移确定肿瘤发展的程期或早晚。国际上广泛采用 TNM 分期系统。T 是指肿瘤的原发灶情况，随着肿瘤的增大，依次用 T1 ~ T4 表示；N 是指局部淋巴结受累情况，淋巴结未受累及，用 N0 表示；随着淋巴结受累及的程度和范围的扩大，依次用 N1 ~ N3 表示；M 是指远处转移，无远处转移者用 M0 表示，有远处转移用 M1 表示。

七、肿瘤的异型性

肿瘤组织在细胞形态和组织结构上，都与其同来源的正常组织有不同程度的差异，这种差异称为异型性。异型性的大小可用肿瘤组织分化成熟的程度来表示。分化在胚胎学中指原始幼稚细胞在胚胎发育过程中，向不同方向演化趋于成熟的程度。病理学将

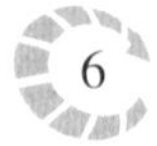

异型性引用过来,指肿瘤细胞与其发生部位成熟细胞的相似程度。肿瘤细胞异型性小,表示它和正常来源组织相似,分化程度高,则恶性程度低。反之,肿瘤细胞异型性大,和正常来源组织相似性小,分化程度低,往往其恶性程度高。因此,异型性是判断良、恶性肿瘤的重要组织学依据。间变在现代病理学中指肿瘤细胞缺乏分化的状态,由未分化细胞构成的恶性肿瘤称为间变性肿瘤,间变性肿瘤多为高度恶性的肿瘤。

1. 肿瘤组织结构的异型性

肿瘤组织结构的异型性是指肿瘤实质和间质的关系紊乱,失去相应正常组织的结构和层次。良性肿瘤组织结构与其来源组织相似,较易判断其起源。例如,肠腺瘤的腺体较丰富,腺腔可扩张,腺腔大小不一,但肿瘤细胞排列整齐。恶性肿瘤组织结构的异型性明显,细胞排列紊乱,失去正常的层次和结构。如肠腺癌的腺体大小不一,形态十分不规则,甚至不形成腺腔,排列紊乱,腺上皮细胞排列紧密或呈多层。

2. 肿瘤细胞的异型性

良性肿瘤细胞的异型性小,与其同来源的正常细胞相似,有时仅从细胞学上无法将其与同来源的正常细胞相区别,其异型性主要表现在组织学方面。

恶性肿瘤的肿瘤细胞具明显的异型性,主要表现如下。

(1)肿瘤细胞的多形性:表现为肿瘤细胞大小不一,形态不规则,甚至出现胞体巨大的瘤巨细胞。少数分化差的肿瘤细胞较同来源的正常细胞小,呈圆形,且大小较一致。

(2)核的多形性:细胞核大小不一,形态不规则,甚至出现多核、巨核、畸形核肿瘤细胞。肿瘤细胞核明显增大,因而使核/浆比例增大,从正常的1∶(4~6)增至1∶(1.5~2.0)甚至1∶1。核染色质呈粗大颗粒状,分布不均,常靠近核膜分布,使核膜增厚。核仁肥大,数目增多。核分裂象多见,并可出现病理性核分裂,即多极性、不对称性、顿挫性核分裂。恶性肿瘤细胞核的多形性与染色体呈多倍体或非整倍体有关。以上这些改变均有助于病理诊断。

(3)胞质的改变:恶性肿瘤细胞的胞质一般由于分化低而减少,但有时也可以增多。由于胞质内核蛋白体增多,故多呈嗜碱性染色。有些肿瘤细胞内尚可出现黏液、糖原、脂质、色素等肿瘤分泌与代谢产物,并可作为肿瘤鉴别诊断的依据。

3. 肿瘤超微结构的异型性

肿瘤细胞同正常细胞之间或良、恶性肿瘤细胞间未发现有质的差别,而仅有量的差别。主要有以下几个特点。

(1)同型性:指肿瘤细胞与其来源的正常组织的细胞在超微结构上有相似之处。如鳞状细胞癌(简称鳞癌)有张力原纤维、桥粒,从而有助于诊断。

(2)低分化性:恶性肿瘤细胞分化程度较低,甚至未分化,如有些横纹肌肉瘤分化低,光镜下不见横纹,电镜下可见原始肌节,从而得以确诊。

(3)异型性:肿瘤细胞特别是恶性肿瘤细胞的胞核、细胞器显示一定程度的畸形。一般而言,肿瘤细胞分化越低,细胞器越简单,包括线粒体、内质网、高尔基体、张力微丝等数量减少,发育不良。如鳞癌的肿瘤细胞之间桥粒减少,使肿瘤细胞易脱落、浸润。又如肿瘤细胞线粒体呈球形,而非杆状,线粒体嵴呈纵向平行排列,说明其无氧酵解供能的特点。

总的说来,鉴别肿瘤的良、恶性主要靠光学显微镜,而电镜则在鉴别肿瘤的类型和组织来源中发挥重要作用。

八、肿瘤细胞的代谢特点

同正常细胞相比,肿瘤细胞的核酸合成代谢明显增强,分解代谢减弱,有利于细胞的分裂和增殖。其糖代谢在有氧或无氧条件下,均以糖酵解过程占优势,该特性可能与线粒体功能障碍有关。肿瘤的蛋白质合成、分解与代谢均增强,合成代谢又超过分解代谢,并可夺取正常组织营养,这是造成恶病质的重要原因之一。肿瘤还可合成肿瘤蛋白,作为肿瘤特异抗原和相关抗原,引起机体免疫反应。有的肿瘤蛋白与胚胎组织有共同抗原性,称为肿瘤胚胎性抗原,如肝细胞癌能合成胎儿肝细胞所产生的甲胎蛋白(AFP),又如大肠癌可产生癌胚抗原(CEA),临床上检测这些抗原有助于诊断相应的肿瘤和判断疗效。肿瘤的酶代谢活性多数无改变,少数情况表现酶活性增高,如前列腺癌患者酸性磷酸酶(ACP)增高,肝癌、骨肉瘤患者碱性磷酸酶(AKP)活性增高,临床血清学检查可作为辅助诊断。在一些细胞分化原始幼稚者,其酶变化特点主要表现为特殊功能酶接近或完全消失,从而导致酶谱的一致性,同胚胎细胞的酶谱相似。

第二节　恶性肿瘤的流行病学特点

恶性肿瘤是严重危害人类生命健康的多发病和难治病。据世界卫生组织(WHO)调查资料显示,2000 年全球超过 750 万人死于恶性肿瘤,占全部死亡人数的 12%,在发展中国家占 9%,在发达国家占 21%。专家预测:到 2020 年,全球人口将达 80 亿人,而恶性肿瘤患者将达到 2 000 万人,在发展中国家癌症总数将增加 73%,发达国家为 29%。目前我国约有 500 万名肿瘤患者,每年约新增 200 万人,死亡 130 万 ~ 170 万人。恶性肿瘤发病率不断攀升,逐渐上升至全国大城市居民死因排序的第一位,平均每 4 ~ 5 名死者中就有 1 名死于恶性肿瘤。

恶性肿瘤的发生发展涉及多种复杂因素,在不同阶段呈现不同的复杂性矛盾,环境因素和遗传因素交互作用,给科研及临床均带来重大挑战。通过临床流行病学及基础医学研究,揭示出人类恶性肿瘤发生是环境危险因子与遗传因素交互作用的结果,而仅有遗传因素作用者只占 10%。

(一)世界恶性肿瘤流行趋势

世界上各个国家关于恶性肿瘤发病率、死亡率的报道各有不同。据相关报道及其数据,在发达国家,肺癌,结、直肠癌,以及乳腺癌是其主要肿瘤类型,且肿瘤的死亡率在居民常见死亡原因中占第 1 位;而在发展中国家,则仍以胃癌、肝癌、食管癌为常见,肿瘤相关死亡占居民死亡常见原因的第 2 位。自 2000 年来,全球肺癌的发病率呈上升趋势。

美国是全球最早实行肿瘤登记报告的国家,有较完善的肿瘤发病、死亡报告体系。其恶性肿瘤流行趋势变化引人注目。据报告显示,美国从 20 世纪 90 年代开始,恶性肿瘤发病率及死亡率均呈下降趋势;从 2001 年开始,恶性肿瘤死亡总例数亦开始下降。2011 年的《NCCN 指南》就指出,目前的各种恶性肿瘤发病率、死亡率也较前有非常明显的变化。

表 1-1　2011 年 NCCN 临床实践指南各大疾病的流行病学情况

<table>
<tr><th rowspan="2">肿瘤名称</th><th rowspan="2">年份</th><th colspan="2">新诊断病例</th><th rowspan="2">死亡人数</th><th rowspan="2">备注</th></tr>
<tr><th>男</th><th>女</th></tr>
<tr><td>非小细胞肺癌</td><td>2010</td><td>116 750</td><td>105 770</td><td>157 300</td><td>在美国,肺癌是癌症死亡最主要的原因。只有 15% 的患者在确诊肺癌后能生存 5 年或 5 年以上。吸烟是肺癌最主要的危险因素,被动吸烟的危险因素也在增加。氡气是引起肺癌的第 2 病因</td></tr>
<tr><td>直肠癌</td><td>2010</td><td>22 620</td><td>17 050</td><td rowspan="2">51 370</td><td rowspan="2">在美国,结、直肠癌发病率占所有癌症的第 4 位,而死亡率为第 2 位,大约有 1/3 的患者有家族聚集性倾向。在过去 30 年,结、直肠癌的死亡率有下降趋势。下降原因可能是筛查的普及提高了早期诊断率及治疗手段的进步</td></tr>
<tr><td>结肠癌</td><td>2009</td><td colspan="2">106 100</td></tr>
<tr><td>乳腺癌</td><td>2010</td><td></td><td>209 060</td><td>40 230</td><td>在美国,乳腺癌是其女性最常见的恶性肿瘤,是仅次于肺癌的第 2 位癌症死亡原因。在过去的数十年里,美国乳腺癌的发病率逐渐上升,而死亡率却在逐渐下降,这得益于乳腺癌的早期诊断和有效治疗</td></tr>
<tr><td>非霍奇金淋巴瘤(NHL)</td><td>2008</td><td colspan="2">66 120</td><td>19 160</td><td>NHL 居男性和女性新发肿瘤病例的第 5 位,占新发肿瘤病例的 4%~5% 和肿瘤相关死亡的 3%。NHL 也居男性肿瘤死亡原因的第 9 位及女性肿瘤死亡原因的第 6 位。</td></tr>
</table>

续表 1-1

肿瘤名称	年份	新诊断病例		死亡人数	备注
		男	女		
子宫颈癌	2010		12 200	4 200	子宫颈癌是世界范围内女性最常见的第 3 大肿瘤，78% 的病例发生于发展中国家，成为当地女性肿瘤致死的第 2 位原因
	2002		493 200	273 500	
卵巢肿瘤	2010		21 900	13 900	卵巢肿瘤的发病率随着年龄增大而上升，在 80～89 岁达到发病高峰，发病率达 57/10 万。诊断时的中位年龄约为 63 岁，其中约 70% 的患者初诊时已是晚期，能获得治愈的上皮性卵巢肿瘤的患者不到 40%
肾癌	2009	57 760		12 980	肾癌占所有恶性肿瘤的 2%～3%，约占肾脏肿瘤的 90% 以上。诊断时的中位年龄为 65 岁，肾癌的发病率以每年 2% 的速度增长
头颈部肿瘤	2010	49 260		11 480	占美国新发肿瘤病例的 3%，饮酒和吸烟是口腔、口咽、喉咽及喉部癌症的共同病因
胃癌	2009	21 130		10 620	第二次世界大战以来，全世界胃癌的发病率有所下降，目前世界范围内胃癌的发病率居常见肿瘤的第 4 位；而在北美，胃癌为最少见的肿瘤之一
胰腺癌	2010			36 800	胰腺癌居美国男性及女性因癌症死亡原因的第 4 位。该病发病的高峰为 70～80 岁。尽管发病率在两性中基本相等，美国非洲裔似乎比白人有更高的发病率。吸烟、糖尿病、饮酒和慢性胰腺炎与胰腺癌的发病有一定的原因

（二）中国恶性肿瘤流行趋势

我国人口约占全世界的 20%，是最大的发展中国家。近年来肿瘤的发病率也有了新的变化。我国一些主要城市（如上海、北京等）的癌症流行模式，出现与西方发达国家癌谱相类似的发展趋势，即肺癌、乳腺癌和肠癌的发病率和死亡率显著上升；而一些消化道肿瘤如食管癌、胃癌等则呈下降趋势；而广大农村地区仍保持着发展中国家的特色，主要以胃癌、食管癌、肝癌等消化道肿瘤为主，肺癌也有增长的趋势。总体来说癌症发病率位于心血管疾病之后，而死亡率则占居民死亡原因的19%，居常见死亡原因的首位，已经接近发达国家肿瘤死亡率。但我国恶性肿瘤的发病率、死亡率又有自己的特点。

1959年，我国在河南省林县设立最早的肿瘤登记处，随后其他省、市地区也逐步开展肿瘤登记工作，截至2002年10月，我国大陆有20个省、自治区、直辖市开展了肿瘤登记工作，其报告也逐渐得到重视，但仍存在不全面之处。资料显示，自中华人民共和国成立以后，特别是改革开放以来，我国恶性肿瘤的发病率有了质的变化。20世纪90年代初，我国每年死于恶性肿瘤的病例数约为130万，发病病例数约为160万，居死因第2位；到2006年，恶性肿瘤居死因第1位。恶性肿瘤粗死亡率20世纪70年代为83.65/10万，20世纪90年代为108.26/10万，上升29.42%；调整死亡率20世纪70年代为84.58/10万，20世纪90年代为94.36/10万，上升11.56%。其中调整死亡率上升幅度最大的是肺癌，上升111.85%；调整死亡率下降幅度最大的是子宫颈癌下降达69%。

表1-2 不同时期肿瘤在全国及北京市居民常见死亡原因中的顺序

年份	死因顺序	
	北京市	全国
1950	11	—
1964	4	5
1976	2	3
1999	1	2
2005	1	2
2006	1	1

1.发病率呈地域不平衡性

我国地大物博，人口众多，但各个地区发展不平衡，每年肿瘤的发病情况在各个地区也大不相同。我国一直是全球内原发性肝癌的高发区，沿海地区发病率高于内地，目前的发病者数约34.7万，约占全球总发患者数的55%；死亡人数约32.3万，约占全球总死亡人数的45%。食管癌、胃癌在我国广大农村地区也不少见，而在大城市结、直肠癌的发病率与死亡率已经超过了胃癌，这与饮食习惯的改变有很大的关系。

2.恶性肿瘤谱变化

根据统计，我国肿瘤死亡率排序，20世纪70年代以胃癌、食管癌、肝癌、肺癌、子宫颈癌分占前5位，而20世纪90年代则以胃癌、肝癌、肺癌、食管癌，以及结、直肠癌分占前5位。目前居我国前10位的恶性肿瘤依次为肺癌、肝癌、食管癌、胃癌、鼻咽癌、白血病、直肠癌、结肠癌、女性乳腺癌及子宫颈癌，其中前五大肿瘤的死亡数占恶性肿瘤总死亡数的 77.02%，死亡率平均每年上升 5.56%。

从 1985 年到 2005 年，20 年来广东省大肠癌收治率增加 102.0%，平均每年上升 5.1%；发病中位年龄从 50.2 岁上升至 58.6 岁，上升了 8.4 岁；男女比例逐渐下降，从 1.50∶1 下降到 1.35∶1；发病部位直肠癌比例从 64.8% 下降到 49.7%，右半结肠癌比例则从 18.0% 上升到 28.7%；组织学类型中，中高分化者所占的比例从 70.1% 上升到 80.6%，低未分化者比例则从 29.9% 下降到 19.4%；诊断 Dukes A 期的大肠癌比例从 3.2% 上升到 9.8%。

在大城市，肺癌的发病率越来越高，2000—2002 年，广州市肺癌初发病率和死亡率分别为 51.8/10 万（其中男性 68.8/10 万，女性 33.7/10 万）和 45.4/10 万（其中男性 60.6/10 万，女性 29.2/10 万）。男性肺癌的发病率居恶性肿瘤之首，女性居第 2 位。男女肺癌的死亡率均居所有恶性肿瘤的第 1 位。无论男性或女性，肺癌发病率达到平均发病水平的年龄均为 45 ~ 50 岁，已经接近发达国家水平。

3. 恶性肿瘤发病率与死亡率人群分布变化

研究数据显示，20 岁以下，恶性肿瘤的发病率和死亡率基本在 10.0/10 万以下；从 25 岁开始，随着年龄增加而上升；而 60 ~ 80 岁各年龄组，20 世纪明显高于 19 世纪，且随着年龄的增长差距也越来越大。50 岁以后，恶性肿瘤的发病率与死亡率已经逐渐接近发达国家，这可能与我国经济实力的提高、生活条件的改善、人群逐步迈入老年化社会等因素有关。

4. 平均 5 年生存率仍然很低

近 20 年来，我国在恶性肿瘤的防治上取得了很大的进展，出现了许多新技术、新方法，特别是近年来中医药在恶性肿瘤的治疗方面发展很快。但从全国来看，恶性肿瘤患者的平均 5 年生存率仍然较低，为 20% ~ 30%。2000 年 10 月，由国家卫生部、中华医学会、中国抗癌协会联合主办并召开了以“我国肿瘤防治现状及对新世纪的展望”为主题的“2000 年全国肿瘤学术大会”，其中由北京大学肿瘤临床学院、北京肿瘤医院联合做的大会报告《我国肿瘤防治的回顾与展望》一文中这样写道：“尽管我国的恶性肿瘤治疗取得了很大进展，但发展并不平衡，总体治疗水平还很低。据 1982—1992 年期间上海、北京两地居民常见肿瘤的 5 年生存率统计，肝癌仅为 3%，肺癌及食管癌均在 10% 左右，胃癌稍高但也低于 20%，结、直肠癌不到 40%，乳腺癌 70%。因此在肿瘤基因治疗尚未取得突破前，现阶段大力推广常见肿瘤的诊治规范，使每一位患者能享受到最佳方案的治疗，提高我国的恶性肿瘤治疗总体水平，实属当务之急。”

5. 累积死亡率高

全球平均累计死亡率为 10%，中国大城市累积死亡率为 20%，高发区及农村为 25% ~ 50%。但各个疾病发展不相一致。与国内其他大城市相比，广州市有较高的鼻咽癌发病率与死亡率。2000—2002 年，广州市鼻咽癌粗发病率为 18.1/10 万，其中男性 24.0/10 万，女性 11.7/10 万，居所有恶性肿瘤发病率的第 3 位。鼻咽癌粗死亡率为 7.6/10 万，其中男性 11.0/10 万，女性 4.0/10 万。鼻咽癌的发病率和死亡率均随年龄增长而上升。

城市恶性肿瘤死亡率幅度增长最大的是肺癌，在全部恶性肿瘤中占的位次由原来的第 4 位逐渐上升至第 1 位，其次是肝癌，再次为结、直肠癌，肛门癌，白血病，以及女性乳腺癌。农村恶性肿瘤上升幅度最大并高于城市的也是肺癌，但在全部恶性肿瘤死亡位次未变，仍为第 4 位。发病率上升幅度较大的还有肝癌、胃癌、白血病和食管癌。

6. 中国恶性肿瘤所致经济损失巨大

世界银行测算：1990 年我国因恶性肿瘤造成的失能调整生命年占总失能调整生命年的 9.2%，比脑血管疾病高 6.3%、比心血管疾病高 2.1%。全国因恶性肿瘤损失的失能调整生命年为 185.1 万人/年，经济损失高达 1 432.3 亿元。用于诊治恶性肿瘤的医疗费用远高于其他慢性病，增长数目惊人。2000 年，我国用于恶性肿瘤患者的医疗费用约 800 亿元，占总卫生医疗费用的 20%。到 2007 年，用于恶性肿瘤患者，医疗费用平均约为 62 691 元/例，全国约 1 600 亿元，占总医疗费用的 39%～42%。但是相比恶性肿瘤发病率的增高，这个投入远远不够。

（三）恶性肿瘤的危险因素

1. 吸烟

肺癌发病率与吸烟有关，吸烟者的发病率为 85.2/10 万，而不吸烟者仅为 14.7/10 万。据 Hammond 等 44 个月的调查发现，每天吸烟 0.5～1.0 包、1～2 包及 2 包以上者鳞癌死亡率比不吸烟者的分别增高 8.4、18.0 和 21.0 倍。吸烟者又因为接触石棉、镍、铬、镉等，其协同作用以致肺癌发病率更高。

据 150 余次流行病学调查报告均证实吸卷烟可致肺癌。1939—1963 年，经过 30 余次临床病例对照，7 次大规模的定群调查证实吸烟与肺癌发病有剂量-反应关系。一般认为吸卷烟可以提高 10 倍以上肺癌死亡率。吸烟年龄越早，数量越多，发生肺癌的机会越大，其间有明显相关。戒烟后肺癌危险度渐趋下降，5 年后可保持在比一般人略高的水平。吸卷烟除导致肺癌外还可导致口腔、咽、喉、食管、胰腺、膀胱等多种癌症。

2. 饮酒

饮酒与口腔癌、咽癌、喉癌、直肠癌有关。长期饮酒可导致肝硬化，继而可能导致肝癌。饮酒又吸烟者可增加某些呼吸道和消化道恶性肿瘤的危险性。

3. 饮食

有人估计，发达国家男性癌症的 30%～40%，女性癌症的 60% 可能与饮食有关。饮食致癌的可能途径、方式有以下几种。

(1)天然食物或食品添加剂中存在致癌物:如亚硝胺有强致癌作用,并不一定要长期慢性作用,而只需一次足够的"冲击量"即可诱发恶性肿瘤。亚硝胺前身(亚硝酸盐和二级胺)以稳定形式广泛存在于自然界中,特别在植物中亚硝酸盐很易由硝酸盐形成。过多使用硝酸盐肥料与土壤中缺钼都易造成植物中硝酸盐的积累。储存的蔬菜、水果中易存在高浓度的亚硝酸。

(2)食用色素中具致癌性的有二甲氨基偶氮苯(致肝、胆管、皮肤、膀胱癌)、邻氨基偶氮甲苯(致肝、肺、膀胱癌、肉瘤)、碱基菊烃(致肝癌、白血病、网状细胞肉瘤)等;香料及调味剂中具致癌作用的有黄樟素(致肝、肺、食管癌)、单宁酸(致肝癌、肉瘤)及甘素(即N-苯乙基脲致肝癌)。

(3)食物受致癌物污染:黄曲霉菌污染米、麦、高粱、玉米、花生、大豆,产生黄曲霉毒素(Aflatoxins,简称AF)。毒素有12种,其中AFB1致癌作用最强,在低剂量长时期作用下,几乎可使全部动物致癌。AF在紫外线及可见光照射下仅能部分分解;加热100 ℃,2小时后,只能减毒30%;加热180~185 ℃,3小时,可大部分被破坏。15磅压力下120 ℃,4小时方降至对肝脏无害的微量。其他污染食物的致癌物还有展青霉素、黄米霉素、杂色曲霉素、环氯霉素、灰黄霉素等,它们的致癌力不及AF,如杂色曲霉素的致癌力仅为AF的1/10,但其分布较AF广。由于它们一般都极为稳定,不易为高温破坏,故危险性大,不可忽视。

(4)食物加工或烹调过程中产生致癌物:烟熏、炙烤及高温烹煮食物时由于蛋白质热解,特别在烧焦的鱼、肉中可产生有致突变和致癌性的多环有机化合物。据估算,50 g熏肠所含致癌物苯并芘的量相当于1包烟草烟雾中所含的量,或等于大工业中心居民在4~5昼夜期间所吸入污染空气中的数量。1盒油浸熏制鱼的苯并芘量相当于60包烟草或1年内所吸入空气中致癌物的数量。食用油被连续和重复加热及添加到未加热的油中都会促进致癌物及辅癌物生成。因此,多次或长时间使用过热油脂都有引起恶性肿瘤的危险。

(5)食物成分在胃肠道内形成致癌物:当胃肠道中细菌数量多时,细菌的代谢作用与硝酸盐的还原能力均加强(细菌的硝酸盐还原酶适于在中性环境中发挥作用),故胃酸减少或缺乏时,胃内亚硝酸盐浓度高,出现适于亚硝胺形成的胃内环境。

(6)营养缺乏时的间接致癌作用:食品粗糙、长期缺铁、营养不足时发生食管癌和胃癌的危险性增加。硒的平均摄入量、血硒水平、饮食中硒浓度均与发生恶性肿瘤的危险性呈负相关。长期缺碘或碘过多与甲状腺癌的发生有关。

(7)过多营养的间接致癌作用:食物热量过高、纤维素过少,特别是脂肪总摄入量过高,可使乳腺癌、结肠癌、前列腺癌发病率增加。动物实验表明,高脂肪膳食且缺乏胆碱、叶酸、维生素B_1及蛋氨酸时,可增强各种化学致癌物的致癌性。

4.环境理化因素

(1)环境化学物:WHO指出、人类恶性肿瘤的90%与环境因素有关,其中最主要的是

与环境中的化学因素有关。美国《化学文摘》登记的化学品已达50余万种，进入人类环境的有96 000余种，每年新增加的化学物还有近千种，目前已证实可使动物致癌的有100余种，通过流行病学调查证实对人类有致癌作用的达30余种。

大城市空气污染物苯并芘与肺癌的密切关系。按一般浓度水平30～40 μg/m³推算，约有10%肺癌病例可由大气污染（包括与吸烟有联合作用）所引起。有的学者提出大气中苯并芘含量每增加一个单位（0.1 μg/m³），肺癌死亡率将增加5%。

（2）电离辐射：电离辐射诱发人类癌症问题自16世纪以来一直受到人们关注。1945年8月，原子弹在日本广岛和长崎爆炸后的幸存者中，白血病发病率明显增高，1950—1954年达到高峰，而且距爆炸中心越近，接受辐射剂量越大者，白血病发病率越高。又如1925—1943年，美国放射科医生的白血病死亡率较现代一般医生高10倍以上。

电离辐射可引起人类多种癌症，如急性和慢性细胞白血病、其他类型急性白血病、多发性骨髓瘤、恶性淋巴瘤、骨肉瘤、皮肤癌、肺癌、甲状腺癌、乳腺癌、胃癌、胰腺癌、肝癌、喉癌、神经母细胞瘤、肾细胞瘤及鼻窦癌等。

5. 社会心理因素

（1）感情生活：独特的感情生活史可导致癌症的发生。美国学者劳伦斯·莱什研究了500多名癌症患者的生活史，发现76%的患者具有同一类型的独特生活史。我国学者研究也发现家庭的不幸事件、工作学习紧张过度、人际关系不协调等这些独特的生活史大多影响或决定了患者以后的精神状态并可导致癌症的发生。儿童时期父母早亡、离异、不和睦、长期分离，成年后再遭挫折、丧偶、事业失败、理想破灭、难以宣泄的悲哀和持续紧张压力引致绝望都是导致癌症的重要社会心理因素。生活中的巨大精神刺激引起的恶劣情绪往往是癌细胞的“激活剂”。

（2）精神刺激：巨大的精神冲击发生在癌症发病前1年左右。据1902—1957年，75篇有关肿瘤病因及发病率研究报告发现，影响癌症发病的重大生活事件一般都先于癌症起病前6～8个月。另据乳腺癌患者的大量观察也证实了生离死别的忧郁、悲伤和焦虑多出现在发生癌症前1年左右。

（3）性格特征：个体的性格特征与恶性肿瘤有一定关系。据研究，发现具有C型个性特征者患恶性肿瘤者较多。C型个性特征表现为性格内向、怪僻，时而小心翼翼，时而情绪冲动，多愁善感，要求的目标忽高忽低。我国学者研究发现具有下列性格特点者易患癌症。①多愁善感，精神抑郁者；②易躁、易怒，忍耐力差者；③沉默寡言，对事物态度冷淡者；④性格孤僻，脾气古怪者。长期处于孤独、矛盾、失望、压抑状态，是促进恶性肿瘤生长的重要因素。

6. 药物因素

国际癌症研究中心（IARC）宣布的30种致癌物中已包括有被确认的致癌药物，目前已证实可诱发恶性肿瘤的药物有多种。

表 1-3 已证实对人类有致癌作用的药物

药物	致癌作用
二乙基己烯雌酚(DES)	阴道癌、子宫颈癌
雄激素、睾酮	肝细胞癌
偶合雌激素	子宫颈癌
砷剂	皮肤癌(鳞癌)
萘氮芥	膀胱癌
烷化剂类	急性非淋巴细胞白血病
环磷酰胺	膀胱癌、白血病、乳腺癌
免疫抑制剂	组织细胞型淋巴瘤
放射性镭	骨肉瘤、鼻窦癌
^{32}P、^{131}I	急性髓细胞性白血病
二氧化钍造影剂	肝血管肉瘤

7.职业因素

职业肿瘤在全部恶性肿瘤中仅占1%~5%,男性较高。1979年及1982年IARC对美国家癌症研究所(NIC)提交的368种可疑致癌物进行2次研究确定,仅有35种具有充分流行病学证据和可靠动物实验资料,可被评为对人类致癌化学物质,其中职业性的共21种。它们是砷化合物、石棉、双氯甲醚与工业品氯甲醚、甲醚、镉的氧化物、铬(铬酸盐生产工业)、赤铁矿采矿(氡)、芥子气、镍(镍精炼)、多环芳烃(烟炱)、沥青焦油、矿物油、煤焦油煤气、4-氨基联苯、金胺制造、联苯胺、β萘胺、氯乙烯、苯、异丙基油、镍和镍化合物、制鞋、家具制造和橡胶工业中某些工种。美国NIC曾列出12种癌症高发职业。

表 1-4 NIC 规定的 12 种癌症多发职业

癌症多发职业	靶器官
煤矿工	胃
化学工作者	肝、淋巴结
铸造作业者	肺
纤维作业者	口腔、咽喉
报纸印刷工	口腔、咽喉
金属矿工	肺
焦炭副产品操作工	大肠、胰腺

续表 1-4

癌症多发职业	靶器官
镉制造作业者	肺、前列腺
橡胶工业生产过程、轮胎生产、轮胎干燥	膀胱、脑
家具工	鼻腔、鼻塞
制鞋(皮鞋)工	鼻腔、鼻窦、血液
皮革工	膀胱

1987 年,我国卫生部、劳动人事部、财政部及中华全国总工会曾颁布了《职业病范围和职业病患者处理办法的规定》中规定的 8 种职业性肿瘤,它们是石棉所致肺癌、间皮瘤;联苯胺所致膀胱癌;苯所致白血病;氯甲醚所致肺癌;砷所致肺癌、皮肤癌;氯乙烯所致肝血管肉瘤;焦炉工肺癌;铬酸盐制造工肺癌。

8. 病毒因素

目前认为与人类肿瘤可能有密切关系的是乙型肝炎病毒(如原发性肝细胞癌)、EB 病毒[伯基特(Burkitt)淋巴瘤、鼻咽癌]和单纯性疱疹病毒Ⅱ型(子宫颈癌)。宿主的基因组和一些协同因素(化学致癌物、激素、免疫缺陷等)可能在病毒致癌中起到一定的作用,在一定条件下病毒基因组可部分或全部整合到宿主细胞染色体中,从而引致细胞恶变。

第三节　现代医学对肿瘤的认识

近年来,随着医药科学研究的迅速发展和卫生水平的提高,感染性疾病得到很好的控制,癌症已上升为当前人类的重要死亡原因。据 WHO 发表的《世界癌症报告》报道,全世界每年新增癌症患者达 870 万,每年癌症死亡病例有 690 万。根据目前的癌症发病趋势,到 2025 年全世界癌症发病率将比现在增加 50%,全球每年新增癌症患者 1 500 万人。中国有 14 亿多人口,估计我国每年约有 130 万人死于恶性肿瘤。目前,恶性肿瘤是中国人民的第 2 大主要死因。调查分析表明,各类恶性肿瘤均有不同程度的上升趋势。因此癌症已经严重危害到人民身心健康和社会经济的发展,成为患者、家庭和社会的沉重负担。

肿瘤是机体在各种致癌因素作用下,局部组织的细胞异常增生而形成的新生物,常常表现为局部的肿块,通常称为实体瘤。细胞癌变是一个相当长的过程,通常在接触致癌物质多年之后,逐步演变成癌。恶性肿瘤细胞由正常细胞突变而来,但两者往往却有着本质的区别。

随着现代细胞学说和基因学说的发展,人类对癌症的认识达到了一个新的高度。现代医学认为肿瘤是机体在各种致癌因素作用下，局部组织的某一个细胞在基因水平上失去对其生长的正常调控，导致其克隆性异常增生而形成的新生物。一般认为，肿瘤细胞是单克隆性的，即一个肿瘤中的所有肿瘤细胞均是一个突变的细胞的后代。

肿瘤在本质上是基因病。各种环境的和遗传的致癌因素以协同或序贯的方式引起DNA损害，从而激活原癌基因和（或）灭活肿瘤抑制基因，加上凋亡调节基因和（或）DNA修复基因的改变，继而引起表达水平的异常，使靶细胞发生转化。被转化的细胞先多呈克隆性的增生，经过一个漫长的多阶段的演进过程，其中一个克隆相对无限制的扩增，通过附加突变，选择性地形成具有不同特点的亚克隆（异质化），从而获得浸润和转移的能力（恶性转化），形成恶性肿瘤。

一、肿瘤发生的分子生物学基础

1. 癌基因

（1）原癌基因、癌基因及其产物：癌基因是指具有潜在转化细胞能力的基因。细胞癌基因在正常细胞中以非激活的形式存在，称为原癌基因。原癌基因可被多种因素激活。原癌基因编码的蛋白质大都是对正常细胞生长十分重要的细胞生长因子和生长因子受体，如血小板生长因子（PGF）、纤维母细胞生长因子（FGF）、表皮生长因子（EGF）、重要的信号转导蛋白（如酪氨酸激酶）、核调节蛋白（如转录激活蛋白）和细胞周期调节蛋白（如周期素、周期素依赖激酶）等。

（2）原癌基因的激活：原癌基因的激活有2种方式。①结构的改变（突变），产生具有异常功能的癌蛋白。②基因表达调节的改变（过度表达），产生过量的结构正常的生长促进蛋白。

基因水平的改变继而导致细胞生长刺激信号的过度或持续出现，使细胞发生转化。引起原癌基因突变的DNA结构改变有点突变、染色体易位、基因扩增。突变的原癌基因编码的蛋白质与原癌基因的正常产物有结构上的不同，并失去正常产物的调节作用。可通过以下方式影响其靶细胞：①生长因子增加；②生长因子受体增加；③产生突变的信号转导蛋白；④产生与DNA结合的转录因子。

2. 抑癌基因

肿瘤抑制基因的产物能抑制细胞的生长，其功能的丧失可能促进细胞的肿瘤性转化。肿瘤抑制基因的失活多是通过等位基因的两次突变或缺失的方式实现的。常见的肿瘤抑制基因有 *Rb* 基因、*p53* 基因、神经纤维瘤病-1（NF-1）基因、结肠腺瘤性息肉（DCC）基因和肾母细胞瘤（Wilms瘤）（WT-1）基因等。*Rb* 基因的纯合性缺失见于所有的视网膜母细胞瘤及部分骨肉瘤、乳腺癌和小细胞肺癌等肿瘤，*Rb* 基因定位于染色体13q14，*Rb* 基因的2个等位基因必须都发生突变或缺失才能产生肿瘤，因此 *Rb* 基因是隐

性癌基因。*p53* 基因异常缺失包括纯合性缺失和点突变,50%以上的肿瘤有 *p53* 基因的突变。尤其是结肠癌、肺癌、乳腺癌、胰腺癌中突变更为多见。

3. 凋亡调节基因和DNA修复调节基因

调节细胞进入程序性细胞死亡的基因及其产物对肿瘤的发生起重要作用,如 Bel-2 基因可以抑制凋亡,Bax 蛋白可以促进凋亡,DNA 错配修复基因的缺失使 DNA 损害不能及时被修复,积累起来造成原癌基因和肿瘤抑制基因的突变,形成肿瘤,如遗传性非息肉性结肠癌综合征。

4. 端粒和肿瘤

端粒随着细胞的复制而缩短,没有端粒酶的修复,体细胞只能复制 50 次。肿瘤细胞端粒存在某种不会缩短的机制,几乎能够无限制地复制。实验表明,绝大多数的恶性肿瘤细胞都含有一定程度的端粒酶活性。

5. 多步癌变的分子基础

恶性肿瘤的形成是一个长期的多因素形成的分阶段的过程,要使细胞完全恶性转化,需要多个基因的转变,包括几个癌基因的突变和 2 个或更多肿瘤抑制基因的失活,以及凋亡调节和 DNA 修复基因的改变。

二、环境致癌因素及致癌机制

1. 化学致癌因素

化学致癌物引起人体肿瘤的作用机制很复杂,包括直接作用和间接作用的化学致癌物。少数致癌物质进入人体后可以直接诱发肿瘤,这种物质称为直接致癌物;而大多数化学致癌物进入人体后,需要经过体内代谢活化或生物转化,成为具有致癌活性的最终致癌物,方可引起肿瘤发生,这种物质称为间接致癌物。

2. 物理致癌因素

离子辐射可引起各种癌症。长期的热辐射也有一定的致癌作用,金属元素镍、铬、镉、铍等对人类也有致癌的作用。放射线可能引起的肿瘤有甲状腺肿瘤、肺癌、骨肿瘤、皮肤癌、多发性骨髓瘤、淋巴瘤等。临床上有一些肿瘤还与创伤有关,骨肉瘤、睾丸肉瘤、脑瘤患者常有创伤史。

3. 生物性致癌因素

生物性致癌因素包括以下常见内容。

(1)RNA 致瘤病毒:通过转导和插入突变将遗传物质整合到宿主细胞 DNA 中,并使宿主细胞发生转化。存在两种致癌机制:①急性转化病毒;②慢性转化病毒。

(2)DNA 致瘤病毒:常见的有人乳头状瘤病毒(HPV),与人类上皮性肿瘤尤其是子宫颈和肛门生殖器区域的鳞状细胞癌发生密切相关。EB 病毒(EBV)与伯基特淋巴瘤和鼻咽癌密切相关。流行病学调查乙型肝炎病毒与肝细胞性肝癌有密切的关系。

(3)幽门螺杆菌引起的慢性胃炎与胃低度恶性 B 细胞性淋巴瘤发生有关。肺结核与肺的瘢痕癌有很大的关系。

(4)寄生虫,如血吸虫,其虫卵长期刺激胆管可导致胆管癌。

三、影响肿瘤发生、发展的内在因素及其作用机制

1. 遗传因素

(1)呈常染色体显性遗传的肿瘤如视网膜母细胞瘤、肾母细胞瘤、肾上腺或神经节的神经母细胞瘤。一些癌前疾病,如结肠多发性腺瘤性息肉病、神经纤维瘤病等本身并不是恶性疾病,但恶变率很高。这些肿瘤和癌前病变都属于单基因遗传,以常染色体显性遗传的规律出现。其发病特点为早年(儿童期)发病,肿瘤呈多发性,常累及双侧器官。

(2)呈常染色体隐性遗传的遗传综合征,如 Bloom 综合征易发生白血病和其他恶性肿瘤;毛细血管扩张共济失调症患者易发生急性白血病和淋巴瘤;着色性干皮病患者经紫外线照射后易患皮肤基底细胞癌和鳞状细胞癌或黑色素瘤。这些肿瘤易感性高的人群常伴有某种遗传性缺陷,以上 3 种遗传综合征均累及 DNA 修复基因。

(3)遗传因素与环境因素在肿瘤发生中起协同作用,而环境因素更为重要。决定这种肿瘤的遗传因素是属于多基因的。目前发现不少肿瘤有家族史,如乳腺癌、胃癌、食管癌、肝癌、鼻咽癌等。

2. 肿瘤免疫

(1)肿瘤抗原:可分为两类。①只存在于肿瘤细胞而不存在于正常细胞的肿瘤特异性抗原。②存在于肿瘤细胞与某些正常细胞的肿瘤相关抗原。

(2)抗肿瘤的免疫效应机制:肿瘤免疫以细胞免疫为主,体液免疫为辅,参加细胞免疫的效应细胞主要是细胞毒性 T 淋巴细胞(CTL)、自然杀伤(NK)细胞和巨噬细胞。

(3)免疫监视:免疫监视在抗肿瘤的机制中最有力的证据是,在免疫缺陷病患者和接受免疫抑制治疗的患者中,恶性肿瘤的发病率明显增加。$CD8^+$的细胞毒性 T 淋巴细胞在细胞免疫中起重要作用。

3. 肿瘤干细胞

肿瘤干细胞是存在于肿瘤组织中的一小部分具有干细胞性质的细胞群体,具有自我更新能力并能产生异质性肿瘤细胞的细胞。肿瘤干细胞是肿瘤形成及其不断生长的根源。随着急性髓样白血病干细胞、乳腺癌干细胞,以及慢性髓系白血病干细胞的相继发现。肿瘤干细胞在很多方面类似于正常组织中的成体干细胞,具体内容包括:①具有自我更新和分化潜能;②对组织的形成起决定性作用;③表达多种抗药性蛋白,对许多化学

治疗(简称化疗)药物具有抗药性;④使用相同的信号传导通路;⑤表面分子标志非常相似。在肿瘤组织中所起的作用也与成体干细胞在正常组织中起的作用相似。只是肿瘤干细胞的分裂活动是不受控制的,它可以无限制扩增自身细胞以及子代细胞的数量,所以,肿瘤呈现不可控制的生长和转移趋势,在新的环境下形成与原发肿瘤类型完全相同的肿瘤组织。

4. 血管形成和抗肿瘤血管生成

诱导血管的生成能力是恶性肿瘤的生长、浸润与转移的前提之一。肿瘤细胞本身和浸润到肿瘤组织内及其周围的炎细胞(主要是巨噬细胞)能产生一类血管生成因子,如血管内皮细胞生长因子(VEGF)和碱性成纤维细胞生长因子(b-FGF)。这些血管生成因子促进血管内皮细胞分裂和毛细血管出芽生长。新生的毛细血管既为肿瘤生长提供营养,又为肿瘤转移提供了有利条件。这使得人们重新思考新的肿瘤药物治疗策略,即要从全局出发,不仅针对肿瘤细胞,更要针对肿瘤微环境,尤其是肿瘤血管生成,全方位地打击肿瘤,最大限度地控制和杀灭肿瘤。与仅作用于肿瘤细胞增殖的化疗药物不同,通过与VEGF特异性结合,阻止其与受体相互作用,发挥对肿瘤血管的多种作用:使现有的肿瘤血管退化,从而切断肿瘤细胞生长所需氧气及其他营养物质;使存活的肿瘤血管正常化,降低肿瘤组织间压,改善化疗药物向肿瘤组织内的传送,提高化疗效果;抑制肿瘤新生血管生成,从而持续抑制肿瘤细胞的生长和转移。

(1)血管内皮细胞生长因子受体(VEGFR)抑制药:如BEVACIZUMAB(Avastin)是一种VEGFR的单克隆抗体,在ECOG进行的一线化疗±Avastin治疗晚期、初治的非鳞癌NSCLC的Ⅲ期临床试验(ECOG 4599)中,Avastin联合TC对比单纯化疗方案治疗的434例中,联合组有效率为27.2%,单纯化疗组有效率为10%。联合组与单纯化疗组无进展生存期分别为6.4个月和4.5个月;联合组与单纯化疗组中位生存期分别为12.5个月和10.2个月。

(2)血管内皮抑制素:血管内皮抑制素是迄今发现的抗瘤谱广、副作用较低的内源性肿瘤血管生长抑制因子。发现近10年来,研究报道其对65种人类或鼠的肿瘤有明显抑制作用。血管内皮抑制素能强烈抑制由b-FGF诱发的血管生成,特异地抑制血管内皮细胞的增生,是目前新一代抗肿瘤药物的代表。其中,重组人血管内皮抑素(YH-16)是我国自主研制的国家一类抗肿瘤新药。

(3)沙利度胺:沙利度胺也可下调VEGF和肿瘤坏死因子(TNF),发挥抗血管生成效果。在临床试验中显示对肾癌、前列腺癌、肝癌和骨肉瘤等有效,但对肺癌的疗效如何仍需大宗病例试验的结果证实。

(4)TNP-470:TNP-470是一种半合成的烟曲霉素的衍生物,对血管内皮细胞有特异性的抑制作用。动物实验表明,对多种肿瘤有抑制作用,并能延长动物的存活期。在该药的Ⅰ期临床试验中,显示其对子宫颈癌、胃癌、前列腺癌、乳腺癌和肺癌等实体瘤有抗肿瘤活性。

(5)多靶点酶抑制药:索拉非尼、舒尼替尼和范得他尼的共同特点都是可以抑制多个肿瘤细胞的信号传导通路(如 EGFR 通路、RAS-RAF-MEK-ERK 通路等),并且其中至少有一条与新生血管生成密切相关的通路,如 VEGFR-2、VEGFR-3、PI、GFR-P 等,发挥抗血管生成作用。

(6)抗血管生成中药:国内这方面的研究已经起步,也已发现了一些令人兴奋的结果,如人参皂苷 R93 可通过下调肿瘤的 VEGF 表达抑制其新生血管生成;染料木黄酮可下调 VEGF、b-FGF 等多种促血管形成因子;姜黄素可诱导血管内皮细胞凋亡并抑制基质金属蛋白酶的活性;青蒿琥酯可抑制血管内皮细胞增殖、迁移和小管形成等。

第四节　中医学对肿瘤的认识

一、中医文献有关肿瘤的记载

(一)中医对肿瘤的认识阶段

商周至隋唐时代,为中医对恶性肿瘤认识的初始阶段,资料散见于各经典著作中。3 500 多年前的殷商时代,当时甲骨文上已将“瘤”作为肿瘤的病名。“瘤”字由“疒”和“留”组成,体现了对肿瘤“留聚不去”而致病的认识。这是中医最早记载肿瘤的文献。

《周礼》一书中记载有与治疗肿瘤一类疾病有关的专科医生,称为“疡医”。“疡医掌肿疡……之齐。”说明公元前 11 世纪人们对肿瘤已有了认识。至今,日本、朝鲜仍将肿瘤称为“肿疡”。当时有很多治疗方法,其中内治“以五毒攻之,以五气养之,以五药疗之,以五味调之”。外治则用“祝药……杀之齐”。“祝”的意思为用药外敷,“杀”的意思是用药腐蚀恶肉。可见,在当时医家就主张内治与外治相结合的治疗方法。

《山海经》收集了 120 余种植物、动物和矿物类药物。从这些药物的治病范围看,有治恶疮、瘿瘤、痈疽、噎食等从现代观点看来与肿瘤有关的疾病,开启了中医肿瘤用药的先河。

中医经典著作《黄帝内经》中所论述的“昔瘤”“肠覃”“石瘕”“癥瘕”“膈中”“下膈”等病症的描述,与现代医学中某些肿瘤的症状类似,如“噎膈不通,饮食不下”,类似于现代医学中的食管、贲门肿瘤所造成的梗阻症状。“石瘕生于胞中……状如怀子,月事不以时下,皆生于女子”等记载与女子子宫内肿瘤相似。“肠覃者……如怀子之状……按之则坚”,与腹腔内某些肿瘤相似。在这本著作中对肿瘤病因也有一定的认识,如《黄帝内经·灵枢·九针》云:“四时八风之客于经络之中,为瘤者也。”体现了外邪侵袭可致瘤。《黄帝内经·素问·异法方宜论》云:“美其食……其病皆痈疡。”体现了饮食失调可致瘤。《黄帝内经·灵枢·百病始生》云:“内伤生于忧怒,则气上逆,气上逆则六输不通,温气不行，凝血蕴里不散，津液涩渗，著而不去，而积皆成也。”体现了情志失常可致瘤。《黄帝内经》提倡“谨守病机”“治病求本”的治疗原则，针对肿瘤这种全身性、综合性、复杂性疾病具有很好的执简驭繁作用。

《吕氏春秋·尽数》则认为肿瘤的成因与水土不适有关，“轻水所，多秃与瘿人”。“秃”指的是脱发，“瘿人”指的是甲状腺肿大，包括甲状腺的肿瘤在内；又云“大酸，大热，大怒，大忧，大湿……则生害矣”，可见当时已经认识到居住环境、饮食、情绪与肿瘤发生的关系。

《难经》继承和发展了《黄帝内经》的理论，对某些肿瘤的临床表现也进行了明确的方解，还提出了对良、恶性肿瘤的鉴别和预后判断。《难经》曰：“积者，阴也，故沉而伏，五脏所生，其始发有常处，其痛不离积部，肿块上下有所始终，左右有所穷处，死不治。聚者，阳气也，阳浮而动，六腑所生，其始发无根本，其痛无常处，可移动，虽困可治。”当时医家的方解与现代肿瘤学所描述的症状多有一致之处，对常见肿瘤的诊断已有了一定认识。如“三阳结谓之膈”“膈塞闭绝，上下不通”，与食管、贲门部肿瘤造成的梗阻相一致。“饮食不下，膈塞不通，邪在胃脘”，“朝食暮吐，暮食朝吐，宿谷不化……其病难治”，与胃癌的症状相一致。“在肠胃之时，贲响腹胀……飧泄……糜留而不去……传舍于肠胃之外……稽留而不去，息而成积”。这种便秘、腹泻交替伴腹部肿块的症状与大肠癌及其他肿瘤腹部转移时所出现的症状一致。

东汉张仲景对肿瘤的鉴别诊断及预后有了进一步认识。他认为：“积者，脏病也，终不移；聚者，腑病也，发作有时，辗转痛移，为可治。”在《金匮要略·妇人杂病篇》中指出：“妇人之病……令阴掣痛……或引腰脊……膝胫烦疼……久则羸瘦……三十六病，千变万端。”其对妇人下腹疼痛的描述，与现今临床上由恶性肿瘤在盆腔内产生了广泛转移与浸润而引起的腰部和下肢酸痛的临床症状相似，特别是“久则羸瘦”，很符合恶性肿瘤晚期所引起的恶病质的情况。

汉代著名医家华佗在《中藏经》中指出：“夫痈疽疮肿之所作也，皆五脏六腑蓄毒不流则生矣，非独因荣卫壅塞而发者也。”他发展了《黄帝内经》的肿瘤病因理论，认为肿瘤的起因还因脏腑的“蓄毒”所生。

葛洪用海藻“疗颈下结囊……成瘿者”，并应用当时所盛行的炼丹术，他发明的“红升丹”“白降丹”之类的药物，对体表、黏膜等部位肿瘤的外治法起到了很大的推动作用。

隋代巢元方所著《诸病源候论》不但分门分类记载了许多肿瘤疾病和所属的症状，如“癥瘕”“积聚”“食噎”“反胃”“瘿瘤”等病症，而且还论述了这些病症的病因病机。如将“噎膈”按其病因分为气、忧、食、劳、思五噎和忧、患、气、寒、热五膈，为后世医家鉴别噎与膈奠定了基础，并提出了用脉证法来鉴别肿瘤及预后。还方解“乳石痈”的皮肤表现是“肿结皮强，如牛领之皮”，这是因为乳腺癌组织侵犯皮下组织和淋巴管后，淋巴管被癌栓堵塞，淋巴回流受阻，使乳腺皮肤粗糙，出现“橘皮样”改变。《诸病源候论》除了比较详细和明确地记载了许多肿瘤分类疾病的病因、病机和症状外，还提出了“缝亦有法”的外科手术方法，这在肿瘤治疗学上有重要的意义。

唐代孙思邈的《千金要方》和《千金翼方》，首先对“瘤”进行了分类，有“瘿瘤”“骨瘤”“脂瘤”“石瘤”“肉瘤”“脓瘤”“血瘤”7 种，并告诫后世医家：“凡肉瘤勿疗，疗则杀人，慎之，慎之。”在《千金要方》和王焘的《外台秘要》中均记载了诸多治疗肿瘤的方药，并且有许多是虫类药物，如蜈蚣、全蝎、僵蚕等，为后世使用虫类药物治疗肿瘤提供了借鉴，特别是用羊甲状腺治疗瘿瘤的病例，开创了内分泌治疗肿瘤的先河。稍后的医家还用动物胎盘治疗乳腺肿瘤，并用手术方法割除疣赘。

唐太宗时所编著的《晋书》载有用外科手术治疗眼部“大瘤疾”的病例：“初，景帝目有瘤疾，使医割之。”在由宇妥宁玛・云丹贡布所编著的藏医学经典《四部医典》中也记载灸刺、粉药治疗“瘿瘤”，并取得了较好的效果。目前对于大多数恶性肿瘤的根治性治疗仍以手术为首选。

（二）中医肿瘤学形成阶段

宋金元时期，是中医肿瘤学逐步形成的阶段，并形成了不同的学术流派。

宋金元时期科学技术及生产力较以前有很大的发展，特别是通过金元四大家（刘完素、张从正、李东垣、朱丹溪）的医学流派间的学术争鸣，进一步促进了医学的发展，也加深了人们对肿瘤疾病发生与发展的认识。如宋代重新校准的《圣济总录》进一步方解“瘤之为义，留滞而不去也，气血流行不失其常，则形体和平，无或余赘，及郁结壅塞，则乘虚投隙，瘤所以生”，提出了肿瘤发生的内因是由于气血流行失常，郁结壅滞，形成余赘所致。

宋代的《卫济宝书》中，第一次使用了“癌”字，并做了描述“癌疾初发，却无头绪，只是内热痛，过一七或二七，忽然紫赤微肿，渐不疼痛，迤逦软熟紫赤色，只是不破……”。杨士瀛在《仁斋直指方论》中将癌症的某些症状描述成“上高下深，岩穴之状，颗颗累垂……毒根深藏，方孔透里……”，明确指出了恶性肿瘤的病情严重，预后差。李迅在《集验背疽方》提出：“内发者不热，不肿，不痛，为脏腑深部疾患，则较难治。”明确指出恶性肿瘤治疗上的困难。陈自明在《外科精要》提出体表的“疮疡”，并不是单纯的局部病变，而是关系到人体脏腑气血寒热虚实的变化，所以治疗“疮疡”不能单纯注重局部的攻毒，而是从脏腑气血全局的变化来考虑，重视整体治疗。

宋元时期的医家论述乳癌时均用“岩”字。宋代窦汉卿《疮疡经验全书》对乳癌的描述是“捻捻之内如山岩，故名之。早治则生，迟则内溃肉烂见五脏而死。”明确指出恶性乳腺肿瘤预后较差。

宋代陈无择在《三因极・病证方论》除了将病因进行归纳外，并对某些瘤的症状进行了描述，提出了一些治疗的方法与药物。元朝齐德之在《外科精义》中共记载了十余种肿瘤名称，如“骨瘤”“脂瘤”“肉瘤”“血瘤”“气瘤”“赤瘤”“虫瘤”“疮瘤”“石疽”“丹瘤”等。

金元四大家的学术思想丰富了肿瘤的中医治法。如寒凉学派的刘完素认为火热致病，当用寒凉药物治疗热证。临床上有一些肿瘤发展到一定的阶段会出现火热的症状，用清热解毒法治疗有效。张从正接受了刘完素的学术思想，认为“夫病一物，非人体素有之也，或从外而来，或由内生，皆邪气也”。提出了“邪去正自安”的论点。治疗肿瘤上，“风痰宿食，在膈或上脘，涌而出之”或“寒湿固冷，热客下焦，在下之病，可泄而出之”。根据邪气性质、病变部位及具体症状的不同，吐下而治之，“不可畏攻而养病”，强调了驱邪的重要性。如在治疗“噎膈”之证，根据《黄帝内经》“三阳结谓之膈”之论，认为乃大肠、小肠、膀胱三阳热结，“大肠热结则后不固，小肠热结则血脉燥，膀胱热结则津液涸……故噎食不下”，在治疗上主用舟车丸攻之，再以瓜蒂散扬之。张从正善用汗吐下三法祛除肿瘤实邪，可顾护正气于内不再被伤，这一思想至今对肿瘤的治疗上具有指导意义。他指出：“积之成之，或因暴怒喜悲思恐之气。”明确指出精神因素与肿瘤发病的关系。李东垣倡导“养正积自消”，指出肿瘤的治疗应以扶正为主，正气复，邪自消。由于恶性肿瘤的恶性消耗，在中晚期常常出现“恶病质”表现，李东垣提出的“补脾胃”及“扶正固本”治法，不但提高了患者的生存质量，还可显著延长患者的生存时间，达到“治病救人”的目的。朱丹溪提出了从“痰”论治肿瘤，“凡人身上中下有块者多是痰也”，“痰之为物，随气升降，无处不到”，“凡人身中有结核者不痛不仁，不作脓者，皆痰注也”。并进一步指出治痰必求其本：“治痰法，实脾土，燥脾湿，是其治本也”“善治痰者，不治痰而治气，气顺则一身之津液随气而顺矣”。治痰过程中，反对过用峻利药，“治痰用利药过多，致脾气虚，则痰易生而多”。朱丹溪以二陈汤为治疗痰邪的基本方，他认为“二陈汤……一身之痰都管治，如要下行，加引下药，在上加引上药”，并且根据痰的不同性质和部位加用不同的药物，对后世医家具有指导意义。

（三）中医肿瘤学成熟阶段

明清时代是中医肿瘤学的成熟阶段，肿瘤学理论日臻完善。

明清时代中医肿瘤学已逐步成熟，对各种肿瘤的成因、病理机制的认识进一步加深，对其临床症状观察更趋细致，辨证更趋精确，治疗更趋具体而丰富；对肿瘤的发生、发展与预后及体质、年龄的关系也都有比较详细的论述。

明代医家始用癌字来称恶性肿瘤。申斗垣著《外科启玄》中记载：“初起时不寒热疼痛，紫黑色不破，里面先自黑烂……十全一二，皮黑者难治必死。”这就是关于“论癌发”的记述。汪机著《外科理例》中有专门讨论肿瘤类疾病的《辨瘤》《论恶肉》《乳癌》等篇，在治疗上主张“调理气血，先固根本，不轻用寒凉攻下之剂”。薛已在《外科枢要》中对“筋瘤”“血瘤”“肉瘤”“气瘤”“骨瘤”的外在表现做了描述，并进一步解释了疮、疡、痈、疽的七恶五善。明代王肯堂《证治准绳》一书就有《瘿瘤疣痣》《恶疮》《肿疡》《乳癌》《积聚》《噎膈》《反胃》《关格》等篇，对腹部的肿块的鉴别是“胀在腹，痞在中，胀有形，痞无形”等。对“瘿瘤”的治疗提出“按之推移得多者，可用取法去之，如推之不动不可取也”。表明了对于良性、恶性肿瘤的治疗有不同方法。

对肿瘤的病因有了更进一步的方解，许多论述与现代肿瘤流行病学几乎一致。如明代叶文龄《医学统旨》认为噎膈、反胃是由于“酒米面炙…难化之物，滞于胃中，伤损肠胃”所致。清代喻昌《医门法律》指出：“过饮滚酒，多成膈证，人皆知之。”明代王肯堂认为乳癌是由于“忧怒郁遏”所导致。陈实功云“乳岩由于忧思郁结……所愿不遂……结聚成结。”王洪绪在《乳岩治法篇》中认为乳岩是由“哀哭忧愁患难惊恐所致”，而虞天明又云：“此疾多生于忧、郁、积、忿……”“情思如意，则可治愈”。明代陈实功认为“唇岩……因食煎炒”，而现代研究证实唇癌的发病与机械损伤、高温灼伤有关。

明代的申斗垣曰：“癌发，四十岁以上。”表明了癌症发病与年龄相关。到了清代的赵献可，在其《医贯》中更是明确提出了年龄与恶性肿瘤的关系，如噎膈病，提出“惟男子年高者……少无噎膈”。

明清时代，肿瘤治疗手段更加丰富。针对肿瘤的正虚，恰当运用补法；邪实方面，许多医家认识到肿瘤的形成与气滞、痰湿、瘀血、毒邪有关，是“积聚之病”，提出运用攻、消、散等法以治之。明代李时珍《本草纲目》介绍了治疗“瘿瘤”的药物有 130 种，并根据病机进行分类，如将治疗噎膈的药物分为利气化痰和开结消积两类，将治疗反胃的药物分为温中开结、和胃润燥两类。综合论治积聚则根据血聚、气聚、食滞、痰积等不同病因病机，按活血、行气、消食、祛痰分类用药。除采用内服药物治疗外，还用外敷药、手术切除、烧灼术等方法治疗，如用商陆捣盐外敷以治疗石疽，用大蟾蜍敷贴治疗恶核。陈实功用烧灼止血法治疗唇癌：“割治后，急用金银烙铁，在艾火内烧红，烫之。”申斗垣则是“用利刀割去之，外以太乙膏贴敷”。对于外突明显而根部细小的肿瘤，除采用割除方法外，或采用药线结扎法，这种方法被称为缚瘤法。

楼英在《医学纲目》中，对肿瘤提出了比较合理的治疗原则与思路，临证要“先分别气血、表里、上下、脏腑之分野，以知受病之所在；次察病虚实、寒热之邪以治之”。申斗垣的《外科启玄》不但有讨论肿瘤的专篇，还图文并茂地介绍了肿瘤的症状与体征以及内服、外敷、针刺、灸烙、熏、刀割等治疗方法。清代张锡纯在《医学衷中参西录》中详细记载了食管癌与贲门癌的病因病机及治疗的理法方药，强调在治疗中要补中逐瘀，这是肿瘤治疗中“扶正培本”的具体应用。认识到恶性肿瘤的不良预后，许多医家十分重视本类疾病的早期诊断与治疗。清代祁坤在《外科大成》中详细介绍了“瘿瘤”的诊治方法，并且提出“失荣”“舌疳”“乳岩”“肾岩翻花”为疡科中的“四绝证”。高秉钧则对这“四绝证”所表现的症状做了进一步的描述，并将“四绝证”及与其相似的病症进行了鉴别，在预后方面提出了“四绝证”不可治，而与“四绝证”相似的其他证为可治。但对于“四绝证”也决非不治疗，提出了“若犯之者，宜戒七情，适心志，更以养气血，解郁结之药，常常服之，庶可绵延岁月，否则促之命期已”。对“乳岩”若出现“溃烂，深如岩者……此时五脏俱衰……凡犯此者，百人百死…不必勉治”，“肾岩翻花……若至已成后，百无一生，必非药力之所能为矣”。对“舌疳……此证治虽多,百无一生,纵施药饵,不过苟延岁月而已”。从中也可以看出对于“四绝证”提倡及早治疗,迟则杯水车薪,难以为继。

明清医家通过观察患者的症状、体征,推断病情的发展规律并判断其预后。如明代申斗垣《外科启玄》指出:肿硬如石,穿膜黑腐和窜肿多处是肿疡的危证,患者预后不良。若患者出现神昏愦,目睛正视难,喘生鼻煽动,咽喉若燎烟,身浮肿而滑泻,疮疡形陷又坚,疮色紫黑,流脓血水或脓清臭秽多是肿瘤的恶证。恶证的判断与现代医学对肿瘤恶性、恶病质以及预后不良等方解相吻合。

明代张介宾《景岳全书》中提出:“瘤……即大,最畏其破,非成脓者,必不可开,开则牵连诸经,漏竭血气,最难收拾,无一可治。”他在其著作中还提出:“反胃者,食犹能入,入而反出……以阳虚不能化也,可温可补,其治犹易……益火之源,以助化功。噎膈者,隔塞不通,食不得下……治有两难。”明确地将噎膈与反胃在症状、病机和治则、治法上区别开来。清代的张璐则依据噎膈的症状,按寒热虚实辨证,用药上除了辨证用药外,药物主要多用果汁、蔬菜汁、药汁等,并将药物制成膏剂。这种方法切中了噎膈阴虚内热的主要病机,充分运用甘凉柔润、富含汁液的食物或药味,以“育阴软坚”,并且在噎膈造成“食不得下”时,甘润汁液更能为患者接受,以补充其机体所需要的能量,体现“治病留人”。

明代陈实功在《外科正宗》中最早提到“粉瘤”“发瘤”与“失荣”。他描述“失荣”为:“初起微肿,皮色不变,日久渐大,坚硬如石,推之不移,半载一年,方生阴痛,气血渐衰,形容瘦削,破烂紫斑,渗流血水,或肿泛如莲,秽气熏蒸,昼夜不歇,平生疙瘩,愈久愈大,愈溃愈坚,犯此俱为不治。”这是对恶性肿瘤中晚期,出现恶病质比较详细的记载。他认为“内之证或不及于外,外之证则必根于内”,所以强调治疗肿瘤不能仅仅治疗表面的病灶,要内外治疗并重,治内求本应以调理脾胃为要,他自创了和荣散坚丸、阿魏化坚膏等效方良剂。值得指出的是,他已认识到这种病不能治愈,但是这些方药是“缓命药也”,提高患者生存期及生存质量。因此他对那些恶性肿瘤晚期患者,并没有完全放弃治疗,而是积极地用药“缓命”。他在书中还对乳腺癌的症状特点及预后做了详细的描述,并配有插图。

清代王洪绪在《外科证治全生集》不但有论述肿瘤的专篇,还特别强调肿瘤的治疗“以消为贵,以托为畏”。清代吴谦的《外科心法》介绍了茧唇、锐疽、上石疽、失荣、中石疽、黑疔、舌疳、喉瘤、乳癌、脏毒、下石疽等病的理法方药及图解。这些病与现代医学所介绍的唇癌、恶性淋巴瘤、颈部恶性肿瘤、鼻咽癌的晚期、腹股沟淋巴瘤的转移、外耳道的黑色素瘤、舌癌、乳癌、直肠癌、膝部骨关节肿瘤的症状和体征相类似。

诸多医家将中医的整体观念应用于肿瘤的诊断和治疗中。许多肿瘤在临床上既有显著的局部表现,又具有气血阴阳失衡的全身证候。因此在诊治过程中,既重视癌瘤在体表的局部矛盾,又重视患者机体的内在变化;既重视外治及手术对病灶的消除,又重视内在调理对机体抗病能力的提高。

(四)中医肿瘤学发展阶段

近现代,中医肿瘤学不断发展,形成较为完整的学科理论体系,并逐渐与现代医学研究相结合,互相渗透。

中医肿瘤学是中医药学一个重要的分支,数十年来中医学、西医学、生物学和其他学科的发展促进了它的发展,形成一个新兴的学科,其内容涵盖了肿瘤的起因、发病、诊断、治则、治法、康复、抗癌方药的筛选及其作用机制等多个方面,尤其是中医肿瘤临床治疗学的研究发展非常快,并且在很多方面取得可喜的成果。中医肿瘤学、西医肿瘤学相互渗透,并逐步形成新的学科分支——中西医结合肿瘤学,不断促进了肿瘤学临床的发展。

数十年来,中医肿瘤学经历了理论的再探索与创新飞跃的过程。众多医家对历代中医治疗肿瘤的经验进行了总结,并用流行病学、统计学及现代实验研究学等方法研究恶性肿瘤的病因病机、中医药抗肿瘤的作用机制等,大量的文章和著作问世,彰显了中医药诊治恶性肿瘤的效验和价值,对中医肿瘤学的发展起到了巨大的推动作用。当代著名的中医肿瘤学专著很多,如余桂清《历代中医肿瘤案论选粹》;郁仁存《中医肿瘤学》(上、下册);周岱瀚《临床中医肿瘤学》《中医肿瘤学》《肿瘤治验集要》《常用抗肿瘤中草药》;周岱瀚、林丽珠《中医肿瘤食疗学》;刘嘉湘《实用中医肿瘤手册》;张代钊《中西医结合治疗癌症》《中西医结合治疗癌症有效病历选》《中西结合治疗放化疗毒副反应》;李佩文《中西医临床肿瘤学》《癌症的中西医最新对策》《实用临床抗肿瘤中药》;刘伟胜、徐凯《肿瘤科专病中医临床诊治》;林洪生《中医药防治肿瘤》《肿瘤中成药临床应用手册》;张宗岐《临床肿瘤综合治疗大全》;何裕民《现代中医肿瘤学》;张培彤《老年恶性肿瘤》;徐振晔《中医治疗恶性肿瘤》;林丽珠《鼻咽癌的中西医结合治疗对策》;杨宇飞《肿瘤患者中医药治疗与调养》;杨金坤《现代中医肿瘤学》等专著,为广大中医学者系统研究学习中医肿瘤学提供重要参考。各大中医院校开设了中医肿瘤学课程,招收肿瘤学的硕士及博士研究生,授予肿瘤学硕士、博士学位,进一步推动中医肿瘤学、中西医结合肿瘤学的发展。

诊断方面,中医肿瘤学不断吸收现代技术,并应用于临床实际,使其诊断技术日益丰富。许多早期的恶性肿瘤通过现代诊断技术,被早期发现,早期治疗,恶性肿瘤的预后有了更进一步的提高。临床中医肿瘤学在积极利用这些诊断技术的同时,也充分发挥自身的整体观及辨证论治的优势,同时注重传统"望、闻、问、切"四诊方法在肿瘤诊治中的全面应用。

恶性肿瘤患者临床见症及矛盾繁多,晚期患者更是变证丛生,中医在注重辨证论治的基础上,结合辨病使用某些有抗癌作用的中药,有利于提高临床疗效。现代对中药的研究及应用正向纵向发展,已从单独在临床上使用、观察疗效发展到研究中医药治疗原则、方法、作用机制;药理方面,从抗肿瘤复方地使用到单味药物的筛选,以及到提取抗肿瘤中药的有效单体均有深入研究。现代研究从不同的角度和层次阐明抗癌中药的作用机制,更利于临床有效运用并减少毒副作用的出现。

中医药治疗恶性肿瘤可归纳为祛邪与扶正两大治则。祛邪方面包含了清热解毒、活血化瘀、除痰散结、消瘤破积、外治抗癌等治法，多有较好的临床疗效。现代研究对其药理作用进行阐明，如从长春花、三尖杉、喜树、青黛、汉防己中分别提取长春碱类、三尖杉碱类、喜树碱类、靛玉红、粉防己碱等，皆为疗效较肯定和药理研究较深入的抗癌药。有些药物不但有抗肿瘤的效果，还能提高机体免疫功能，如白花蛇舌草、山豆根、汉防己、穿心莲等，有提高单核巨噬细胞或白细胞的功能，或提高淋巴细胞的功能，用白花蛇舌草、半枝莲、山豆根等药物组成的复方与化学药物同用，初步见到能增强化学药物的治疗效果；汉防己、青黛等配合放射治疗（简称放疗）有协同作用；某些清热解毒药尚能影响机体内分泌系统，如白花蛇舌草可能增强肾上腺皮质功能，而肾上腺皮质激素能提高化学药物的治疗效果。清热解毒类药物多有较广的抗菌谱，有消炎、退热、散肿、排毒或中和毒素的作用，有的还能抑制病毒。通过观察感染瘤株及未感染瘤株的生长情况和进行动物试验，发现炎症和感染是促使肿瘤扩散恶化的条件之一，由于这类药物能控制肿瘤周围炎症和其他感染，在一定程度上亦可能有助于控制肿瘤的发展。清热解毒药对肿瘤细胞还有直接的杀灭作用，对肿瘤引起的发热也有较好疗效。

总之，从殷商时代至今的上下几千年，我国古代劳动人民在长期与疾病的抗争中，积累和总结了许多诊断及防治肿瘤的经验、方法及有效方药。新中国成立后，传统中医药与现代医药学相结合，中医肿瘤学迈进了一个新的发展阶段，中医、西医互相促进，并逐渐形成新的学科分支——中西医结合肿瘤学。广大医学家对中医药这块古老而芬芳的瑰宝进行挖掘和研究，并将之发扬光大，总结出许多行之有效的方法和药物，很好地指导了中医临床实践。

二、古代中医对肿瘤病名的记载

从浩瀚的中医文献中可以看到有关人体肿瘤的记述，包含在各种中医病名之中，有的描述与现代医学的某一种癌症极其相似，但缺乏系统的分类，亦无良性、恶性的具体区分，只能根据其具体症候的描述、病情发生、发展的过程来分析。现代医学命名原则是根据组织发生来源与良性、恶性而定。良性肿瘤一般以发生肿瘤的组织名称加上“瘤”字来命名，如脂肪组织发生的称为脂肪瘤，血管组织发生的称为血管瘤等。

中医对良性肿瘤的命名冠以形态或所谓疾病性质来命名，如脂肪瘤称为脂瘤，海绵状血管瘤称为血瘤，甲状腺癌称为“气瘿”“瘿瘤”等，良性乳腺增生或乳腺腺瘤称为乳核等。一般情况下，中医对体表的良性肿瘤与恶性肿瘤的描述比较详细而具体，可以区别开来；但对内脏或深部组织的良性肿瘤，则常以所出现的压迫症状为主症，与恶性肿瘤引起的症候相提并论，如噎膈（食管、贲门梗阻）、反胃（胃窦或幽门梗阻）就包括良性与恶性在内。

古代中医对恶性肿瘤的命名亦大多以肿瘤所出现的症状、体征为主加以命名，所以无法与现代肿瘤病名相对照，只能从文献描述的具体病情和病程来分析，其中对一些疾病的描述与某些肿瘤极其相似，举例如下。

1. 相当于恶性肿瘤

(1)茧唇：唇癌。宋代《妇人大全良方》中描写："肿起白皮，皱裂如蚕茧，名曰茧唇。"《医宗金鉴》说茧唇是"初起如豆粒，渐长若蚕茧，坚硬疼痛，妨碍饮食……若溃后如翻花，时津地水者属逆"。《疡医大全》更指出它在形态上的多样性，如杨梅、疙瘩、灵芝、菌形，并指出唇痛与热食、烟熏火烤等慢性刺激对嘴唇的作用有关。

(2)舌菌：舌癌。《医宗金鉴》中描述甚详："其证最恶，初如豆，次如菌，头大蒂小，又名舌菌。疼痛红烂无皮，朝轻暮重……若失于调治，以致肿，突如泛莲，或有状如鸡冠，舌本短缩，不能伸舒，妨碍饮食言语，时津臭涎……久之延及项颌，肿如结核，坚硬脊痛，皮色如常，顶软一点，色暗木红，破后时津臭水，腐如烂棉，其证虽破，坚硬肿痛，仍前不退，此为绵溃，甚至透舌穿腮，汤水漏出……自古治法虽多，然此症百无一生，纵施药饵，不过苟延岁月而已。"描述了舌癌的临床表现和病程经过，并提到它的转移情况及不良预后。在古代条件下"百无一生"，但今天，如果病属早期，是可治愈的；即使病非早期，经过中医西医结合治疗，也能取得很好的疗效。

(3)乳岩：又称乳癌、乳发、妒乳、乳石痈。早在7世纪初巢元方《诸病源候论》中记载："石痈者……其肿结确实，至牢有根，核皮相亲，不甚热，微痛……铆如石""石痈之候，微强不甚大，不赤微痛热，但结核如石""乳中结聚成核，微强不甚大，硬着石状"这些记载颇似乳腺癌，所谓"有根"是指局部浸润固定，无移动性；"核皮相亲"是指肿物与皮肤粘连。它还提到："肿结皮强，如牛领之皮。"这与现代描写乳腺癌橘皮样改变类似。至唐代，对乳腺湿疹样癌已有描述，称为"妒乳"。孙思邈说："妇人女子乳头生小浅热疮，痒搔之，黄汁出，浸淫为长，百种治疗不瘥者，动经年月，名为妒乳。"宋代以后医学家对乳腺癌的记述更为详细，宋代窦汉卿《疮疡经验全书》中对乳岩的描述很生动："若未破可疗，已破难治，捻之内如山岩，故名之；早治得生，迟则内溃肉烂见五脏而死。"说明从实践中已知肿瘤要早期治疗。明代陈实功《外科正宗》述："经络痞涩，聚结成核，初如豆大，渐若棋子，半年一年，二载三载，不痛不痒，渐渐而大，始生疼痛，痛则无解。日后肿如堆栗，或如覆碗，色紫气秽……疼痛连心，出血作臭，其时五脏俱衰，四大不救，名曰乳岩，凡犯此者，百人百必死。"以上记叙可以看出，中医学对于乳腺肿瘤的认识相当深入。由于乳癌的肿块高低不平，坚硬如石，像山岩一样，所以古人称之为乳岩。

古代文献中还记载有男性乳癌，如王洪绪著《外科全生集》中提到："乳岩……男女皆有此症。"朱丹溪曾记叙一男性乳癌病例的晚期溃烂之状。

(4)失荣：此名见于明代。《外科正宗》指出："其患多生于肩之上，初起微肿，皮色不变，日久渐大，坚硬如石，推之不移。按之不动，半载一年方生隐痛，气血渐衰，形容瘦削，破烂紫斑，渗流血水。或肿泛如莲，秽气熏蒸，昼夜不歇。平生疙瘩，愈久愈大。越溃越坚,犯此俱为不治。”清代《医宗金鉴》说:“失荣证生于耳之前后及肩项,其证初起,状如痰核,推之不移,坚硬如石,皮色如常,日渐长大……日久难愈,形色渐衰,肌肉瘦削,愈溃愈硬,形色紫斑,瘤烂浸淫,浸流血水,疮口开大,胬肉高实,形似翻花瘤症。”说明失荣多发在颈部及锁骨上区,恶性程度高,很像恶性淋巴瘤或转移癌。清代《类证治裁》一书中记载:“结核经年不红不疼,坚而难移,久而肿痛者为痰核,各生于颈、肘、腋等处。”

(5)石疽:《医宗金鉴》中云:“痈疽肿硬如石,久不作脓者是也”“生于颈项两旁,形如桃李,皮色如常,坚硬如石……此症初小渐大,难消难溃,皮顽之症也”。此极像是颈部的淋巴结转移癌或恶性淋巴瘤。

(6))翻花痔:又称锁肛痔,多数系肛管癌肿之类。历代多有记述,但以明清外科学家之论较为确切,尤其清初祁坤《外科大成》所载相当全面:“房有三不医,为翻花痔、锁肛痔、脏痛痔也。虽强治之,恐未能全效”“锁肛痔,肛门内外,如竹节锁紧,形如海蜇,里急后重,粪便细而且带扁,时流臭水,此无法治”。文字虽然简略,但对直肠癌、肛门癌症候之记述却很清楚。

(7)交肠:在一些古代医案病例中,描述了阴道膀胱瘘和阴道直肠瘘,称之为“交肠”,如元代朱丹溪提到一妇人忽然糟粕出前窍,溲尿出后窍,并预言三月后必死,结果也证实了这一预测。明代楼英《医学纲目》称:“妇人小便中出大粪,名大小肠交也。”说明子宫颈癌晚期,因癌瘤前后浸润、溃烂穿孔,大便可自阴道、尿道排出,而尿液可流入阴道内排出。

(8)翻花疮:皮肤癌。南宋杨士瀛《仁斋直指方》中论:“癌疮,上高下深,垂如瞽眼,其中带青头,上各露一舌,毒孔透里。用生井蛙皮煅存性,蜜水调敷良。”陈实功认为:“此疮头大而蒂小,小者如豆,大者如菌,无苦无痛,揩损每流鲜血,久亦虚人。”明周文采《外科集验方》指出:“初生如饭粒,渐大而有根,头破血流脓出,肉反如花开之状,故名曰翻花疮。”以上论述,清楚指出了皮肤癌的特点,对其溃疡、易出血之独特形状已有确切论述。

2. 相当于良、恶性肿瘤之间

(1)癥瘕、积聚:泛指腹腔内肿物,包括胃、肠、肝、胆、胰、脾、盆腔与腹膜后之肿物。

早在葛洪《肘后备急方》中就提出,坚硬的“症”块多半是逐渐生成,等到有症状时,肿物已大而难移,也就难治了。隋代《诸病源候论》记载:“症者,由寒温失节,致脏腑之气虚弱,面饮食不消,聚结在内,逐渐生长块段,盘牢不移动者是症也。言其形状可征验也。若积引岁月,人皆柴瘦,腹转大,遂致死。”又说:“其病不动者直名为症,若病虽有结瘕而可推移者名日瘕,瘕者假也,谓虚假可动也。”以上说明症是腹腔逐渐生长的肿块,长大坚硬而不能活动,患者腹大,不能纳食,消瘦,导致死亡。如果是包块能移动者叫瘕,如石瘕等,可能为腹、盆腔良性肿瘤。《灵枢》中记述:“石瘕生于胞中,寒气客于子门,子门闭塞,气不得通,恶血当泻不泻,杯以留止,日以益大,状如怀子,月事不以时下,皆生于女子。”说明石瘕是子宫内硬块,逐渐长大,形如妊娠,月经不正常,这与子宫肌瘤甚为相似。

积聚与癥瘕性质相同,《灵枢》载肠中积聚时说:“皮肤薄而不绝,肉不坚而淖泽,如此则肠胃恶，恶则邪气留止。”所以腹内的肿瘤亦可以概括于此。汉代张仲景《金匮要略》的“血病篇”中有关下血的描述，不少同肠癌的脓血便相仿。《难经》中说：“气之所积名曰积，气之所聚名曰聚，故积者五脏所生，聚者六腑所成也。积者阴气也，其始发有常处，其痛不离其部，上下有所始终，左右有所穷处；聚者阳气也，其始发无根本，上下无所留止，其痛无常处。”由上述可见，“积”是固定的，而“聚”是活动的。

（2）五积：古人以为“积者，生于五脏之阴气”。故积有心、肝、脾、肺、肾五种。

脾之积名曰痞气，《难经》中记载：“在胃脘覆大如盘，久不愈，令人四肢不收，发黄疸，饮食不为肌肤。”《医学入门》中说：“脾积胃脘稍右同痞气，言阳气为湿所湿也，令人黄疸倦息，饮食不为肌肤。”明代戴元礼《证治要诀》一书中说：“脾积在胃脘，大如覆杯，痞塞不通，背痛心疼，饥减饱见。”这都说明病气的位置在肝区，有较大的肿块，并引起黄疸、乏力、消瘦、食欲减退等，当属肝脏的肿物，包括肝癌、胆管癌在内。

心之积叫伏梁，肿块的位置自心下至脐，即自剑突下到脐部之间的上腹部。症状有食物减少、呕血、消瘦、疼痛等，且预后不良。如《济生方》中载：“伏梁之状起于脐下，其大如臂，上至心下，犹梁之横架于胸膈者，是为心积……其病腹热面赤，口因干心烦，甚则吐血，令人食少肌瘦。”看来可能包括胃癌，肝、胆、胰肿物在内。

肺之积叫息贲，是泛指肺部肿瘤，其中包指肺癌。《黄帝内经》谓：“大骨枯槁，大肉陷下，胸中气满，喘息不便，内痛引肩项，身热，脱肉破胭”“大肉已脱，九候虽调者犹死是也”。宋代《圣济总录》说：“肺积息贲气胀满咳嗽，涕唾脓血。”《济生方》中说：“息贲之状，在右肋下，覆大如杯，喘息奔溢是为肺积，诊其脉浮而毛，其色白，其病气逆，背痛少气，喜忘目瞑，肤寒，皮中时痛，或如虱喙，或如针刺。”这些症状与晚期肺癌的临床表现和预后是相似的。肝之积又称肝壅、肝胀、癖黄。《诸病源候论》载：“肝积，脉弦而细；两胁下痛……身无膏泽，喜转筋，爪甲枯黑，春瘥秋剧，色青也”“胁下满痛而身发黄，名为癖黄”。宋代《圣济总录》记载：“肝气壅盛，胁下结块，腹内引痛，大小便赤涩，饮食减少。”这与肝癌证候相似。

肾之积曰奔豚，据所述症状与肿瘤关系不大。

（3）噎膈：又称食噎、膈证、关格，其大多属于食管癌、贲门癌。历代文献中有关噎膈证的记载很多。《黄帝内经·灵枢·邪气脏腑病形》提到“膈中”及“下膈”之病名，“脾脉微急，为膈中，食饮人而还出，后沃沫”，说的是饮食进入后又吐出，还吐涎沫，这很像食管癌、贲门癌的表现；又说“下膈者，食碎时乃出”，这种食物进入胃中经过一定时间后再吐出的症状，与幽门梗阻（包括晚期胃窦癌）相似。说明早在2 000年前已有食管癌、胃癌的类似记叙，隋代巢元方将噎分为气、忧、食、劳、思五种，在食噎症候中说：“饮食人则噎塞不通……胸内痛不得喘息，食不下，是故噎也。”描述了食管的梗阻症状，加上胸内痛不得喘息，说明肿瘤晚期已侵至周围，压迫气管、支气管及神经而产生这些症状。元代朱丹溪明确把噎与膈区别开来：“其槁在上，近咽之下，水饮可行，食物难入，名之曰噎。其槁在下，与胃为近，食虽可入，难尽入胃，良久复出，名之曰膈。”（《丹溪心法》）噎者与食管癌的噎食症状相似，而膈者与贲门癌引起的病情相符。明代赵养葵指出：“噎膈者，饥欲得食，但噎塞迎逆于咽喉胸膈之间，在胃口之上，未曾入胃，即带痰吐而出。”这明确地说出了病变部位在咽喉与胃之间，即食管的部位，而中下段食管癌患者吐食后，涌痰及分泌物的症状是很多见的。至清代，医学家已明确指出，噎膈是由于食管中有形之物阻扼其间所致。

（4）崩漏带下：月经不正常、不规则流血，多则为崩，少而不断是为漏下。唐代《千金要方》一书中描述：“妇人崩中漏下，赤白青黑，腐臭不可近，令人面黑无颜色，皮骨相连，月经失度，往来无常，小腹弦急，或苦绞痛；上至心，两胁肿胀，食不生肌肤，令人偏枯，气息乏力，腰背痛连胁，不能久立，每嗜卧困懒……阴中肿如有疮之状”“所下之物，一日状如膏，二日如黑血，三日如紫汁，四日如赤肉，五日如脓血”。这些描述提到不规则阴道流血，阴道分泌物颜色不同并有恶臭，再加上消瘦、贫血、腰背疼痛等是比较典型的子宫颈癌症状。

（5）胃反：又称翻胃、反胃，其可能包括胃癌在内的胃部或幽门梗阻症状。如《金匮要略》载：“朝食暮吐，暮食朝吐，宿谷不化，名曰胃反，脉紧而涩，其病难治。”清代医学家进一步指出：“幽门干枯，则放出腐化之道路狭隘，故食入反出为翻胃也。”（《医宗金鉴》）当然，这种情况也可能包括良性幽门梗阻（溃疡癌变）或幽门痉挛。

（6）肠覃：“其始生也，大如鸡卵，稍以益大，至其成如怀子之状，久者离岁，按之则坚，推之则移，月事以时下，此其候也。”（《黄帝内经・灵枢》）指肿物初起时如鸡蛋，渐渐长大，形似怀孕，经年之后，肿物按之硬，但推之能移动，月经按期来潮，与卵巢肿瘤相似。

（7）瘿瘤：瘿即甲状腺肿块，陈无择的《三因方》中将瘿瘤分为五瘿六瘤，五瘿是“坚硬不可移者名曰石瘿，皮色不变者名曰肉瘿，筋脉露结者名曰筋瘿，赤脉交结者名曰血瘿，随忧愁消长者名曰气瘿”。瘿瘤除包括地方性甲状腺肿及甲状腺功能亢进症以外，还包括甲状腺的良性和恶性肿瘤，其中石瘿坚硬不可移可能是甲状腺癌。六瘤即骨瘤、脂瘤、气瘤、肉瘤、脉瘤、血瘤。并指出五瘿六瘤都不可随便弄破，提出：“按之推移得动者，可用取法取之。如推之不动者，不可取也。瘤无大小，不识可否而妄取之，必妨人命。”说明古时比较明确地说到对“形之不动者”，即有固定、有周围浸润粘连等特点的恶性肿瘤不要随便割取，否则易成恶果。在医学发展的今天，一些恶性肿瘤虽已有局部浸润、固定，能手术切除者，仍要积极手术切除。这也说明了医学科学的进步。

3. 相当于良性肿瘤

在古代中医文献中，相当于良性肿瘤的资料更为丰富，本节仅举一些病名，不做具体论述。如舌下囊肿之痰包；外耳道乳头状瘤之耳菌；肉瘤者软若绵，高似馒，皮色不变；脂肪瘤之脂瘤；血管瘤之血瘤；软组织肿瘤之气瘤、筋瘤；皮脂腺囊肿之粉瘤、脂瘤、发瘤，以及疣、痣、息肉、赘等。

三、现代中医对肿瘤病名的记载

国家技术监督局于1997年在《中华人民共和国国家标准·中药临床诊疗术语·疾病部分》中规定了中医临床930种常见病及其定义。其中记录了30种肿瘤，摘录如下。

1. 脑瘤

因痰浊凝结、气血瘀滞于脑部，赘生形成肿块。以部位固定的局限性头痛，颅骨外压痛，并出现脑部受压所致相应的麻木、瘫痪等为主要表现的脑病类疾病。

2. 恶核

因气机郁结，或精气亏虚，温毒内伏，瘀痰凝滞所致。以肢体出现无痛性瘰疬肿块、胁下肿块，或有发热等为主要表现的癌病类疾病。

3. 肺癌

可能因吸烟、毒气刺激、慢性肺脏疾患等所致。以咳嗽、胸痛、气喘、痰中带血等。

4. 食管癌

多因过食粗糙、刺激、质硬、霉变等食物，或食管慢性病变等，使食管长期受到刺激，邪毒郁热内蕴，气血瘀滞，日久而成。以进行性饮食梗阻、咽下疼痛为主要表现，发生于食管的癌病类疾病。

5. 胃癌

可能与生活环境、饮食因素、胃的慢性病变刺激等有关，痰浊邪毒瘀血积聚胃脘，日久恶变而成。以进行性胃脘痛、食少、消瘦、便血等为常见症状，发生于胃脘的癌病类疾病。

6. 肠癌

可能与过食肥甘、霉变食物，或与大肠慢性病变的长期刺激等有关，日久恶变而成。有大便变形，或者加有脓血、下腹痛、触及下腹包块为主要表现，发生于肠道的癌病类疾病。

7. 胰癌

可能与长期嗜烟酒、进食霉变食物或肥甘厚腻，以脘腹痛、纳呆、消瘦、黄疸等为主要表现，发生于胰的癌病类疾病。

8. 肝癌

继发于肝积、肝着等病之后，或因常食霉变食物，或其他有害毒物损伤等所致。以右胁痛、肝大坚硬、呕恶腹胀、渐现黄疸等为主要表现，发生于肝的癌病类疾病。

9. 胆癌

其原因可能与饮食不当、情致刺激、胆腑慢性病变有关。以右上腹痛、黄疸、胆囊肿硬等为主要表现，发生于胆的癌病类疾病。

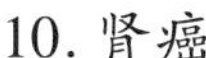

10. 肾癌

可能因外邪侵入，或毒物长久刺激，损伤肾络，伤阴耗气，逐渐恶变而成。以尿血、腰痛、上腹或腰部肿块等为主要表现，发生于肾脏的癌病类疾病。

11. 膀胱癌

可能因结石长期刺激，或长期接触有毒物质等所致。以无痛性血尿等为早期临床表现，发生于膀胱的癌病类疾病。

12. 子岩

因瘀血、浊气凝聚，日久恶变而成。以肾子（睾丸）出现无痛性、表面不平的坚硬肿块，增长迅速等为主要表现的癌病类疾病。

13. 肾岩翻花（阴茎岩）

因肝肾素亏，或忧思郁怒，相火内炽，肝经血燥，火邪郁结，逐渐恶变而成。以阴茎龟头出现丘疹、结节状坚硬物等，溃后如翻花状，有特异恶臭和脓性分泌物等为主要表现，发生于阴茎的癌病类疾病。

14. 石瘿

多因情志内伤，肝脾气滞，瘀痰互结，见久恶变而成。以颈前肿块坚硬如石、推之不移、凹凸不平等为主要表现，发生于颈瘿部的癌病类疾病。

15. 乳癌

因情志内伤，冲任失调，气滞痰瘀互结而成。以乳房部结块、质地坚硬、高低不一，病久肿块溃烂、脓血污秽恶臭、疼痛日增为主要表现，发生于乳房的癌病类疾病。

16. 乳疳

因肝郁化火，湿热蕴结所致。以乳晕部生疮肿，糜烂结痂，经年不愈，或腐去半截乳头，状如莲蓬，痛楚难忍为特征，发生于乳晕的癌病类疾病。

17. 翻花疮

因肝虚血燥，邪毒结聚皮肤，逐渐恶变而成。以生疮溃后胬肉突出，其状如菌，生长迅速，损破后流血不止为主要表现的癌病类疾病。

18. 石疽

因痰凝湿热蕴结，气血瘀滞，日久坚积不散所致。以肌肤结块坚硬不消，隐痛或不痛为主要表现，发生于肌肤的癌病类疾病。

上石疽：发于耳下、颈部，结块坚硬不痛，表面光滑为主症的石疽。

中石疽：发于一侧胯部，结块坚硬，曲胯拘痛为主症的石疽。

下石疽：发于膝部，结块隐痛，久不化脓为主症的石疽。

19. 石瘕

多因气血瘀滞等,使胞宫宫体生瘤而成。以月经周期提前、经期延长、经量增多为主要表现的妇科疾病。

20. 肠蕈

多因气滞痰浊停聚卵巢所致。以子宫旁少腹内圆滑柔韧的肿块,一般不影响月经为主要表现的妇科疾病。

21. 耳蕈(菌)

因痰火邪毒蕴结,脉络瘀阻,日久而变而成。以耳部见赘生物,质硬、易出血为主要表现的癌病类疾病。

22. 耳滞

因湿热痰火上逆,气血瘀滞耳道所致。以耳内赘生蕈状小肉团,不痛、无化脓溃烂为主要表现瘤病类疾病。

23. 颃颡岩

因正虚邪实,邪毒结聚颃颡(指咽后壁上的后鼻道),日久逐渐恶变而成。以鼻衄、头痛耳鸣、颈部出现恶核为主要表现,发生于颃颡部位的癌病类疾病。

24. 咽喉菌

因气血瘀滞,痰浊邪毒凝结于咽喉,日久逐渐恶变所致。以咽喉疼痛不适、吞咽不利、咽部异物感,或咽喉局部有肿块、表面凹凸不平、其状如菌为主要表现的癌病类疾病。

25. 牙岩

因热毒痰火聚结牙龈,逐渐恶变而成。以牙龈赘生肿块,坚硬、出血、溃烂为主要表现的癌病类疾病。

26. 唇菌

因痰浊邪毒凝聚于唇,逐渐恶变而成。以口唇肿起,皮白皱裂形如蚕茧,溃烂出血为主要表现的癌病类疾病。

27. 舌茵(岩)

因邪毒上攻聚结成块,以舌体赘生肿块如菌、坚硬溃烂为主要表现。因痰血交结,瘀阻成积,逐渐恶变而成的癌病类疾病。

28. 腮岩

以腮部出现菌状肿块、溃烂翻花、流血水臭秽为主要表现的癌病类疾病。

29. 锁肛痔

因忧思郁结,饮食不洁,久痢久泻,息肉虫积,邪毒痰湿瘀血积聚肛肠所致。初起为便血流水，渐现大便变形，排便困难、次数增多、里急后重，肛门生肿物坚硬、流脓血臭水为主要表现，发生于肛门直肠的癌病类疾病。

30. 骨瘤

多因肾气不足，瘀血毒邪凝滞于骨。以肿块坚硬如石、紧贴于骨为特征的瘤病或癌病类疾病。

第五节　肿瘤的常见症状

一、发热

肿瘤患者伴发热的现象非常普遍，其中相当一部分归因于伴发的感染。然而有许多患者在经过全面检查后找不到发热的原因，而且这种发热与肿瘤的病程相关，当肿瘤进展时体温升高，在肿瘤控制后热退。因为发热与肿瘤伴发，也被称为肿瘤性发热。

（一）肿瘤性发热

肿瘤热可发生于几乎所有肿瘤，但更常见于淋巴瘤、急性白血病、骨肉瘤、肺癌、肾上腺肿瘤、原发或转移性肝肿瘤，以及有广泛转移的晚期肿瘤。肿瘤热一般表现为弛张热或持续热。绝大多数患者的体温在 38 ℃左右，不会超过 40 ℃。

肿瘤热的诊断必须排除感染性疾病及能引起发热的其他疾病才能确立。对症治疗常用吲哚美辛栓。肿瘤热的发病机制尚未完全明了，但可能起因于体内的多种致热原，它们可能来自：①肿瘤的致热原，如肿瘤坏死物；②宿主对肿瘤的免疫反应产生了免疫活性细胞，如激活的巨噬细胞，它能分泌白细胞介素-2（IL-2），后者是一种致热原；③许多肿瘤能合成前列腺素，这也是一种致热原。

（二）感染性发热

引起感染的病原体包括细菌、真菌和病毒。肿瘤患者发生感染的主要原因包括 2 个方面：①肿瘤患者自身免疫功能下降，易发生各种感染。或在自然腔道生长的肿瘤往往造成引流不畅，而诱发感染。长期卧床、住院、抗生素应用以及营养不良、低蛋白血症等，均易合并感染。②目前的抗肿瘤治疗是创伤性治疗，包括化疗引起的白细胞和自身免疫力下降，放疗引起的局部组织抵抗力下降等。由于肿瘤患者处于低免疫力状态，一旦发生细菌性感染，可快速出现全身毒血症症状，导致休克和死亡。因此，临床上应特别注意患者出现的感染症状，并及时做出诊断和治疗。

（三）鉴别诊断

部分肿瘤患者可出现肿瘤热，是由于机体对肿瘤及由肿瘤细胞释放的致热因子的防御反应，或对肿瘤坏死的反应，均可出现发热。肿瘤热一般表现为弛张热或持续热，口腔体温常低于38.5 ℃,可伴有轻度的白细胞总数和中性粒细胞升高,患者自我发热感觉不明显,毒血症症状也不明显。但肿瘤阻塞某些自然腔道而引起的阻塞性细菌炎症,如支气管阻塞引起的炎症,其典型的发热症状常表现为午后寒战,再出现持续高热,体温常超过38.5 ℃,并伴有白细胞总数和中性粒细胞明显升高。因败血症出现的发热常为持续高热。

因化疗而引起的骨髓抑制易继发细菌感染。当白细胞总数 $<0.5\times10^9/L$,并出现体温>38.5 ℃时,应首先考虑感染的存在,并特别注意寻找隐匿的感染灶。此时因患者体质虚弱,临床上仅表现为寒战和发热,而一般感染所出现的症状,如皮肤红斑、水肿、炎症部位脓肿形成及局部疼痛等,临床上表现并不明显。

(四)治疗原则

1. 肿瘤性发热

首先要针对肿瘤病灶和性质本身选择合适的手术或放化疗方案。肿瘤性发热很少以高热为主,如果有新出现的体温异常升高,应注意是否合并感染或肿瘤恶化、转移,应完善血常规、病原学、影像学等检查,以免延误治疗。发热治疗的原则是:对于中等程度以下发热者,主张物理降温为主;如物理降温不缓解,或体温持续升高,或伴有高热惊厥的儿童,或有心功能不全、器官衰竭的老年人,再考虑使用药物降温。

2. 感染性发热

感染性发热主要是根据病原菌检查结果或经验给予敏感药物治疗,要强调足量、全程用药。同时,还应采取必要的降温措施,但对于使用物理还是药物降温,目前说法不一。临床上最常见的感染性发热的病因为细菌感染和病毒感染:细菌感染的治疗主要根据病原体的不同选择合适的抗生素;病毒感染的治疗以利巴韦林(病毒唑)、吗啉胍(病毒灵)等为代表。

发热患者,特别是中等程度以下(体温<39 ℃)的发热患者,应以物理降温为主。即使是中、重度发热(体温≥39 ℃),药物降温亦并非首选。特别是在患者出现脱水休克症状时,不主张采用解热药物降温。这是因为患者在应用解热药物后会因大量出汗而加重脱水休克症状。可先应用乙醇擦浴、四肢大动脉处置冰囊、口服温开水等物理降温方法,同时,注意补液,缓解休克症状,如患者出汗较多,注意有发生电解质紊乱的可能,应及时补充电解质。

应用物理降温后,如果发热仍不缓解,甚至体温直线上升至>39 ℃时,如无禁忌,应及时采取药物降温。一般不主张滥用解热镇痛药或激素,除高热或超高热的患者需紧急处理外,对其他发热患者应以明确病因、进行病因治疗为重点。

目前,临床常用退热药物首选非甾体类镇痛消炎药。根据其药理机制大致分为3类:①如酮洛芬、吲哚美辛;②如阿司匹林、萘普生;③如布洛芬、双氯芬酸、对乙酰氨基酚。此外,还有一些清热解表的中草药,如安宫牛黄丸、清开灵、双黄连等,作用相对较缓和。

有研究者称，萘普生还具有鉴别感染性发热和肿瘤性发热的作用。对于检查鉴别有困难者，如经验性应用抗感染治疗后，患者仍有不明原因的发热，可使用萘普生进行诊断提示性治疗。如果应用萘普生后快速降温且体温达到正常水平，停药后 24 小时内体温完全回升者，多为肿瘤热。

值得注意的是，高龄者，妊娠期、哺乳期妇女，肝、肾功能不全者，血小板减少症者，有出血倾向者以及有上消化道出血和（或）穿孔病史者，应慎用或禁用非甾体类镇痛消炎药。特异性体质者，使用后可能发生皮疹、血管性水肿、哮喘等反应，应当慎用。

应用上述药物仍不缓解的顽固性高热或重度感染所致的发热，应合理应用激素。不主张在发热患者中常规应用激素。当患者病情需要必须使用激素退热时，务必严格控制剂量，切忌长期大剂量使用激素退热；尽量避免使用作用很强的地塞米松，一般给予中等强度的泼尼松或氢化可的松等即可；要在体温下降后停药。如大剂量且连续应用激素>3 天，就必须采取逐渐停药方法，切忌突然停药，以免引起激素反跳现象。

除上述退热方法外，还有人工冬眠等方法。对于使用哪种退热方法，还应该根据导致发热的原因、具体病情和患者本身状态、是否具备应用退热药物的适应证或禁忌证等多重因素进行分析，选择合适的治疗手段。

二、出血

（一）诱因

出血在肿瘤患者中常见，大出血需紧急处理。引起出血的主要原因：①发生于自然腔道的恶性肿瘤，如鼻咽癌、肺癌、胃癌、直肠癌、子宫颈癌等，由于肿瘤侵蚀血管，引起局部出血。如侵及大血管，则引起大量出血而导致死亡。②许多肿瘤患者呈高凝状态，如诱发弥散性血管内凝血（DIC）可导致重要脏器内出血，如颅内出血而引起患者死亡。肿瘤侵犯肝脏，可引起凝血因子等与凝血有关的物质合成减少，并使纤溶酶原合成缺陷，易引起出血。③抗肿瘤治疗引起的出血。如大剂量和反复化疗导致骨髓内血小板生成抑制或急性白血病，淋巴瘤等对骨髓侵犯引起造血功能抑制而导致继发性出血。④某些药物如肝素、非甾体抗炎药、两性霉素 B、长春新碱等，可诱发血小板功能障碍，均可潜在导致出血。血小板减少和功能障碍是导致肿瘤患者出血的最常见的原因（约占 50%）。⑤放疗可引起局部自然腔道内的肿瘤退缩，血管暴露，如血管破裂而导致出血。如支气管肺癌、食管癌放疗后引起的出血。

（二）临床表现

患者可主诉心悸、乏力、头痛、呼吸困难和痰血增加、血尿、鼻出血等症状，体检和实验室检查可发现局部黏膜出血、牙龈出血、皮下瘀点和瘀斑，特别易发生在皮肤摩擦部位，如后背、胁腹部及四肢、口腔黏膜及舌部黏膜下易出现血疱，以及胃肠道、泌尿生殖道、中枢神经系统和鼻咽部、支气管、肺部的出血。如为血小板减少引起的出血，则血常规检查示外周血血小板绝对量减少出血、凝血时间延长。与内源性凝血有关的指标如活化部分凝血酶原时间延长，与外源性凝血有关的指标如凝血素时间也可能延长。如疑有弥散性血管内凝血，则血液涂片可见破裂的红细胞，且血清中纤维蛋白原和纤维蛋白原降解产物含量增加。对怀疑存在免疫性血小板减少症患者，可做骨髓穿刺确定诊断。

（三）治疗原则

1. 血小板减少症引起出血的治疗

（1）血小板减少但未出血的治疗：因化疗而导致的血小板减少，如外周血血小板计数$<1\times10^9$/L，但患者无活动性出血，则应每1～2天静脉输注血小板6～8U，直至血小板计数稳定，并高于10×10^9/L。如血小板计数在$(10\sim20)\times10^9$/L，但出现发热（>38 ℃）并高度怀疑存在感染时，则需在抗生素应用的条件下，静脉输注血小板。如血小板计数$<50\times10^9$/L，但需行创伤性检查和治疗，包括活组织检查、内镜检查、手术等，则应先静脉输注血小板，待血小板达正常值后再进行相关检查。

（2）因血小板减少而出血的治疗：应静脉紧急输注血小板，至少使血小板计数$>30\times10^9$/L。正常情况下输注多个供者的血小板与单个供者的效果一样。可通过输注血小板1小时后经修正（输注的单位数和体表面积的修正值）后的血小板增加值和输注后10～15分钟的出血时间，来评价血小板输注后的临床效果。酚磺乙胺（止血敏）可用于血小板减少性出血。用法为酚磺乙胺0.25～0.75 g肌内注射或静脉注射，每日2～3次，或者2～3 g，静脉滴注，每日1次。可加用维生素C每日2～3 g，静脉滴注。必要时短期使用糖皮质激素，如氢化可的松每日200～300 mg静脉滴注。

2. 肝脏疾病所致的凝血因子缺陷和（或）合成减少引起出血的治疗

如凝血因子（Ⅴ、Ⅶ、Ⅸ、Ⅹ、Ⅺ、Ⅻ）、前激肽释放酶、激肽原、纤溶酶原、抗凝素Ⅲ、S蛋白和C蛋白等缺乏，可通过维生素K和相应的凝血因子的输入来纠正。维生素K参与因子Ⅱ、Ⅶ、Ⅸ和Ⅹ的合成。而新鲜冷冻血浆内富含凝血因子Ⅱ、Ⅴ、Ⅶ、Ⅹ、Ⅺ和Ⅻ。

肿瘤患者常出现全身纤溶亢进，因此，使用竞争性抑制纤溶酶原药物，可避免纤溶酶原被激活。可使用的药物包括氨甲环酸（止血环酸）500 mg，每8～12小时1次，口服或静脉给予。氨基己酸5～10 g，缓慢静脉滴注，以后每小时1～2 g，持续24小时。如出血减少，可改为口服维持。

3. 弥散性血管内凝血导致血小板减少引起出血的治疗

治疗应首先解除引起DIC的诱因，如肿瘤、感染、代谢性酸中毒等，同时补充各种凝血因子和血小板。小剂量肝素治疗有效，每日25～50 mg，分次静脉滴注或皮下注射，但必须监测APTT。

4. 自然腔道出血的治疗

(1)消化道出血:上消化道出血病例中约有5%系恶性肿瘤引起,主要为晚期胃癌,其中42%表现为大量出血。对于消化道肿瘤引起的出血,除了用一般凝血制剂与血管收缩药物外,还需针对肿瘤做特殊的处理,包括采用内镜将微波加热探头直接对出血处进行凝固治疗加局部肾上腺素应用,或进行电灼止血加局部硬化剂注射,或采用激光作姑息性止血治疗,均可取得较好的效果。对原发性肝癌或肝转移破裂出血,可作选择性肝动脉结扎或栓塞,也有一定的效果。

(2)泌尿系统出血:肾脏、输尿管、膀胱和尿道肿瘤常可发生泌尿道出血,有时盆腔肿瘤如直肠癌、卵巢肿瘤等侵蚀泌尿道也可引起出血。某些抗肿瘤药物如环磷酰胺和异环磷酰胺的代谢产物经肾脏排泄至膀胱,刺激膀胱上皮引起出血性膀胱炎。临床上一般静脉给予环磷酰胺总量超过18 g或口服总量超过90 g易发生出血性膀胱炎;静脉给药常出现急性出血性膀胱炎,而口服给药则常呈慢性出血。多柔比星(阿霉素)应用也有引起急性肾脏出血的报道。盆腔和肾区的放疗也会引起出血,主要是射线造成膀胱和肾脏纤维化,毛细血管闭塞,脆性增加,加之局部刺激所致。

治疗泌尿道出血主要是针对原发肿瘤,应考虑尽早手术,同时积极采用药物止血治疗。膀胱出血伴血块常需作膀胱冲洗。化疗引起的出血性膀胱炎在临床上应予重视,应用异环磷酰胺时加用美司钠,后者可与异环磷酰胺代谢产物丙烯醛作用形成非膀胱毒性化合物,可明显降低出血性膀胱炎的发生。如果在美司钠应用时再加静脉水化,则效果会更好。

(3)呼吸系统出血:在我国东南沿海地区,70%鼻咽癌患者伴有回缩性血涕或鼻出血。如放疗后出现超过500 mL的出血为大出血,主要由肿瘤侵犯大血管及放疗后局部组织充血、血管破裂造成。治疗视不同情况可采取坐位、半卧位或患侧卧位。出血少时可采用1%麻黄碱点滴纱条或明胶海绵作前鼻腔填塞,出血多时采用后鼻腔气囊填塞,同时全身给予止血药物,必要时可输血。在上述处理无效时可考虑作一侧颈外动脉结扎。

原发性支气管肺癌常伴有血痰。一次出血量超过300 mL或24小时连续性出血超过600 mL者为大咯血,应予紧急处理,包括患侧卧位和止血药等应用。如内科治疗无效可考虑经纤维支气管镜作冰氯化钠溶液灌注,局部滴注1∶20 000肾上腺素5 mL;病变局限时可考虑手术。

三、恶性积液

(一)分类

1. 恶性胸腔积液

恶性胸腔积液(简称胸水)是一种常见的肿瘤并发症,其中46%~64%的胸腔积液患者为恶性肿瘤所致，约 50% 的乳腺癌或肺癌患者在疾病过程中出现胸腔积液。

在生理情况下，仅有 10 ~ 30 mL 的液体在胸膜腔内起润滑作用。但是在病理情况下，由于重吸收的动态平衡被破坏，导致胸腔积液。恶性胸腔积液最常见的原因是毛细血管内皮细胞炎症引起的毛细血管通透性增加以及纵隔转移瘤或放射治疗所致纤维化引起的纵隔淋巴管梗阻造成的淋巴液流体静压增加。在罕见的情况下，肿瘤细胞局部蛋白分泌或释放也是原因之一。

(1)临床表现：最常见的主诉为呼吸困难、咳嗽和胸痛，症状的轻重同胸腔积液发生的速度有关，与胸腔积液的量关系不大。查体可见胸腔积液水平以下叩诊浊音，呼吸音消失，语颤减低。

(2)诊断：可行胸腔穿刺细胞学检查，以及包括蛋白质、CEA、pH 值、细菌、结核分支杆菌、真菌培养和染色等。如上述检查不能确诊，可再重复上述检查，也可在 B 超或 CT 引导下做针吸胸膜活组织检查术，大多数的恶性胸腔积液患者可以确诊。对经上述方法仍不能确诊且高度怀疑为恶性胸腔积液者，可行胸腔镜胸膜活组织检查。其中，恶性胸膜间皮瘤的诊断困难，下列方法有助于胸膜间皮瘤的确诊：仔细询问患者石棉接触史，胸部及上腹部 CT 扫描，闭合式胸膜多点活组织检查(6 ~ 8 处)，CT 引导下针吸活组织检查或胸腔镜活组织检查，必要时行开胸探查术做冷冻切片活组织检查。

诊断性胸腔穿刺，抽液时应注意，放胸腔积液不能超过 1 000 ~ 1 500 mL，尤其是重复放胸腔积液超过 1 000 ~ 1 500 mL 时，由于肺重新膨胀，可导致肺水肿，偶可致患者死亡。采用胸腔内置管缓慢放液可避免上述情况，但需注意长期留置导管引起的并发症。

2. 恶性心包积液

与恶性胸腔积液相比，心包积液相对较少，预后更差。一般情况下，心包积液的出现是肿瘤患者的临终前表现。据有关尸检结果，5% ~ 12% 癌症患者发生心脏及心包受侵，其中 1/2 侵及心包，1/3 侵及心肌，余者为两者均受侵。只有 15% 的心包转移者发生心脏压塞，通常发生在终末期的患者。心脏和心包转移瘤比原发肿瘤发生率多 40 倍。肺癌、乳腺癌、淋巴瘤及白血病是发生心脏和心包转移的最常见病因，其次为黑色素瘤及肉瘤。约 5% 的霍奇金病患者在纵隔放疗后发生心包积液。

(1)临床表现：心包积液的血流动力学改变与前述的胸腔积液大致相同。此外，液体的积聚，心包腔内的压力增高，影响心脏舒张期的充盈，导致心脏排出量减少。许多心包转移患者无症状。心包积液通常为逐渐形成，也可很迅速，症状与心包积液形成速度相关。如积液的形成很缓慢，即使积液量达到 1 000 mL，症状也可不明显。但快速产生的积液，液体量仅 250 mL 就可产生明显症状。缓慢形成的心包积液导致心脏压塞的常见症状包括充血性心力衰竭、呼吸困难、咳嗽、端坐呼吸、疲乏、虚弱、心悸、头和颈静脉充盈[如库斯莫尔征(Kussmaul sign)]。可伴有胸腔积液。心脏压塞的患者查体可以发现心动过速、心脏的浊音界扩大、心脏搏动减弱、心音遥远、心包摩擦音等。心脏压塞的特点是奇脉,表现为吸气末脉搏减弱伴随收缩期血压上升 10 mmHg 以上。严重的心脏压塞,若不能有效处理,将最终导致心脏衰竭。

(2)诊断:心脏超声检查是最有效且简便的方法。典型的心包积液 X 射线检查示心脏呈烧瓶状,但心影正常的人也不排除心包积液。胸部 CT 及磁共振成像(MRI)可提示心包的厚度和原发肿瘤。B 超引导下的心包穿刺术能缓解症状,且积液细胞学检查可以明确诊断。胸腔积液的各种生化及细胞学检查均适合心包积液。如细胞学检查阴性,必要时可行心包活组织检查术。

3. 恶性腹水

恶性腹水形成的机制与肝硬化腹水不同。肿瘤分泌的某些递质导致腹膜血管的通透性增强,以及液体产生过多、营养不良、低蛋白血症所致的流体动力学失衡、门静脉阻塞、肝转移、淋巴及静脉回流受阻可能是形成腹水的主要原因。引起恶性腹水的常见肿瘤有卵巢肿瘤,结、直肠癌,胃癌,肝癌,输卵管癌和淋巴瘤。恶性腹水通常是肿瘤的晚期表现。尽管恶性腹水患者的生存期有限,但是成功的姑息性治疗对选择恰当的患者也有相对好的预后。

(1)临床表现:腹胀、足部水肿、易疲劳、呼吸短促、消瘦及腹围增加。查体包括腹部膨隆、叩诊浊音,亦可有腹部肿块、腹部压痛及反跳痛。腹部 B 超易查出腹水。腹部 CT 扫描不但能查出腹水,还有助于查找原发病灶。

(2)诊断:腹腔穿刺有助于鉴别恶性腹水和其他原因的腹水。诊断性腹腔穿刺抽取的液体应做以下检查:外观、颜色、细胞计数、蛋白定量、腹水离心沉淀后涂片染色镜检或用石蜡包埋切片病理检查。恶性腹水多为血性积液,且为渗出液,镜检有大量红细胞,细胞学检查约在 60% 的恶性腹水中查出恶性细胞。如配合腹膜活组织检查或在 B 超引导下做经皮壁腹膜肿物穿刺活组织检查术,可进一步提高诊断率。一些必要的肿瘤标志物检查,如 CEA、CA125、CA199、β 绒毛膜促性腺激素(β-HCG)及乳酸脱氢酶(LDH),有助于恶性腹水的诊断。

(二)治疗原则

1. 胸腔积液

(1)全身治疗:对无症状或症状轻微的患者无须处理。对化疗敏感的肿瘤,如淋巴瘤、激素受体阳性的乳腺癌、卵巢肿瘤、小细胞肺癌及睾丸恶性肿瘤等以全身化疗为主。

(2)局部治疗:对必须进行局部处理的患者,考虑行胸腔穿刺术。最常用的方法是采用博来霉素、四环素或多西环素等胸膜硬化剂治疗。

2. 心包积液

(1)心包腔内置管引流:对无症状或症状轻、对心血管功能影响不大的患者,不需要处理,应积极采用有效的全身治疗。对有心脏压塞的患者应立刻行心包穿刺术以解救患者的生命。在 B 超引导下,心包内置管间断或持续引流是改善心脏搏血量安全有效的方法,应作为首选。需注意的是应避免引流速度过快,以免出现心脏急症。

(2)全身治疗:根据原发肿瘤的类型、既往治疗、行为状态及其预后决定下一步治疗,如淋巴瘤及乳腺癌通过全身化疗大多可控制心包积液。

(3)局部治疗:局部处理的常用方法有心包穿刺抽液后注入硬化剂、心包开窗术、心包切除术及放射治疗。急性放射性心包炎的处理应采用保守治疗,其通常是自限性的。

3. 腹水

(1)腹腔穿刺引流:腹腔穿刺引流可以缓解腹内压力,还可缓解因腹水过多所致的呼吸困难。迅速放大量液体(大于 1 000 mL)可导致低血压及休克。故在放液过程中,应密切观察患者血压及脉搏。如心率增快及伴有口干感,则应停止放液以免引起血压下降。腹水虽然较多,可于 24 ~ 48 小时内逐渐放光。为避免腹水再度生长,可考虑腹腔内注入 IL-2、肿瘤坏死因子等,必要时每周 1 ~ 2 次,连续 2 ~ 4 周。反复放液可引起低蛋白血症及电解质紊乱,有时还可引起腹腔内感染,需要仔细观察,及时处理。

(2)全身治疗:对化疗敏感的肿瘤,如卵巢肿瘤、淋巴瘤、乳腺癌引起的腹水应采用有效的全身化疗。卵巢肿瘤可选用 CAP 方案[环磷酰胺(CTX)+阿霉素(ADM)+顺铂(DDP)];或者紫杉醇联合卡铂;淋巴瘤选择 CHOP 方案[环磷酰胺(CTX)+长春新碱(VCR)+多柔比星(DOX)+泼尼松(PDN)];乳腺癌选用 CAF[环磷酰胺(CTX)+阿霉素(ADM)+氟尿嘧啶(FU)]或含紫杉烷类等联合化疗方案。

(3)局部治疗:腹腔内灌注化疗是治疗恶性腹水的重要方法。患者如果无黄疸、肝肾功能不全、严重骨髓抑制及感染、梗阻等合并症,可考虑给予腹腔内灌注化疗。常用药物有铂类、丝裂霉素、5-FU 等。腹腔灌注的主要副作用为化学性静脉炎、粘连性肠梗阻、肠穿孔、出血等。

四、贫血

贫血的发生率及严重程度与肿瘤类型、分期、病程、治疗方案、药物剂量,以及患者放疗和治疗期间是否发生感染等因素有关。据报道 263 例肿瘤患者,贫血发生率为 48.3%,其中泌尿生殖系统肿瘤的贫血发生率最高(70.6%)。Dalton 等对 28 个肿瘤中心接受化疗的 2 821 例肿瘤患者进行调查,其贫血发生率由化疗后第 1 周期的 17.0% 升至第 6 周期的 35.0%(其中肺癌 51.0%,卵巢肿瘤 49.0%),说明癌性贫血程度随化疗周期增加而加重。据 Campos 报道,不同化疗药物治疗卵巢肿瘤患者引起 1 ~ 2 级、3 ~ 4 级贫血的发生率分别为紫杉醇 18.0% ~ 19.0%、6.0% ~ 64.0%,多西紫杉醇 58.0% ~ 87.0%、27.0% ~ 42.0%,卡铂或顺铂 8.0% ~ 68.0%、1.0% ~ 26.0%,环磷酰胺与卡铂或顺铂联合 32.0% ~ 98.0%、2.0% ~ 42.0%。BarrettLee 报道,各种癌症放疗后贫血的发生率分别为乳腺癌 45.0%、大肠癌 63.0%、肺癌 77.0%、前列腺癌 26.0%、子宫颈癌和泌尿系统肿瘤 79.0%、头颈癌 32.0%。

肿瘤患者发生贫血的原因是多样的，包括癌症本身、放化疗引起的骨髓抑制、肿瘤侵犯骨髓、溶血、脾大、失血、铁生成障碍和促红细胞生成素（EPO）缺乏。肿瘤患者出现贫血时应及时对症治疗，更重要的是发现贫血原因，才能从根本上进行纠正。顺铂是最容易引起贫血的化疗药物，其他化疗药物多疗程治疗后也会导致贫血。有证据表明，因顺铂对肾小管损伤而使 EPO 产生减少，是导致贫血的原因之一。脊髓和盆腔放疗，因照射范围包括了主要造血的部位，因此也会导致贫血。包括治疗因素在内的各种原因引起的癌性贫血，使患者生活质量受到影响。

（一）发生贫血原因

1. 肿瘤相关性贫血

此类贫血为肿瘤发生、发展中引起的慢性贫血。研究认为，肿瘤细胞和宿主免疫系统相互作用可致巨噬细胞活化，使 γ 干扰素（IFN-γ）、白细胞介素-1（IL-1）、TNF 等炎性细胞因子表达和分泌增加。其引起贫血的机制如下。

（1）直接抑制红细胞生成：TNF、IL-1、IFN-γ 是抑制红细胞生成的特异性细胞因子，其升高可直接或间接抑制体内红系祖细胞（CFU-E）生成，导致红细胞生成减少，引起贫血。

（2）抑制 EPO 产生：有学者提出，肿瘤患者 EPO 产生受抑为癌性贫血的重要原因之一，感染可加剧其恶化，肺癌、乳腺癌、神经系统实体瘤中均可见酷似慢性肾衰竭贫血的现象。

（3）破坏铁的利用和分布：恶性肿瘤患者多数血清铁降低，但骨髓铁染色正常，说明其贫血是铁利用障碍，而非铁缺乏。其可能机制为肿瘤促使炎性细胞因子分泌增加，诱导白细胞产生乳铁蛋白，乳铁蛋白与铁结合，妨碍铁的分布与利用。

（4）恶性肿瘤患者对 EPO 的反应性降低：据报道多数恶性肿瘤（尤其是晚期）贫血患者 EPO 增高，其可能原因如下：①正常时血中 EPO 受肾组织氧分压影响，低氧和贫血是 EPO 升高的主要因素。肿瘤患者多有不同程度的组织缺氧和贫血可导致肾氧分压降低，刺激 EPO 产生。②TNF、IL-1、IFN-γ 等可降低 CFU-E 对 EPO 的反应能力，故血清 EPO 保持较高水平。另外，机体靶细胞上的 EPO 受体对 EPO 产生耐受，使 EPO 受体对 EPO 刺激阈值提高，EPO 不能充分利用。③部分非贫血肿瘤患者血清 EPO 升高可能与肿瘤异质性和自发性分泌有关。④肿瘤患者肝脏分泌 EPO 增加。⑤肿瘤患者血管紧张素、肾上腺素、血管升压素等不同程度升高，刺激血清 EPO 升高。EPO 较高时发生癌性贫血与患者对 EPO 反应性降低有关。

2. 治疗相关性贫血

放化疗引起的骨髓抑制为恶性肿瘤患者最常见的贫血原因。顺铂是最容易引起贫血的化疗药物，其他化疗药物多疗程治疗后也会导致贫血。有证据表明，因顺铂对肾小管损伤而使 EPO 产生减少，是导致贫血的原因之一。脊髓和盆腔放疗，因照射范围包括了主要造血的部位，因此也会导致贫血。

3. 营养缺乏性贫血

铁、叶酸、维生素 B_{12} 缺乏可致红细胞成熟障碍，以消化道肿瘤最多见。其慢性失血或胃肠功能下降造成的吸收障碍均可致铁吸收减少、丢失增加，引起缺铁性贫血。消化道肿瘤可使体内因子生成减少或内因子抗体或肠道细菌过度繁殖，导致肠道吸收功能下降，引起维生素 B_{12} 缺乏而致贫血。消化道肿瘤可影响叶酸、维生素 B_{12} 吸收，肿瘤细胞增生时叶酸或维生素 B_{12} 需要量增加，均可致机体叶酸或维生素 B_{12} 绝对或相对缺乏，引起贫血。

4. 急性或慢性失血

急性失血常见于肿瘤破裂，或肿瘤侵蚀血管、使血管破裂而致大出血；慢性失血常见于胃肠道肿瘤。

5. 恶性肿瘤侵犯骨髓及其导致的骨髓纤维化

骨髓是肿瘤转移好发部位，肿瘤细胞浸润可直接抑制骨髓造血干细胞增殖，消耗造血物质；释放癌性代谢产物损伤骨髓。骨髓涂片可见增生低下及与原发病相应的肿瘤细胞。肿瘤细胞浸润还可导致骨髓纤维化。

6. 自身免疫性溶血

恶性肿瘤导致溶血的确切机制尚不明了，可能与单核吞噬细胞功能过度活跃及肿瘤细胞产生某种溶血性产物有关。

（二）治疗原则

1. 病因治疗

首先要尽可能明确癌性贫血的原因，对营养缺乏性贫血者可适当补充铁剂、叶酸、维生素 B_{12} 等；对失血引起者应找出出血部位，采取针对性治疗；对骨髓转移引起者应给予全身化疗，部分患者可获短期缓解。

2. 输血治疗

癌性贫血是一种慢性过程，患者对贫血的耐受性明显好于急性失血者。因此，血红蛋白>100 g/L 很少考虑输血。当血红蛋白<70 g/L 时可考虑输注红细胞。血红蛋白 70～100 g/L 时应根据患者具体情况决定是否输血。一般老年患者耐受性较差，如伴有其他心肺疾病者，输注红细胞改善贫血症状可能使患者获益。

输血可引起许多并发症，可出现输血反应，还可增加肝炎、艾滋病、梅毒、人 T 淋巴细胞病毒等病原体感染机会。多次输血后患者体内常产生抗体，导致输血后血红蛋白（Hb）水平维持时间缩短，还可致血色病。输血后产生的免疫抑制作用可能促进肿瘤生长。

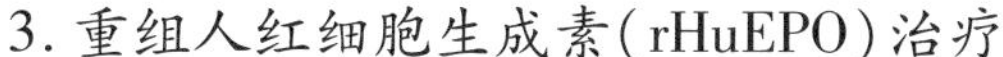

3. 重组人红细胞生成素(rHuEPO)治疗

内源性 EPO 产生于肾脏,对红细胞的生成起调节作用。当发生缺氧或红细胞携带氧的能力下降时,EPO 生成增加并促进红细胞生长。基因重组 EPO 最早被批准用于治疗慢性肾衰竭导致的贫血。临床试验表明,EPO 可缓解癌性贫血,减少输血需要,改善患者的一般状况。化疗引起的骨髓抑制,使红系造血祖细胞凋亡,而 EPO 可阻止祖细胞凋亡。然而,对外源性 EPO 的反应取决于患者发生贫血后自身 EPO 的产生能力。当内源性 EPO 产生数量不足时,机体才对外源性 EPO 有反应。血液肿瘤患者的外周血中 EPO 水平超过 500 mIU/L 时,外源性 EPO 不能改善患者的贫血。另一个影响疗效的是机体是否产生对 EPO 的抗体。

化疗后血红蛋白≤100 g/L 可治疗性给予 EPO;当血红蛋白<120 g/L 时,可根据临床情况决定是否使用 EPO。EPO 剂量为 150 U/kg,每周 3 次,连续 4 周。如果对上述剂量无反应,可提高剂量为 300 U/kg,每周 3 次,连续 4～8 周。另一种比较方便的用法为 EPO 每周 40 000 U。EPO 治疗超过 6～8 周仍然无效的患者应停药,继续治疗将无临床获益。应检查患者是否存在缺铁。

五、疼痛

疼痛是癌症患者最常见的症状之一,严重影响癌症患者的生活质量。初诊癌症患者疼痛发生率约为 25%;晚期癌症患者的疼痛发生率为 60%～80%,其中 1/3 的患者为重度疼痛。癌症疼痛(以下简称癌痛)如果得不到缓解,患者将感到极度不适,可能会引起或加重患者的焦虑、抑郁、乏力、失眠、食欲减退等症状,严重影响患者日常活动、自理能力、交往能力及整体生活质量。

国际疼痛研究会把疼痛定义为“疼痛是一种令人不快的感觉和情绪上的感受,伴有实际存在或潜在的组织损伤”。疼痛的强度依组织受伤的程度、疾病的严重程度或对情绪的影响程度不同而不同。疼痛的第二层含义是“痛苦”。因此,疼痛是一种主观感受,是感受者认为存在就存在,认为是什么样就什么样,它表示一个人因痛的有害刺激造成由感觉神经传入的一种痛苦的反应。也就是说,疼痛不仅是一种简单的生理应答,还是一种个人的心理经验。

(一)病因

癌痛的原因多样,大致可分为以下 3 类。

1. 肿瘤相关性疼痛

因肿瘤直接侵犯压迫局部组织,肿瘤转移累及骨等组织所致。

2. 抗肿瘤治疗相关性疼痛

常见于手术、创伤性检查操作、放射治疗,以及细胞毒化疗药物治疗后。

3. 非肿瘤因素性疼痛

包括其他合并症、并发症等非肿瘤因素所致的疼痛。大多数患者至少有 1 种疼痛是直接因肿瘤而引起的，晚期肿瘤患者大多有 2 种或 2 种以上原因造成疼痛。一般而言，3/4 的晚期肿瘤患者会发生与肿瘤浸润有关的疼痛，有 20% 的患者会发生与治疗相关的疼痛，只有小部分患者的疼痛与癌症或其治疗无关。

（二）机制与分类

1. 按病理生理学机制分类

（1）伤害感受性疼痛：因有害刺激作用于躯体或脏器组织，使该结构受损而导致的疼痛。伤害感受性疼痛与实际发生的组织损伤或潜在的损伤相关，是机体对损伤所表现出的生理性痛觉神经信息传导与应答的过程。伤害感受性疼痛包括躯体痛和内脏痛。躯体性疼痛常表现为钝痛、锐痛或者压迫性疼痛。内脏痛通常表现为定位不够准确的弥漫性疼痛和绞痛。

（2）神经病理性疼痛：由于外周神经或中枢神经受损，痛觉传递神经纤维或疼痛中枢产生异常神经冲动所致。神经病理性疼痛常表现为刺痛、烧灼样痛、放电样痛、枪击样疼痛、麻木痛、麻刺痛、枪击样疼痛。幻觉痛、中枢性坠、胀痛，常合并自发性疼痛、触诱发痛、痛觉过敏和痛觉超敏。治疗后慢性疼痛也属于神经病理性疼痛。

2. 按发病持续时间分类

癌症疼痛大多表现为慢性疼痛。与急性疼痛相比较，慢性疼痛持续时间长，病因不明确，疼痛程度与组织损伤程度可呈分离现象，可伴有痛觉过敏、异常疼痛、常规止痛治疗效果不佳等特点。慢性疼痛与急性疼痛的发生机制既有共性也有差异。慢性疼痛的发生，除伤害感受性疼痛的基本传导调制过程外，还可表现出不同于急性疼痛的神经病理性疼痛机制，如伤害感受器过度兴奋、受损神经异位电活动、痛觉传导中枢机制敏感性过度增强、离子通道和受体表达异常、中枢神经系统重构等。

（三）评估

癌痛评估是合理、有效进行止痛治疗的前提。癌痛评估应当遵循“常规、量化、全面、动态”评估的原则。

1. 常规评估

癌痛常规评估是指医护人员主动询问癌症患者有无疼痛，常规评估疼痛病情，并进行相应的病历记录，应当在患者入院后 8 小时内完成。对于有疼痛症状的癌症患者，应当将疼痛评估列入护理常规监测和记录的内容。疼痛常规评估应当鉴别疼痛暴发性发作的原因，例如需要特殊处理的病理性骨折、脑转移、感染以及肠梗阻等急症所致的疼痛。

2. 量化评估

癌痛量化评估是指使用疼痛程度评估量表等量化标准来评估患者疼痛主观感受程

度，需要患者密切配合。量化评估疼痛时，应当重点评估最近 24 小时内患者最严重和最轻的疼痛程度，以及通常情况的疼痛程度。量化评估应当在患者入院后 8 小时内完成。癌痛量化评估通常使用数字分级法（NRS）、面部表情疼痛评分量表法及主诉疼痛程度分级法（VRS）三种方法。

（1）数字分级法（NRS）：使用《疼痛程度数字评估量表》（图 1-1）对患者疼痛程度进行评估。将疼痛程度用 0 ~ 10 个数字依次表示，0 表示无疼痛，10 表示最剧烈的疼痛。交由患者自己选择一个最能代表自身疼痛程度的数字，或由医护人员询问患者：你的疼痛有多严重？由医护人员根据患者对疼痛的描述选择相应的数字。按照疼痛对应的数字将疼痛程度分为：轻度疼痛（1 ~ 3），中度疼痛（4 ~ 6），重度疼痛（7 ~ 10）。

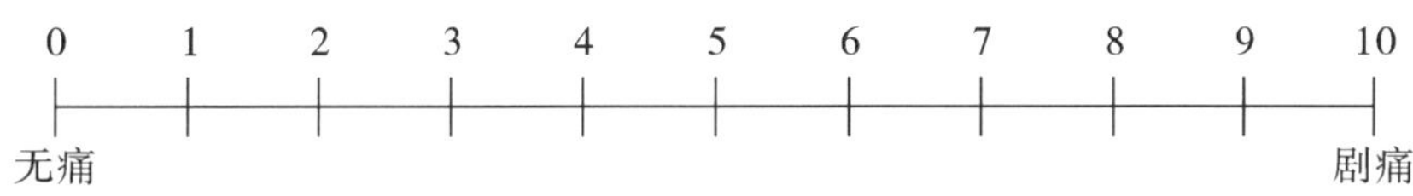

图 1-1 疼痛程度数字评估

（2）面部表情疼痛评分量表法：由医护人员根据患者疼痛时的面部表情状态，对照《面部表情疼痛评分量表》（图 1-2）进行疼痛评估，适用于表达困难的患者，如儿童、老年人，以及存在语言或文化差异或其他交流障碍的患者。

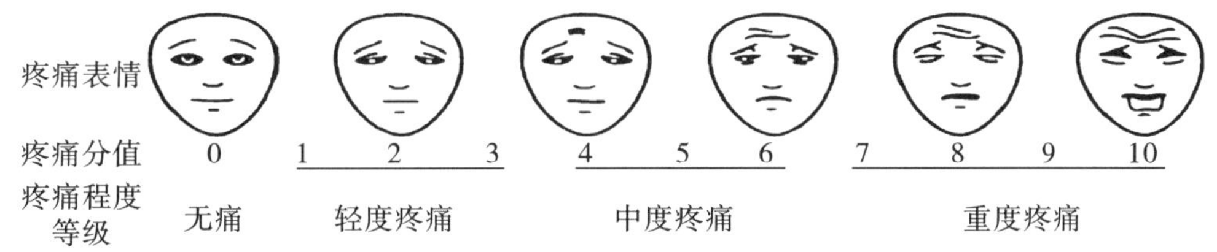

图 1-2 面部表情疼痛评分量表

（3）主诉疼痛程度分级法（VRS）：根据患者对疼痛的主诉，将疼痛程度分为轻度、中度、重度三类（表 1-1）。

表 1-1 疼痛程度分级法

程度	表现
轻度疼痛	有疼痛但可忍受，生活正常，睡眠无干扰
中度疼痛	疼痛明显，不能忍受，要求服用镇痛药物，睡眠受干扰
中度疼痛	疼痛剧烈，不能忍受，需用镇痛药物，睡眠严重受干扰，可伴自主神经紊乱或被动体位

3. 全面评估

癌痛全面评估是指对癌症患者疼痛病情及相关病情进行全面评估，包括疼痛病因及类型（躯体性、内脏性或神经病理性），疼痛发作情况（疼痛性质、加重或减轻的因素），止痛治疗情况，重要器官功能情况，心理精神情况，家庭及社会支持情况，以及既往史（如精神病史、药物滥用史）等。应当在患者入院后24小时内进行首次全面评估，在治疗过程中，应当在给予止痛治疗3天内或达到稳定缓解状态时进行再次全面评估，原则上每月不少于2次。

癌痛全面评估通常使用《简明疼痛评估量表（BPI）》，评估疼痛及其对患者情绪、睡眠、活动能力、食欲、日常生活、行走能力、与他人交往等生活质量的影响。应当重视和鼓励患者描述对止痛治疗的需求及顾虑，并根据患者病情和意愿，制订患者功能和生活质量最优化目标，进行个体化的疼痛治疗。

4. 动态评估

癌痛动态评估是指持续、动态评估癌痛患者的疼痛症状变化情况，包括评估疼痛程度、性质变化情况、暴发性疼痛发作情况、疼痛减轻及加重因素，以及止痛治疗的副作用等。动态评估对于药物止痛治疗剂量滴定尤为重要。在止痛治疗期间，应当记录用药种类及剂量滴定、疼痛程度及病情变化。

（四）治疗方法

癌痛应当采用综合治疗的原则，根据患者的病情和身体状况，有效应用止痛治疗手段，持续、有效地消除疼痛，预防和控制药物的副作用，降低疼痛及治疗带来的心理负担，以期最大限度地提高患者生活质量。主要治疗方法包括病因治疗、药物止痛治疗和非药物治疗等。

1. 病因治疗

针对引起癌疼痛的病因进行治疗。癌痛的主要病因是癌症本身、并发症等。针对癌症患者给予抗癌治疗，如手术、放射治疗或化学治疗等，可能解除癌痛。

2. 药物止痛治疗

根据WHO癌痛三阶梯止痛治疗指南，癌痛药物镇痛治疗的五项基本原则如下。

（1）口服给药：口服为最常见的给药途径。对不宜口服患者可用其他给药途径，如吗啡皮下注射、患者自控镇痛，较方便的方法有透皮贴剂等。

（2）按阶梯用药：指应当根据患者疼痛程度，有针对性地选用不同强度的镇痛药物。

1）轻度疼痛：可选用非甾体类抗炎药物（NSAID）。

2）中度疼痛：可选用弱阿片类药物，并可合用非甾体类抗炎药物。

3）重度疼痛：可选用强阿片类药，并可合用非甾体类抗炎药物。在使用阿片类药物的同时，合用非甾体类抗炎药物，可以增强阿片类药物的止痛效果，并可减少阿片类药物用量。

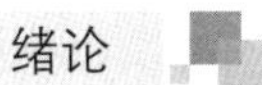

如果能达到良好的镇痛效果，且无严重的副作用，轻度和中度疼痛也可考虑使用强阿片类药物。如果患者诊断为神经病理性疼痛，应首选三环类抗抑郁药物或抗惊厥类药物等。

3. 按时用药

指按规定时间间隔规律性给予镇痛药。按时给药有助于维持稳定、有效的血药浓度。目前，控缓释药物临床使用日益广泛，强调以控缓释阿片药物作为基础用药的止痛方法，在滴定和出现暴发痛时，可给予速释阿片类药物对症处理。

4. 个体化给药

指按照患者病情和癌痛缓解药物剂量，制订个体化用药方案。使用阿片类药物时，由于个体差异，阿片类药物无理想标准用药剂量，应当根据患者的病情，使用足够剂量药物，使疼痛得到缓解。同时，还应鉴别是否有神经病理性疼痛的性质，考虑联合用药可能。

5. 注意具体细节

对使用镇痛药的患者要加强监护，密切观察其疼痛缓解程度和机体反应情况，注意药物联合应用的相互作用，并及时采取必要措施尽可能减少药物的副作用，以期提高患者的生活质量。

6. 非药物治疗

用于癌痛治疗的非药物治疗方法主要有介入治疗、针灸、经皮穴位电刺激等物理治疗、认知-行为训练、社会心理支持治疗等。适当应用非药物疗法，可作为药物镇痛治疗的有益补充。

（五）宣教

癌痛治疗过程中，患者及家属的理解和配合至关重要，应当有针对性地开展镇痛知识宣传教育。重点宣教以下内容：鼓励患者主动向医护人员描述疼痛的程度；镇痛治疗是肿瘤综合治疗的重要部分，忍痛对患者有害无益；多数癌痛可通过药物治疗有效控制，患者应当在医师指导下进行镇痛治疗，规律服药，不宜自行调整镇痛药剂量和镇痛方案；吗啡及其同类药物是癌痛治疗的常用药物，在癌痛治疗时应用吗啡类药物引起成瘾的现象极为罕见；应当确保药物安全放置；镇痛治疗时要密切观察疗效和药物的副作用，随时与医务人员沟通，调整治疗目标及治疗措施；应当定期复诊或随访。

第二章　肿瘤的治疗

第一节　恶性肿瘤的中医治疗

一、中医对肿瘤治疗的认识

早在距今约3500年的商周时代，殷墟甲骨文上已载有“瘤”的病名。该字由“疒”及“留”组成，说明了当时对该病已有“留聚不去”的认识。这是现今中医记载肿瘤最早的文献。当时，古人就已发明用火、砭石、酒、汤液、祝、由等方法治疗“瘤”，内治与外治相结合，至今仍是肿瘤疾病治疗的常用手段。《山海经》收集了120余种植物、动物和矿物类药物。从这些药物的主治范围看，有治恶疮、瘿瘤、痈疽、噎食等从现代观点看来与肿瘤有关的疾病，开启了中医肿瘤用药的先河。

《黄帝内经》也说“虚邪之中人也，……留而不去，则传舍于络脉”。留者，瘤也，日久则传舍或留着于各处，此为中医对转移性肿瘤疾病的最早记载。它记载的“坚者削之”“结者散之”等治疗法则，对当今防治肿瘤疾病仍有指导意义。

《黄帝内经》中所体现的整体观念、辨证论治的理论特点以及“治未病”的预防学思想，是指导后世早期防治、诊疗肿瘤的准则。

肿瘤的辨证施治方法成熟于东汉张仲景的《伤寒杂病论》。张仲景以脏腑经络学说为核心，强调临床应“观其脉证，知犯何逆，随证治之”。书中所载的大量方剂，如鳖甲煎丸、大黄䗪虫丸、抵当丸、抵当汤、麦门冬汤、旋覆代赭汤、硝石矾石散等为后人喜用。张仲景采用养阴、甘温法治疗“肺痿”（似今之肺癌）；软坚散结、活血祛瘀法治疗“癥瘕”（类似肝脏肿物）；益气化痰法治疗“胃反”（似胃癌）；缓中补虚、攻逐瘀血法治疗虚劳等，开创了后世辨证论治肿瘤之先河。唐代孙思邈在《千金要方》中分瘤为瘿瘤、骨瘤、脂瘤、石瘤、肉瘤、脓瘤及血瘤，首载肿瘤专方50余副，方中突出虫类药、剧毒药及攻痰化瘀药的使用，并应用灸法治疗癥瘕、积聚。金元四大家从各自经验和学术观点出发，分别从攻邪、清热、养正补脾、滋阴化痰等独特角度确立治法，创造性地进行临床实践，使肿瘤治疗学理论向纵深发展，内容更加丰富多彩。

明清时代，肿瘤治疗学得以进一步深入和完善。明代张景岳《景岳全书》将治疗、癥

瘕积聚的药物归纳为攻、消、补、散四大类，采用内外兼施、针药膏并用的方法。明代陈实功在《外科正宗》中对乳腺癌的症状特点与预后，做了详细的描述，并绘有插图。他提出“内之证或不及于外，外之证则必根于内”，强调治疗肿瘤不能仅仅治疗表面的病灶，要内外治疗并重，外科治疗应以调理脾胃为要，善用以毒攻毒法。

中华人民共和国成立以来，中医药防治恶性肿瘤的水平得到了前所未有的发展，已逐步形成较为系统的中医肿瘤学科。20 世纪 50 年代，中医药防治恶性肿瘤的个案报道见于文刊。20 世纪 60—70 年代，出现有组织的抗癌中药实验研究。进入 20 世纪 80 年代，随着我国改革开放，经济腾飞，大量各类剂型的中药制剂广泛应用于临床。随着现代医学对肿瘤诊治理论的不断深入，手术、放化疗、生物治疗、分子靶向治疗、中医药治疗等多种治疗模式相结合的理念已为有识之士共识。中医肿瘤治疗将更加注重引入现代先进科学研究技术方法，大力开展中医药防治恶性肿瘤的临床机制研究，充分发挥有效、低毒、“带瘤生存”、整体观等优势，在治疗手段、药物开发、疗效评价等方面形成更为鲜明的特色，造福人类。

数十年来，中医肿瘤学作为中医药学一个重要的分支，西医学、生物学和其他学科的发展促进了它的发展，形成一个新兴的学科，其内容涵盖了肿瘤的起因、发病、诊断、治则、治法、康复、抗癌方药的筛选及其作用机制等多个方面，在中医肿瘤临床治疗学的研究取得可喜的成果。中医肿瘤学、西医肿瘤学相互渗透，并逐步形成新的学科分支——中西医结合肿瘤学，不断促进了肿瘤学临床的发展。

二、肿瘤的中医治法

（一）病因病机

根据历代中医文献论述，结合现代肿瘤流行病学、病因学等的研究成果，恶性肿瘤的病因病机可高度概括为四大类：虚、瘀、痰、毒。

1. 虚

中医学的发病理论很重视人体正气，正气即真气，是人体生命机能的总称。中医学认为，人体脏腑功能正常，气血充盈，正气旺盛，病邪就难以侵入，即使邪气入侵，则正气必会起而抗之，疾病（包括肿瘤）就难以发生。恶性肿瘤为顽疾，因虚致实，且正虚与邪实共处同一脏腑，迁延日久，早期邪实为主，中期正气渐衰而邪气不减，晚期邪气俞盛，而正气俞衰，因病程迁延，故易发生脏腑五行生克乘侮传变。

2. 瘀

瘀包括气滞和血瘀。气滞，是指气机流通不畅而郁滞的病理状态；血瘀，是指血液运行迟缓和不通畅的病理状态。气推动着血、津液的运行与脏腑的生理活动，气滞不通则对津液、血、脏腑功能活动都有不良的影响。如气滞不畅，会引起血行也不畅，形成血瘀；

气行不畅可使津液运行也不畅，进一步会引起津液停聚，而形成痰、饮或水肿；气行不畅还可使脏腑功能发生障碍。血瘀气滞，不通则痛；血瘀而形成瘀血积聚，发为肿块而成癌瘤。

3. 痰

痰湿是指机体失其正常运化而停积于体内的病理产物。脏腑功能运行正常，水谷之精微化成津液。但由于外感六淫，或饮食伤、劳逸伤、七情伤诸因素的影响，使肺、脾、肾等脏腑气化功能失常，水液代谢障碍，以致津液不能得到正常的布散，停滞而成痰饮水湿。痰瘀互结，日久成积，从而形成肿瘤的基础。

4. 毒

癌毒包括了一切外源性致癌及内源性致癌因素，其长期累积致癌的特点，中医可称为“伏毒”。癌毒潜伏体内日久，致机体癌变，其性顽烈，易耗散气血，易致痰饮、瘀血等，变生为有形之肿瘤，其性走窜，易循经络流注至远处脏腑，上至脑髓、内至骨骼、外至皮肤等形成流毒。

（二）肿瘤的中医治则

中医治则是指治疗疾病所遵循的基本原则，是在整体观念和辨证论治思想指导下制定的反映中医治疗学的规律和特色的理论知识，是中医学理论体系的重要组成部分之一。肿瘤的治则是治疗肿瘤以阻止其发展并使疾病好转或痊愈所遵循的基本原则，是中医肿瘤学理论体系的重要组成部分。肿瘤疾病的病因病理常常错综复杂，涉及全身气血、经络、脏腑变化，病变过程又有不同时期及轻重缓急之分，故当辨清“病”与“证”，根据病势区分标本，采用不同的治疗原则。肿瘤疾病的常用治则包括治病求本、病证结合论治、治未病、标本缓急、扶正祛邪、调整阴阳、三因制宜、病治异同。。

1. 治病求本

“治病求本”源于《黄帝内红 · 素问 · 阴阳应象大论》：“黄帝曰，阴阳者，天地之道也，万物之纲纪，变化之父母，生杀之本始，神明之府也，治病必求于本。”“求本”实际上就是辨清病因病机，抓住疾病的本质，并针对疾病的本质进行治疗。本与表，具有多种含义，且有相对的特性，如以正邪而言，正气是本，邪气是标；以病因和症状论，病因为本，症状为标；以疾病先后如旧病、原发病为本，新病、继发病为标……治病求本原则是急则治标、缓则治本和标本兼治三部分。肿瘤疾病症状复杂，疾病处于不同阶段具有不同的临床表现，辨明病机，“同病异治”“异病同治”体现了治病求本的治疗原则。如胃癌的病机特点属于肝胃不和时，治以舒肝和胃、降逆止痛；属于脾胃虚寒者，治以温中散寒、健脾和胃；属于瘀毒内阻者，治以清热解毒、活血祛瘀。这些治法都是治病求本主导思想的具体体现。

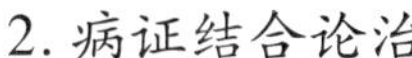

2. 病证结合论治

辨病与辨证相结合力求抓住肿瘤的临床本质，因此病证结合论治也是治病求本的体现和延伸。此法是在了解肿瘤发生的部位和疾病临床发展特点的基础上，结合中医辨证的整体观，相互补充，全面诊断。在辨证的同时考虑"病"，尤其对肿瘤缓解期或早期术后无症状的患者有重要意义，临床上可在辨证治疗的基础上，根据不同的疾病加入相应的抗瘤中药，如食管癌用山慈菇、肠癌用败酱草、鼻咽癌用石上柏等。病证结合还应重视"同病异证"与"异病同证"，同一癌肿，由于个体体质、疾病发展阶段不同，往往表现出动态变化的症状、体征，如肝癌可出现早期"肝郁气滞"、中期"脾虚血瘀"、晚期"肝肾阴虚"等不同证型，此为"同病异证"；各种肿瘤虽属不同"疾病"，但它们在发生、发展过程中会有相似的临床表现，如食欲减退、消瘦、局部肿块等，均可据中医理论辨为"脾虚""血瘀"等证候，此为"异病同证"。

3. 治未病

中医学对疾病的预防非常重视，《黄帝内经·素问·四气调神大论》云："圣人不治已病治未病，不治已乱治未乱，此之谓也。夫病已成而后药之，乱已成而后治之，譬犹渴而穿井，斗而铸锥，不亦晚乎！"强调了"防患于未然"的原则和预防疾病的重要性。治未病包括未病先防和既病防变两方面的内容。

(1)未病先防：未病先防是指在未病之前，采取各种措施，做好预防工作，以防止疾病的发生。未病先防，包括防止病邪侵害和增强人体正气两方面。在肿瘤预防方面，防止病邪侵害主要包括防止六淫之邪的侵害（如夏日防暑，秋天防燥，冬天防寒）以及防止环境、水源和食物的污染等。对于某些高危人群（如长期吸烟者，或有胃肠癌家族史者），平时经常服食一些具有防癌作用的某些食物或药物（如绿茶、芦笋、猴头菇、猕猴桃、大蒜、胡萝卜、薏苡仁、山药等），可提高机体免疫功能，有助于防癌抗癌。

(2)既病防变：既病防变包括早期的及时治疗和晚期的防止传变两部分。在肿瘤疾病早期及时诊治，把疾病消灭在萌芽阶段，防止肿瘤由轻变重、由局部蔓延到全身。肿瘤病到了晚期，势必累及其他脏腑器官。此时要了解疾病的脏腑病位及其传变趋势，以阻止疾病的传变。关于脏腑传变规律，古人早有认识。如《黄帝内经·素问·玉机真脏论》云："五脏相通，移皆有次；五脏有病，则各传其所胜。"指出五脏有病，其病气分别传至其所胜克之脏。《金匮要略·藏府经络先后病脉证第一》亦云："见肝之病，知肝传脾，当先实脾。"如中晚期的肝癌、肝硬化患者，根据"肝属木，脾属土，木克土"的五行理论，知道在病变过程中，肝病进一步发展可能累及到脾胃，在治疗的时候就要考虑到健脾和胃，使脾胃强健，以避免或减少肝病及脾的情况发生。

4. 标本缓急

就邪正而言，正气为本，邪气为标；就病机与症状而言，病机为本，症状是标；就疾病

先后言，旧病、原发病为本，新病、继发病是标；就病位而言，脏腑精气病为本，肌表经络病为标。正如《金匮要略》所言："下利清谷不止，身体疼痛者，急当救里；后身体疼痛，清便自调者，急当救表""痼疾加以卒病，当先治其卒病，后乃治其痼疾"标本缓急原则包括急则治标、缓则治本和标本兼治三部分。

（1）急则治标：适用于邪气较盛或继发病症较急的情况。如直肠癌热盛伤津，关格壅塞，气机阻滞，大便秘结，发为中满的阳明腑实证，从其病因病机分析，内热为本，中满为标。急则治其标以大承气汤急下之，中满得除则大热自愈。再如肝癌、肝硬化合并腹水患者，就原发病与继发病而言，腹水多是在肝病基础上形成，则肝血瘀阻为本，腹水为标，如腹水不重，则宜化瘀为主，兼以利水；但若腹水严重，腹部胀满，呼吸急促，二便不利时，乃至危及生命，则为标急，此时当先治标病之腹水，待腹水减退，病情稳定后，再治其肝病。又如大出血患者，由于大出血会危及生命，故不论何种原因的出血，均应紧急止血以治标，待血止，病情缓和后再治其病本。此外，在先病为本而后病为标的关系中，有时标病虽不危急，但若不先治将影响本病整个治疗方案的实施时，也当先治其标病。如肺癌患者的治疗过程中，患者合并外感（肺部感染），宜先将处理后病（肺部感染），然后再转回来治疗先病（肺癌）。

（2）缓则治本：在病情缓和，病势迁延，暂无急重病状的情况下，应着眼于疾病本质的治疗。因标病产生于本病，本病得治，标病自然也随之而去。如肺癌放射治疗后肿瘤已经稳定，但仍见有咳嗽、气短、乏力、口咽干燥等症，辨证属气阴两虚证，气阴两虚是本，咳嗽是标。此时标病不至于危及生命，故不必急着用单纯止咳法来治标，而应益气养阴治本为主，本病得愈，咳嗽也自然会消除；再如气虚自汗，则气虚不摄为本，出汗为标。单用止汗，难以奏效，此时应补气以治其本，气足则自能收摄汗液。另外，先病宿疾为本，后病新感为标，新感已愈而转治宿疾，也属缓则治本。

（3）标本兼治：当标本并重或标本均不太急时，当标本兼治。如在热性病过程中，阴液受伤而致大便燥结不通，此时邪热内结为本，阴液受伤为标，治当泻热攻下与滋阴通便同用。《黄帝内经》提到，标本俱急时，"间者并行，甚者独行"。如直肠癌患者，因肿瘤压迫出现大便困难，同时又有神疲乏力、不思饮食、头晕心悸等正气亏虚见证，属于"本虚标实"，标本并重。此时两方面均不宜耽搁，故须标本兼治，祛邪抑瘤与扶正补虚同用。

5. 扶正祛邪

疾病的演变过程，从邪正关系来说，是正气与邪气双方互相斗争的过程。正邪相搏中双方的盛衰消长决定着疾病的发生、发展与转归，正能胜邪则病退，邪能胜正则病进。通过扶正祛邪，可以改变邪正双方的力量对比，使其有利向痊愈方向转化。扶正指增强体质，提高机体的抗邪及康复能力。适用于各种虚证，即所谓"虚则补之"。祛邪即祛除邪气，消解病邪的侵袭和损害、抑制亢奋有余的病理反应，适用于各种实证，即所谓"实则泻之"。扶正与祛邪两者相互为用，相辅相成，扶正增强了正气，有助于机体祛除病邪，即

所谓“正胜邪自去”；祛邪则在邪气被祛除的同时，减免了对正气的侵害，即所谓“邪去正自安”。

中医将肿瘤根据病程不同分为三期：①早期，邪盛为主，正气未大衰——祛邪；②中期，虚实夹杂——攻补兼施；③晚期，正虚为主，不任攻伐——扶正、佐以抗癌。所谓“能毒者以厚药，不胜毒者以薄药。”因此运用扶正祛邪治则时要注意几个原则：①攻补应用合理，即扶正用于虚证，祛邪用于实证；②把握先后主次，对虚实错杂证，应根据虚实的主次与缓急，决定扶正祛邪运用的先后与主次；③扶正不留邪，祛邪不伤正。

6. 调整阴阳

疾病的发生，其本质是机体阴阳相对平衡遭到破坏，造成体内阴阳偏盛偏衰的结果，为此，调整阴阳的偏盛偏衰，损其有余、补其不足，补偏救弊，恢复阴阳的相对平衡，促进阴平阳秘，是治疗疾病的根本法则之一。调整阴阳的治则主要有如下几类。

(1)损其有余：即“实则泻之”，适用于人体阴阳中任何一方偏盛有余的实证。根据阴阳的偏盛情况，分泻其阳盛和损其阴盛两种类型。①泻其阳盛：即热者寒之，“阳胜则热”的实热证，据阴阳对立制约原理，宜用寒凉药物以泻其偏盛之阳热。②损其阴盛：即寒者热之，“阴胜则寒”的实寒证，宜用温热药物以消解其偏盛之阴寒。

(2)补其不足：即“虚则补之”，适用于人体阴阳中任何一方虚损不足的病证。根据阴阳的虚损情况，又分如下几种类型。

1)阴阳互制：包括滋阴抑阳和扶阳抑阴两方面。①滋阴抑阳：唐代王冰所谓“壮水之主，以制阳光”，《黄帝内经·素问·阴阳应象大论》称之为“阳病治阴”。这里的“阳病”指的是阴虚则阳气相对偏亢，治阴即补阴之意。滋阴抑阳适用于阴虚不足以制阳而致阳气相对偏亢的虚热证。②扶阳抑阴：亦即王冰所谓“益火之源，以消荫翳”(《黄帝内经·素问·至真要大论》注语)。《黄帝内经·素问·阴阳应象大论》称之为“阴病治阳”。这里的“阴病”指的是阳虚则阴气相对偏盛，治阳即补阳之意。扶阳抑阴适用于阳虚不足以制阴而致阴气相对偏盛的虚寒证。

2)阴阳互济：对于阴阳偏衰的虚热及虚寒证的治疗，可应用阴中求阳与阳中求阴的治法。阴中求阳，即据阴阳互根的原理，补阳时适当佐以补阴药谓之阴中求阳；阳中求阴，即据阴阳互根的原理，补阴时适当佐以补阳药谓之阳中求阴。

3)阴阳并补：对阴阳两虚则可采用阴阳并补之法治疗，阳损及阴者，以阳虚为主，则应在补阳的基础上辅以滋阴之品；阴损及阳者，以阴虚为主，则应在滋阴的基础上辅以补阳之品。

4)回阳救阴：适用于阴阳亡失者。亡阳者，当回阳以固脱；亡阴者，当救阴以固脱。晚期肿瘤合并出血、休克等并发症危及生命时，常用人参、附子等急救。

7. 三因制宜

人的生理活动、病理变化必然受着诸如时令气候节律、地域环境等因素的影响。患者的性别、年龄、体质等个体差异,也对疾病的发生、发展与转归产生一定的影响。因此,在治疗疾病时,就必须根据这些具体因素做出分析,区别对待,从而制订出适宜的治法与方药,即所谓因时、因地和因人制宜的三因制宜。这与现代医学的个体治疗也是相吻合的。

(1)因时制宜:根据不同的时令气候节律特点,来制订适宜的治法与方药的治疗原则,称为“因时制宜”。因时之“时”一是指自然界的时令气候特点,二是指年、月、日的时间变化规律。《黄帝内经·灵枢·岁露论》说:“人与天地相参也,与日月相应也。”因而年月季节、昼夜晨昏时间因素,既可影响自然界不同的气候特点和物候特点,同时对人体的生理活动与病理变化也带来一定影响,因此,就要注意在不同的季节、月令、昼夜时间节律条件下的治疗宜忌。如胃癌脾胃气虚证,治宜健脾益气,在夏秋季节因气候炎热或干燥,其益气药一般选用西洋参、太子参之类,以期在益气的同时兼有养阴润燥作用;而冬春季节则可选用党参、红参等药性偏温者,以加强益气之力而无温燥之虑。

(2)因地制宜:根据不同的地域环境特点,来制订适宜的治法与方药的治疗原则,称为“因地制宜”。如胃癌之气血两虚证,治宜补气养血,可用十全大补汤加减,在南方如重用黄芪、当归、肉桂,往往很多患者会反应服药后有口干口苦等“上火”的感觉,而在北方则较少此类反应。

(3)因人制宜:根据患者的年龄、性别、体质等不同特点,来制订适宜的治法与方药的治疗原则,称为“因人制宜”。如肝癌气滞血瘀证,治法当选活血化瘀,但又有年轻、体质较好和老年、体质较差的患者的区别,对于后者破血逐瘀的三棱、莪术应该慎用或少用。男、女性别不同,生理特点有异,治疗用药时应结合性别而区别对待。如生理上,女子以血为主,有经、带、胎、产的特点,女子又以肝为先天,肝气易郁易结,肝血易虚易滞,治疗上应注意疏肝理气或养血行血。

8.病治异同

同一种疾病,由于病情的发展和病机的变化,以及邪正消长的差异,机体的反应性不同,治疗上应根据其具体情况,运用不同的治法进行治疗,称为同病异治。不同的疾病,在其病情发展的过程中,会出现相同的病机变化或同一性质的症候,可以采用相同的治法治疗,称为异病同治。

(三)中医肿瘤治法

肿瘤的治法,是治疗肿瘤以阻止其发展并使疾病好转或痊愈的具体治疗方法,是中医肿瘤学理论体系的重要组成部分。是指在一定的治则指导下,针对具体疾病与证候所确立的具体的治疗措施,《黄帝内经》中提到治疗肿瘤的基本治法:虚者补之、劳者温之、结者散之、坚者削之。随着现代中医理论的发展,中医肿瘤学初步形成其治法体系,主要归纳为两大类:扶正类及祛邪类治法。扶正类治法主要有健脾法、养血法、补肾法、养阴

法等;祛邪类主要有理气法、活血化瘀、清热解毒、软坚散结、化痰祛湿、以毒攻毒等治法。

【扶正培本类治法】

扶正培本类治法是一类以扶持正气,培植本元的中医方药来调节人体阴阳、气血、脏腑、经络以增强体质,提高机体抗邪及病后恢复能力的方法。扶正培本类治法适用于各期肿瘤正气虚损患者。对于放、化疗后患者,可提高放、化疗的临床疗效,减轻放、化疗的毒副作用;用于术后患者,可缓解手术对体质的削弱与损伤,提高手术治疗的远期疗效。

1. 健脾法

脾主运化乃后天之本,对于癌症患者来讲,健脾益气和调理脾胃是扶正补虚的重要内容,必须时时顾及“胃气”,因为“有胃气则生,无胃气则死”。李东垣在《脾胃论》中指出“脾是元气之本,元气是健康之本”。所以,张仲景提出“脾旺不受邪”之说。食欲减退、脾不健运是癌症患者最为普遍的证候,加之癌肿消耗体力,加速机体衰竭,只有脾胃健运,使“生化”之源不竭,才能延长生命、提高生存质量。健脾法能调中补气,适用于脾胃虚弱患者。健脾法包括健脾益气、健脾和胃、健脾化湿等法,常取寓调于健之意。健脾法与补血药同用有补益气血、扶助正气、增强体质的功效。健脾法的常用药物有黄芪、党参、人参、白术、山药、甘草等;四君子汤为其最常用的代表方。

2. 养血法

肿瘤属于消耗性疾病,可因脾肾受损导致气血生化乏源,或因癌瘤病灶出血,或因放疗、化疗及手术治疗耗气伤血,因而养血法在临床上较常应用。养血法能够填精生血,适用于体弱血虚患者。由于气血同源、精血同源,所以养血法多与健脾法、补肾法同用以增强补血功效。养血法的常用药物有鸡血藤、当归、熟地黄、白芍、紫河车、桂圆、阿胶等;八珍汤、十全大补汤是其常用代表方。

3. 补肾法

肾为先天之本,人体的功能活动有赖于肾气推动,肿瘤患者在晚期阶段常可见到肾之阴阳亏虚,因此补肾法常用来改善患者的虚衰状况,以提高机体抗病能力,促进病体的康复。补肾法包括滋养肾阴、温补肾阳等法。滋养肾阴的常用药物有熟地黄、何首乌、女贞子、墨旱莲、枸杞子、桑葚子等;温补肾阳的常用药物有附子、肉桂、鹿茸、菟丝子、补骨脂、淫羊藿、锁阳、肉苁蓉、巴戟天等。根据“阴阳互根”的理论,滋养肾阴药常与温补肾阳药配伍使用,以增强补肾功效。六味地黄丸和肾气丸为补肾法的常用代表方。

4. 养阴法

热毒乃肿瘤致病原因之一,日久则耗伤阴津。另外,肿瘤的发展之并发症,如高热等,又易损伤阴液,故阴虚内热为肿瘤常见病理变化。所以养阴法在临床中应用较为广泛。养阴法能够滋养肺、胃及肝肾,育阴增液,适用于肿瘤患者呈现阴虚证候者,在放射治疗及化学药物治疗中出现火热内灼、耗阴伤津时也常应用本类药物。由于临床上肿瘤患者常出现阴虚与气虚兼见（气阴两虚）、阴虚与热毒兼见（阴虚火旺）的情况，所以益气养阴法和养阴清热法也比较常用。养阴法的常用药物有天门冬、麦门冬、沙参、生地黄、龟板、鳖甲、天花粉、知母、墨旱莲、女贞子等；增液汤、麦门冬汤和沙参麦冬汤是其常用代表方。如属气阴两虚者则配补气药同用以益气养阴，常用药物有天门冬、人参、生地黄等；代表方为生脉散。如属阴虚火旺者则配清热药同用以养阴清热，常用药物有鳖甲、知母、生地黄、秦艽、柴胡、地骨皮等；代表方为青蒿鳖甲汤。

5. 滋阴益气法

属补法的一种。热毒是肿瘤致病原因之一，日久耗伤阴津，另外，肿瘤患者在放射治疗及化学药物治疗中极易出现火热内灼、耗阴伤津的并发症，也常应用本类治法。经典方如生脉饮、增液汤、麦门冬汤、青蒿鳖甲汤等。

6. 健脾养血法

属补法的一种。脾为后天之本，气血生化之源。健脾养血就是补益正气，正气强壮自然可以抵御外邪，另外肿瘤患者放化疗后引起骨髓抑制、胃肠道反应如贫血、白细胞减少、恶心、呕吐等，均适用本法。经典方如十全大补方、四君汤、归脾丸等。

7. 补益肝肾法

也属补法的一种。肾为先天之本，为骨之余，肝藏血，人体的功能活动有赖于肾气推动、血的滋养，补肝肾药常被佐以用之，以提高机体抗病能力，促进于病体的康复。肿瘤患者出现骨转移骨痛、骨髓抑制等多用此法。经典方如六味地黄汤及肾气丸的化裁方。

【祛邪抗癌类治法】

祛邪类治法是一类通过祛除体内邪毒，达到邪去正复目的的治疗方法，是《黄帝内经》“实则泻之”的运用。祛邪类治法适用于各期肿瘤正气尚未大亏者，可抑制肿瘤的发展，减轻患者的临床症状，延长生存期。

1. 化痰祛湿法

属消法的一种。痰湿均为人体的病理产物，又是致病原因。广义的“痰”，包括可见（有形）和不可见（无形）的痰，有形之痰是指从口中咳吐而出的痰液，亦包括瘰疬、痰核，而停留在脏腑经络中的痰，影响生化，阻塞气机，变生百病，则为无形之痰。

中医认为，许多肿瘤与痰凝湿聚有关，如元代朱丹溪认为“痰之为物，随处升降，无处不到”“凡人身上、中、下有块者多是痰”。清代高锦庭也说：“癌瘤者……及五脏瘀血浊气痰滞而成。”此外，湿毒为患，可浸淫生疮，流脓流水或因肿瘤而出现浮肿、胸腔积液和腹水等。通过化痰祛湿法，不但可减轻症状，某些肿瘤亦可得到有效控制。因此，化痰祛湿法在肿瘤中医治疗中具有一定的重要性，通过现代实验研究及药物筛选，更进一步证明某些化痰、祛湿药物本身就具有抗肿瘤作用，如化痰药如半夏、天南星、瓜蒌、山慈菇、

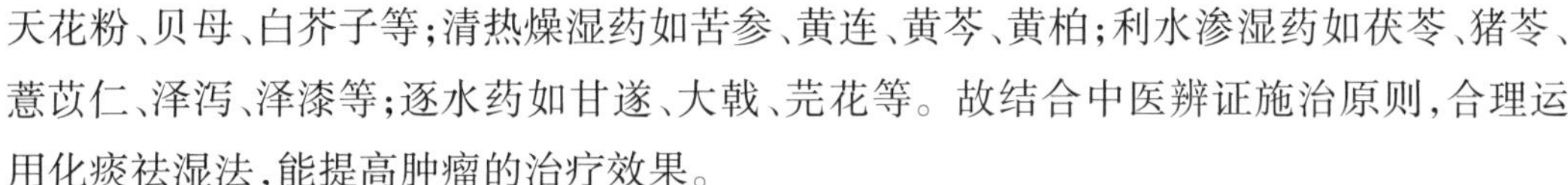

天花粉、贝母、白芥子等；清热燥湿药如苦参、黄连、黄芩、黄柏；利水渗湿药如茯苓、猪苓、薏苡仁、泽泻、泽漆等；逐水药如甘遂、大戟、芫花等。故结合中医辨证施治原则，合理运用化痰祛湿法，能提高肿瘤的治疗效果。

化痰法常与其他治法合用。与软坚散结法合用，称为化痰散结法，用于痰凝块坚者；与理气法合用，称为理气化痰法，用于气郁痰凝者；与清热药合用，称为清热化痰法，用于痰热证；与温热药合用，称为温化寒痰法，用于寒痰凝结之证；与健脾药合用，称为健脾化痰法，用于脾虚痰湿证；与活血药合用，称为活血化痰法，用于痰瘀互结之证。

2. 活血化瘀法

历代医家多指出，症积、石瘕、噎膈及腹部结块等与瘀血有关。如《医林改错》明确指出："肚腹结块者，必有形之血。"故活血化瘀法是治疗肿瘤的重要治法之一。肿瘤患者在临床上有如下症状者可认为是有瘀血之证：体内或体表肿块经久不消，坚硬如石凸凹不平；唇舌青紫或舌体、舌边及舌下有青紫斑点或经脉怒张；皮肤暗黑，有斑块、粗糙，肌肤甲错；局部疼痛（刺痛），痛有定处，日轻夜重，脉涩等；并有外周微循环障碍。血瘀是肿瘤形成发展的主要病理机制，可出现在各个病理阶段，因而不同时期使用活血化瘀方药对肿瘤的防治有重要临床意义。通过活血化瘀、疏通血脉、破瘀散结等治疗，能达到活血止痛，祛瘀消肿，恢复气血正常运行的目的。活血化瘀法不但能消瘤散结治疗肿瘤，而且对由瘀血引起的发热、瘀血阻络引起的出血、血瘀阻络所致的疼痛等症，分别结合清热活血、活血止血、化瘀止痛等诸法治疗，均能收到一定效果。肿瘤患者由于长期受癌肿侵蚀，机体功能下降，临床以气虚血瘀为表现的并不少见，给予益气培本、活血化瘀相结合的治疗方法，可促进患者机体功能的恢复，提高机体免疫力，增强消瘤散结的功效。但活血化瘀法在改善微循环、增加血管通透性的同时是否会促进肿瘤生长，加速肿瘤转移等问题上仍有诸多争论，因而在临床运用本法应给予足够重视，尤其是用于具有出血倾向的肿瘤如肝癌、白血病等时更应慎重。在肝癌剧烈疼痛时，如过多地使用活血化瘀药，可能促进肝破裂，出现大出血。肺癌患者过多地使用活血化瘀药，可能会造成大咯血等副作用。没有血瘀证的患者如果滥用活血化瘀药或活血破瘀药，不仅会伤及正气，导致免疫力低下，且有可能造成癌细胞的转移。

3. 清热解毒法

属清法的一种。清热解毒法具有消炎、杀菌、排毒、退热及增强免疫等作用。炎症或感染往往是促使肿瘤恶化和发展的因素之一，清热解毒法则能控制和消除肿瘤周围的炎症和水肿，故能在一定程度上减轻症状，阻止肿瘤恶化和发展。清热解毒法是中医治疗肿瘤的主要法则之一。解毒法还包括以毒攻毒，但许多毒性药物的有效剂量与中毒剂量很接近，故应用时应慎重，适可而止。经典方如五味消毒饮、普济消毒饮、蟾蜍散等。

热毒蕴结是恶性肿瘤的主要病因病理之一。热毒内蕴可形成肿瘤，血遇热则凝，津液遇火灼为痰,气血痰浊壅阻经络脏腑,遂结成肿瘤。《黄帝内经·素问·至真要大论》认为“诸痛痒疮,皆属于心”“心主火”。《医宗金鉴》有“痈疽原是火毒生。经络阻塞气血凝”,指出疮、痒、肿、痛均与火毒有关,都由火毒致经络阻塞、气血凝滞所致。《医宗金鉴》论舌疳云:“此证由心脾毒火所致。”论失荣证曰:“由忧思、恚怒、气郁、血逆与火凝结而成。”可见中医文献中多认为无论内热、外热,如果不能及时清除,久留体内,血遇热形成瘀血,津液遇热则炼成痰。热与痰、瘀等相结,内蕴结毒形成热毒。热毒阻塞于经络脏腑,即形成肿瘤。肿瘤的机械压迫使脏器的管腔、血脉受压或梗阻,造成脏器功能失调及气血循环障碍,则易发生感染,同时晚期肿瘤组织坏死、液化、溃烂而伴发炎症肿瘤细胞的代谢产物被机体吸收,也可见热郁火毒的证候,常有发热、肿块增大、局部灼热、疼痛、口渴、便秘、舌红苔黄、脉数等症状,此时的病机特点属于热毒蕴积、邪热瘀毒之候,治疗上应采用清热解毒法。现代研究表明,清热解毒法具有消炎、杀菌、排毒、退热及增强免疫等作用。由于炎症或感染往往是促使肿瘤恶化和发展的因素之一,清热解毒法则能控制和消除肿瘤及其周围的炎症和水肿,故能在一定程度上减轻症状,阻止肿瘤恶化和发展。清热解毒法是祛邪治则中的一种常用治法,是中医治疗肿瘤的主要法则之一。常用的清热解毒药有金银花、连翘、半枝莲、白花蛇舌草、半边莲、七叶一枝花(即重楼)、蒲公英、山豆根、紫花地丁、鱼腥草、夏枯草、败酱草、喜树、龙葵、石上柏、苦参、野菊花、穿心莲、青黛等。

清热解毒法虽然属于“攻邪”的治法范畴,根据疾病的不同性质,清热解毒药也常与其他治疗法则和药物相结合,如热邪炽盛、耗损津液时,与养阴生津和滋阴凉血药合用;热盛迫血妄行时,与凉血止血药合用;肿瘤患者体质比较差,还应注意与扶正药物有机配合使用,并要防止过用寒凉损伤人体阳气。另外,根据毒蕴热结的不同部位和不同表现,选择恰当的清热解毒药物,如黄芩清上焦肺热、黄连清中焦胃火、黄柏清下焦热,栀子清三焦热、龙胆草泻肝胆湿热等。结合病情,辨证使用清热解毒药物,可使其在肿瘤治疗中发挥更好的治疗作用。

4.理气开郁法

内伤七情以致肝郁气滞是肿瘤形成的病机之一,《儒门事亲》中有“忧思郁怒,气机不和,日久聚而成积”的论述。多种原因所致的气滞,可致血瘀,久积成结,许多肿瘤患者会出现气滞、气郁的表现,如肠癌患者有脘腹胀满,肝癌者疼痛嗳气,乳癌者乳房胀痛等,肿瘤病程久者又会加重情绪的抑郁,所以理气开郁法在肿瘤治疗中具有重要价值。在肿瘤治疗过程中,注意调畅气机,合理使用疏肝理气药,往往可以收到较好的疗效。有研究表明,理气中药能有效抑制肿瘤细胞的生长,提高机体免疫力。治疗肿瘤常用的理气开郁方剂有逍遥散、木香顺气丸等。常用的药物有柴胡、香附、郁金、陈皮、八月札、延胡索、砂仁、枳壳等。临床上运用理气开郁法时,应根据气滞与其他病机的兼杂,与他类药物配伍运用。如气滞多兼血瘀,可配伍桃仁、红花、赤芍等;气滞可挟痰凝,则配合半夏、南星等;

气滞夹有湿阻，应配薏苡仁、茯苓、苍术等以化湿。

5. 软坚散结法

属消法和下法的范围。历代医家多指出，症积、石瘕、噎膈及腹腹结块等与瘀血有关。软坚化瘀法能缩小肿块、疏通血脉、破瘀散结。但活血化瘀太过不仅会伤及正气，导致免疫力低下，且有可能使具有出血倾向的肿瘤如肝癌、白血病等出现大出血，更应慎重。在肝癌剧烈疼痛时，如过多地使用活血化瘀药，可能促进肝破裂，肺癌患者过多地使用活血化瘀药，可能会造成大咯血等副作用，造成癌细胞的转移。故需根据临床慎重使用。经典方如鳖甲丸、大黄䗪虫丸等。

肿瘤质硬如石者称坚，质软者称结，使硬块消散的治法称为软坚散结法。《黄帝内经》中指出“坚者削之”“结者散之”“客者除之”。故对肿瘤多用软坚散结法治疗。中药理论认为“咸能软坚”，常用药物有鳖甲、牡蛎、海藻、昆布、瓦楞子、海浮石、山慈菇、土鳖虫（即土元、地鳖虫）、僵蚕、壁虎、地龙、穿山甲等。散结则常通过治疗产生聚结的原因而达到散的目的，常用消痰散结法治疗痰结，使用瓜蒌、海浮石、浙贝母、白芥子、半夏、南星、皂角刺、山慈菇、黄药子、木鳖子等；理气散结法治疗气结，药物如香附、八月札、乌药、青皮、丁香、沉香、降香、砂仁、枳壳等；温化散结法治疗寒结，药物如附子、干姜、吴茱萸、艾叶、川椒、肉苁蓉等。

6. 通腑攻下法

通腑攻下法是通过通便、下积、泻实、逐水等治疗，使机体内邪祛正复的一种方法。但通腑攻下法的应用必须要有使用该法的适应证，邪实正气不虚或邪实正气虽虚尚可承受者方可运用。该法当以邪祛为度，中病即止，不可过量以防过伤正气。临床可将通腑攻下法运用于里热积滞实证，水饮内停胸胁及腹腔者。研究表明：承气汤类具有增强免疫功能、促进诱生干扰素、增强白细胞吞噬功能等作用。常用的通腑攻下方剂有承气汤类，以及麻子仁丸、十枣汤、葶苈大枣泻肺汤等。常用的药物有大黄、枳实、厚朴、甘遂、芫花、葶苈子等。

7. 以毒攻毒法

癌瘤之成，无论是由于气滞血瘀，还是痰凝湿聚，或是热毒内蕴，亦或是正气亏虚，久之均能蕴积癌毒，癌毒是肿瘤病理的关键，毒邪深陷，非攻不克。以毒攻毒法就是利用毒性剧烈、药性峻猛的有毒药物来治疗毒邪深痼的疾病的一类治疗方法。清代龙之章善用攻毒药物，他在《蠢子医》中指出“毒症非毒药不行，毒症还须毒药攻”“一切攻伐大毒药，往往用之若食蔗”。

目前，应用于恶性肿瘤临床的以毒攻毒中药有以下三类：动物类有蟾蜍、斑蝥、蛇毒、守宫、全蝎、蜈蚣、土鳖虫、水蛭、蜣螂、蜂房、红娘子等；植物类有生半夏、生南星、鸦胆子、巴豆、藤黄、藜芦、常山、马钱子、钩吻、喜树、甜瓜蒂、生附子、雪上一枝蒿、乌头、八角莲、独角莲、毛茛、商陆、狼毒、雷公藤、甘遂、芫花等;矿物类有砒石、砒霜、雄黄、轻粉、硇砂等。研究表明,这些药物大多对癌细胞具有直接的细胞毒作用。通过临床疗效观察和药理筛选证明,许多攻毒类中药都有较强的抗癌活性,且能从中分离出许多有效成分,有些成分已能人工合成,如斑蝥素、甲基斑蝥胺、华蟾素、长春碱、长春新碱、喜树碱、羟喜树碱、葫芦素等。

中医理论认为,使用毒药治病,有病则病受之,故可以使用毒性峻猛之品来治疗毒邪深痼之肿瘤;但许多毒性药物的有效剂量与中毒剂量很接近,故应用时应慎重,适可而止,《神农本草经》云:“若用毒药疗病,先起如黍粟,病去及止。不去,倍之;不去,十之。取去为度。”《黄帝内经·素问·五常政大论》云:“大毒治病,十去其六;常毒治病,十去其七;小毒治病,十去其八;无毒治病,十去其九”“无使过之,伤其正也”。在使用攻毒药的同时,应照顾正气,合理配伍且注意药物的合理炮制,选择适宜剂型,既可发挥其治癌作用,又可以减少其副作用。

三、肿瘤的分期论治

根据患者的全身情况和局部肿瘤变化,恶性肿瘤的临床发展过程,大致可分为3期。

1. 初期

起居饮食如常,无明显自觉症状肿块明显或不明显,无转移迹象,舌苔、脉象大多正常,此时正盛邪实,可以及时攻毒邪为主,佐以扶正。

2. 中期

肿瘤已发展到明显程度,肿块增大,耗精伤气,饮食日久,倦怠无力,形体日见瘦弱,已显正虚邪盛之象,邪正相持,须攻补兼施。

3. 晚期

癌症已发展至后期,远处转移,肿瘤坚硬如石,面黄肌瘦,形销骨立,显露恶病质。此时正气亏损,如妄施攻法,徒伤正气,故治则以扶正调理,缓解症状痛苦为主,积极调动患者主观能动作用,以顽强的意志与疾病做斗争,同时大力补虚扶正,增强患者抗病能力,控制病情发展,寓攻于补。

四、肿瘤治疗的常用中药

中药在辨证论治的指导下,既可以扶助正气、缩小肿块,也可以减轻放化疗的毒副作用。

(一)中医药对放疗局部反应和损伤的防治

肿瘤放射治疗的原则是在正常组织能够耐受的条件下,最大限度地杀灭肿瘤细胞。尽管放射技术水平不断提高,但由于方法的局限,放疗的细胞毒作用不仅作用于癌细胞,

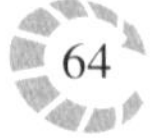

也损害了正常细胞，产生了严重的毒副作用。如果周围正常组织器官所接受的照射剂量超过了它的耐受范围，就可能变为不可逆的，甚至威胁生命的一些临床表现，形成放射损伤。急性放射反应所引起的全身反应主要表现为疲劳、头晕、失眠、食欲减退、恶心、呕吐和骨髓抑制。如果出现轻微反应，对放射治疗无影响。可对症处理，加强营养，给高热量、高蛋白、高维生素饮食，或给予维生素类药物、升白药物和提高免疫功能的药物。如果反应强烈，就要根据具体情况进行治疗。

1. 放射性口腔炎

常见的症状是口腔黏膜出现不同程度的红肿、糜烂、溃疡出血；引起唾液分泌量减少、性质改变，如酸碱度、电解质以及酶的变化，从而导致口腔内菌群失调而致口腔炎。治疗一般选用滋阴润燥、清热养阴的中药，如麦冬、玄参、生地黄、石斛、石膏、黄芩、玉竹、沙参、淡竹叶、马勃、牛蒡子等，也可以口腔含服西瓜霜含片、六神丸、康复新液，用胖大海、金银花、桔梗、蒲公英、麦冬、甘草煮水代茶饮用，配合漱口水漱口、多种维生素口服。

2. 放射性肺炎

常见的症状是刺激性干咳，可能有低热盗汗及呼吸困难。治疗一般选用滋阴润肺、止咳生津的中药，如桑白皮、芦根、贝母、沙参、枇杷叶、百合、天花粉、鱼腥草、仙鹤草、瓜蒌、知母、陈皮、法半夏等。

3. 放射性肠炎

常见的症状是腹泻、便溏、黏液便、便血、里急后重感，治疗一般选用清热祛湿、收敛止泻、止血的中药，如白头翁、黄柏、黄连、秦皮、诃子、山药、白扁豆、芡实、炒白术、土茯苓、赤石脂、槐花、地榆、马齿苋、薏苡仁等。对放射性肠炎还多采用清肠解毒、收敛止血的中药保留灌肠，如肿节风、晚蚕砂、紫草、败酱草、蒲公英等。

4. 放射性皮炎

常见的症状是对皮肤的损伤，皮肤有色素沉着、脱屑、皮肤瘙痒，甚至受损溃破、有渗出液、发烧，治疗一般选用清热润燥、化湿敛疮的中药，如黄柏、苍术、苦参、百部、白鲜皮、地肤子、蛇床子、土茯苓、徐长卿、白芨等，对局部皮肤损伤还多用金银花煎水外洗，泽兰、紫草、虎杖煎汤后湿敷患处，芦荟汁外涂抹患处等。

（二）中医药防治化疗引起的胃肠道副作用

化疗引起的胃肠道副作用，主要有肝功能异常及口腔溃疡、恶心、呕吐、腹泻等。治疗多选用健脾和胃、消食导滞、降逆止呕的中药，如茯苓、白术、砂仁、木香、竹茹、陈皮、姜半夏、山药、神曲、山楂、炒麦芽、莱菔子、五味子、鳖甲等。

临床还多配合针灸，取穴足三里、三阴交、王不留行压耳穴等治疗化疗后引起的恶心、呕吐症状。

（三）中医药防治放、化疗引起的骨髓抑制

放、化疗常可抑制骨髓的造血功能，导致外周血象降低，白细胞减少、贫血、血小板降低，面色苍白，头晕眼花，少气乏力，心悸多梦，舌淡苔白，脉象细弱等证候，治疗多选用益气养血、补肾生精的中药，如党参、熟地黄、阿胶、当归、何首乌、补骨脂、桑寄生、杜仲、鸡血藤、黄精等。

（四）中医药对化疗药物引起神经毒性的防治

化疗药物引起神经毒性是化疗中常见的副作用，主要症状有肢体麻木，面部、口周、指端感觉过敏，遇寒则甚，温之则缓解，还有头晕、记忆力下降、痴呆等症状，治疗多选用活血化瘀、温经通络的中药，如当归、川芎、鸡血藤、赤芍、桃仁、红花、巴戟、淫羊藿、路路通等。

（五）中医药对手术后并发症的防治

1. 乳腺癌术后上肢水肿

选用利水消肿、活血通络的中药，如猪苓、茯苓皮、泽泻、陈皮、车前草、荆芥、鸡血藤、丝瓜络等。

2. 腹部手术后不完全性肠梗阻

选用行气通便的中药，如厚朴、芒硝、大黄、火麻仁、苁蓉等。

（六）中医药对肿瘤并发症的防治

1. 骨转移骨痛

选用补肾壮骨的中药，如桑寄生、杜仲、骨碎补、续断、补骨脂、狗脊、伸筋草、宽筋藤等。

2. 腹水

选用行气利水消胀的中药，如莱菔子、大腹皮、陈皮、佛手、木香、枳实、厚朴等。

3. 胸腔积液

选用泻肺平喘、利水消肿的中药，如葶苈子、桑白皮、莱菔子、甘遂、苏子等。

第二节　恶性肿瘤的生物治疗

肿瘤的生物治疗（biotherapy）是指应用现代生物技术及其产品（小分子化合物、多肽、多糖、蛋白质、细胞、组织、基因等）直接或间接地介导抑瘤或杀瘤效应的治疗方法。生物治疗是在免疫治疗的基础上发展而来，随着治疗手段、方法、应用制剂的不断扩展，免疫治疗的含义已经不能涵盖生物治疗的所有内容，因此人们更普遍接受生物治疗的概念。

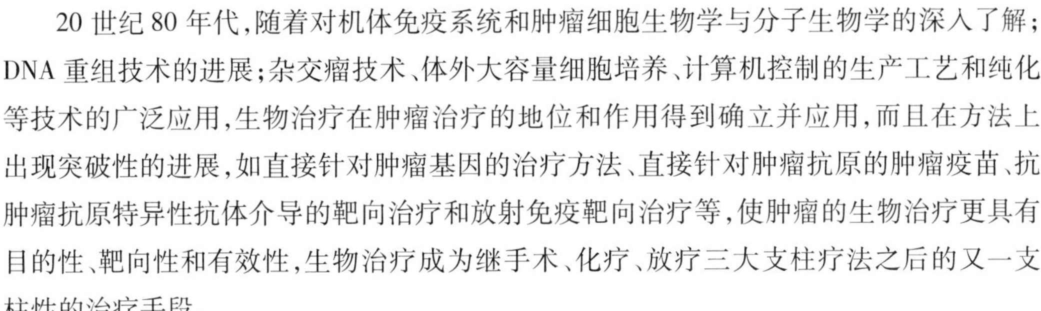

20 世纪 80 年代，随着对机体免疫系统和肿瘤细胞生物学与分子生物学的深入了解；DNA 重组技术的进展；杂交瘤技术、体外大容量细胞培养、计算机控制的生产工艺和纯化等技术的广泛应用，生物治疗在肿瘤治疗的地位和作用得到确立并应用，而且在方法上出现突破性的进展，如直接针对肿瘤基因的治疗方法、直接针对肿瘤抗原的肿瘤疫苗、抗肿瘤抗原特异性抗体介导的靶向治疗和放射免疫靶向治疗等，使肿瘤的生物治疗更具有目的性、靶向性和有效性，生物治疗成为继手术、化疗、放疗三大支柱疗法之后的又一支柱性的治疗手段。

一、肿瘤的免疫治疗

肿瘤免疫治疗的基本原理是利用人体的免疫机制，通过主动或被动的方法增强肿瘤患者的免疫功能，达到杀灭肿瘤细胞的目的。肿瘤的免疫治疗包括特异性免疫治疗和非特异性免疫治疗。特异性免疫治疗是指针对肿瘤细胞产生的肿瘤抗原诱导专一的免疫反应所进行的治疗，如肿瘤瘤苗、肿瘤分子疫苗、树突状细胞疫苗等，而非特异性免疫治疗主要是利用一些细胞因子、细菌或微生物等的提取物，如 IL、IFN、TNF、胸腺素等，提高机体的整体免疫状态，达到间接抗肿瘤效果。

（一）免疫刺激剂

免疫激发是免疫反应的初始环节，免疫刺激剂正是通过激发机体的免疫反应在抗癌免疫中发挥重要的作用。免疫刺激剂治疗是最早开展的肿瘤生物治疗方法，免疫刺激剂大部分源自微生物本身或某些成分，临床实践表明，免疫刺激剂对肿瘤有一定疗效，尤其在早期肿瘤和局部性肿瘤患者。但由于肿瘤抗原的隐匿性和肿瘤免疫逃逸等的影响，机体的抗癌免疫力远远达不到抗微生物免疫那么迅速和强烈，虽然其确切的免疫激发原理和环节十分复杂，但一般来说具有以下 3 个特点：①免疫刺激剂起免疫增强作用而非免疫抑制作用；②以细胞免疫刺激为主，体液免疫刺激为辅；③所有免疫刺激剂本身不具备肿瘤抗原针对性，因此对不同部位、不同组织来源的肿瘤不具备选择性。

对于肿瘤抗原的研究尚处于探索阶段，距临床应用还有相当的差距。除了黑色素瘤，其他大部分肿瘤中能诱导特异性免疫反应的特异性抗原仍未能确定，同时肿瘤相关抗原特异性不高，免疫原性不强，并存在肿瘤的异质性，通常不同个体的同一类肿瘤以及同一肿瘤在不同器官并非表达共同的相关抗原，即使获得了某一肿瘤的特异性疫苗也只能应用于这类肿瘤患者的部分人群。

（二）细胞因子

在生物治疗中应用最多的是细胞因子。细胞因子是由体内的免疫活性细胞或某些基质细胞合成、分泌，能作用于自身细胞或其他细胞，具有调节细胞功能的小分子蛋白或多肽，它们具有以下共同特征：主要通过信号传递方式影响免疫反应，与免疫效应细胞的生长、分化、移动、活化有关;作用于效应的高亲和力受体;多数细胞因子的作用呈现多效性。细胞因子的抗肿瘤机制主要是非特异性的免疫激发作用和直接对肿瘤细胞的作用。目前,已经在临床上应用的细胞因子有干扰素、白细胞介素-2、肿瘤坏死因子等。

1. 干扰素

干扰素(TFN)是最早进入临床应用的细胞因子,对毛细胞白血病、多发性骨髓瘤、肾癌和淋巴瘤的治疗有效。TFN抗肿瘤的机制包括:①抑制肿瘤细胞的增殖;②诱导NK细胞、CTL等,并协同IL-2增强淋巴因子激活的杀伤细胞(LAK)的活性;③诱导肿瘤细胞表达主要组织相容性复合物(MHC)-I类抗原,增加对杀伤细胞的敏感性。IFN对多种肿瘤具有良好的疗效。临床上常用的是IFN-α2a和IFN-α2b。

2. 白细胞介素-2

白细胞介素-2(IL-2)是T淋巴细胞分泌的一种细胞因子,是人体免疫应答的核心物质,其生物学活性主要包括促进和维持T淋巴细胞的增殖,并诱导淋巴细胞产生IFN-γ、TNF-α等细胞因子,具有增强免疫、抗肿瘤和抗感染等作用。美国FDA已批准了IL-2在转移性肾癌、恶性黑色素瘤的应用,但IL-2对其他恶性肿瘤的治疗效果并不明显。由于IL-2的单独应用需要大剂量时才有效,而大剂量IL-2有明显的副作用,限制了其临床应用。为了克服全身应用时的副作用,局部治疗有时也能取得一定的疗效。例如,采用腹腔灌注L-2的方法治疗卵巢肿瘤,副作用轻微,有一定的疗效。

3. 肿瘤坏死因子

肿瘤坏死因子(TNF)可分为2种:TNF-α、TNF-β。前者由巨噬细胞分泌,后者由淋巴细胞分泌,其生物学特性包括直接杀伤肿瘤细胞;诱导肿瘤细胞凋亡;介导其他活性细胞的抗肿瘤效应;引起肿瘤微血管损伤,继而引起肿瘤缺血性坏死。原型TNF有较严重的毒副作用,近年来我国科学家对其进行结构改造,降低了毒性,提高了疗效,并且获得批准进入临床应用。TNF静脉或肌内注射疗效欠佳,可以进行瘤体内注射,与IL-2、IFN等其他细胞因子或者化疗药物联合应用可以提高疗效,而且能够减少用药剂量,降低毒副作用。

4. 其他细胞因子

如IL-4、IL-6、IL-12已经进入临床研究。相关研究显示IL-18诱生IFN-γ的能力强于IL-12,通过体内的NK细胞介导起抗肿瘤作用。IL-21是由辅助性T淋巴细胞(CD4 T淋巴细胞)分泌,对CD8 T淋巴细胞、B淋巴细胞、NK细胞、树突状细胞均有调节作用,具有增强抗肿瘤免疫的作用。

(三)单克隆抗体

1. 单克隆抗体治疗

单克隆抗体治疗是利用抗原抗体特异性结合的特点设计的一种治疗方法,因此又被

称为生物导弹技术。肿瘤细胞表面有一些特异的肿瘤抗原可作为单克隆抗体攻击的靶点。以往的单克隆抗体采用的鼠源性抗体,具有免疫原性,不能反复使用,疗效差。人鼠嵌合型单克隆抗体达到95%以上的人源化,减少了免疫原性。最近全人源化单克隆抗体的出现,更使单克隆抗体治疗的临床应用获得了巨大的进展。单克隆抗体除了能够阻断抗原蛋白的功能外,还能够借助于补体依赖细胞毒作用和抗体依赖细胞介导的细胞毒作用杀灭肿瘤细胞,尤其是对循环血液中的游离肿瘤细胞。其他针对肿瘤区血管的单克隆抗体,可以封闭VEGF,同时通过补体系统和NK细胞发挥抗肿瘤作用。如利妥昔单克隆抗体(Ritux-imab)、曲妥珠单克隆抗体(Trastuzumab)、贝伐单抗(Bevacizumab)和西妥昔单抗(Cetuximab)等是目前在临床广泛应用的单克隆抗体。

(1)利妥昔单抗:是一种嵌合鼠/人的单克隆抗体,该抗体与纵贯细胞膜的CD20抗原特异性结合。此抗原位于前B和成熟B淋巴细胞,但在造血干细胞,后B淋巴细胞,正常血浆细胞,或其他正常组织中不存在。该抗原表达于95%以上的B淋巴细胞型的非何杰氏淋巴瘤。在与抗体结合后,CD20不被内在化或从细胞膜上脱落。CD20不以游离抗原形式在血浆中循环,因此,也就不会与抗体竞争性结合。利妥昔单抗与B淋巴细胞上的CD20结合,并引发B细胞溶解的免疫反应。适用于复发或化疗抵抗性B淋巴细胞型的非霍奇金淋巴瘤(HER)的患者。

(2)曲妥珠单抗(赫赛汀 Herceptin):是抗HER-2的单克隆抗体,它通过将自己附着在HER-2上来阻止人体EGF在HER-2上的附着,从而阻断癌细胞的生长,还可以刺激身体自身的免疫细胞去摧毁癌细胞。适用于治疗HER-2过度表达的转移性乳腺癌:作为单一药物治疗已接受过一个或多个化疗方案的转移性乳腺癌;与紫杉烷类药物合用治疗未接受过化疗的转移性乳腺癌。

(3)贝伐单抗(Bevacizumab,Avastin):是重组的人源化单克隆抗体,可结合VEGF并防止其与内皮细胞表面的受体(Flt-1和KDR)结合。在体外血管生成模型上,VEGF与其相应的受体结合可导致内皮细胞增殖和新生血管形成。本品适用于联合IFL的一线化疗方案可显著改善转移性结、直肠癌患者的总生存期和无进展生存期;无论KRAS状态,患者均有临床获益。

(4)西妥昔单抗(爱必妥 Cetuximab):可与表达于正常细胞和多种癌细胞表面的EGF受体特异性结合,并竞争性阻断EGF和其他配体,如α转化生长因子(TGF-α)的结合。本品是针对EGF受体的IgG1单克隆抗体,两者特异性结合后,通过对与EGF受体结合的酪氨酸激酶(TK)的抑制作用,阻断细胞内信号转导途径,从而抑制癌细胞的增殖,诱导癌细胞的凋亡,减少基质金属蛋白酶和VEGF的产生。本品单用或与伊立替康(Irinotecan)联用于表皮生长因子受体(*EGFR*)过度表达的,对以伊立替康为基础的化疗方案耐药的转移性直肠癌的治疗。*KRAS*基因负责与EGFR途径有关的一个蛋白质的编码。该蛋白质在控制细胞生长、增殖、分化以及患癌风险等方面发挥着作用。含野生型*KRAS*基因的肿瘤,其蛋白质受到严密的控制,仅在某些条件下被激活,从而允许单克隆抗体爱必妥阻止 EGFR 途径中的信号。也就是说 *KRAS* 基因突变的患者使用爱必妥更容易获益。

2. 单克隆抗体携带抗肿瘤物质的导向治疗

单克隆抗体主要通过补体反应及与 NK 细胞特异性结合起作用,因此抗肿瘤效果有限。为了提高其抗肿瘤效能,还可根据抗原、抗体特异性结合的特性,利用抗体的导向作用,将携带具有杀伤肿瘤的物质递送到肿瘤部位,并特异性结合到表达相关抗原的肿瘤细胞或肿瘤区域血管内皮细胞,从而获得抗肿瘤效果。能够通过单克隆抗体携带的物质包括细胞毒性药物、生物毒素、酶和放射性核素。近年来,通过基因工程技术将单克隆抗体与细胞因子或生物毒素进行交联而形成融合蛋白的产品不断问世。一类是抗肿瘤物质通过单克隆抗体的靶向作用聚集到肿瘤组织内,达到抗肿瘤目的。另一类是将放射性治疗和免疫治疗结合为一体的放射免疫单克隆抗体,以单抗为载体,携带放射性核素,通过抗体与抗原表达阳性的肿瘤细胞特异性结合,对肿瘤实施体内照射。

(四)过继免疫治疗

过继免疫治疗是目前临床常用的治疗方法,通过将在体外激活的具有抗瘤活性的免疫效应细胞(如 LAK、TIL、CIK 等)输注给恶性肿瘤患者,在患者体内通过非特异性和特异性免疫的增强而发挥抗肿瘤作用,达到治疗肿瘤的目的。1985 年,Rosenberg 教授首先采用 LAK 细胞治疗肿瘤,成为当时免疫治疗研究的热点,也是迄今为止在临床上应用最为广泛的过继免疫治疗方法之一。其后又推出了肿瘤浸润淋巴细胞(TIL)过继免疫治疗,从手术切除的肿瘤标本或其引流区域淋巴结分离淋巴细胞,经体外激活制成抗肿瘤效应细胞,效果在 LAK 细胞的基础上得到进一步提高。但由于过继免疫治疗需要大量使用 IL-2,其严重的副作用限制了临床上的推广,加上疗效有限使得过继免疫治疗逐渐降温。细胞因子诱导的杀伤细胞(CIK)是以 CD3′CD56T 细胞为主的效应细胞群体,体外实验中 CIK 细胞对急、慢性髓系白血病的治疗效果已得到肯定,同时 CIK 细胞也可以与树突状细胞(DC)相互作用增加细胞的抗瘤活性。CD3 激活的杀伤细胞(Anti-CD3 Antibody Induced Activated Killer,CD3AK)具有广谱的杀瘤活性,其杀瘤作用主要以颗粒酶/穿孔素途径为主,CD3AK 细胞还能产生一些细胞因子对机体起免疫调节作用。利用 CD28 单抗模拟 CD28 配体,有效地为 T 细胞活化提供第二信号,再以 CD3 单抗激活 TCR 信号途径,在体外扩增出高效的 CTL,称为共激活 T 细胞(Anti-CD3/Anti-CD28 Monoclonal Antibody-Coactivated T Cells,CoACTs),其增殖能力强于 CD3AK 细胞并能稳定产生 IFN-γ、TNF-α 和 GM-CSF 等细胞因子,体外实验证明对许多肿瘤细胞有杀伤活性。然而 CD3AK 细胞、CIK 细胞和 CoACTs 细胞等的出现并未能改变过继免疫治疗的现状,从临床治疗效果来看,过继免疫治疗对恶性黑色素瘤、肾癌以及癌性胸腹水的治疗效果比较好,而对其他实体瘤的治疗效果较差。

(五)肿瘤疫苗

肿瘤疫苗是通过将肿瘤的某一抗原组分作用于机体,以激活机体对该抗原或抗原载体的主动免疫功能为基础的免疫治疗,其特异性强,疗效高,是当今肿瘤免疫治疗的发展方向。肿瘤疫苗主要有以下疫苗。

1. 肿瘤细胞疫苗

早期由于受肿瘤抗原筛检和制备技术的限制,多采用全细胞作为肿瘤疫苗,将自体或具有相同基因的肿瘤细胞经照射后回输,通过这些未知的肿瘤抗原来激活免疫系统。这种疫苗治疗的反应比较差,仅适用于肿瘤患者术后复发的预防,而对于进展期患者的临床研究很少获得良好效果,通常还必须配合免疫佐剂(如卡介苗)以提高治疗效果。尽管如此,细胞疫苗也有其优越性,即因肿瘤细胞内包含了许多目前尚未发现的肿瘤抗原,尤其适用于尚未发现特异性肿瘤抗原或相关抗原的肿瘤类型的治疗。目前,可通过转基因的方式在肿瘤细胞表达肿瘤抗原,导入某些免疫相关因子以提高这些疫苗的免疫原性,加强抗原提呈。近年来,转基因肿瘤疫苗研究较多的是转导 IL-2、集落刺激因子(CSF)。国内 IL-2 转导胃癌疫苗已经获得国家食品药品监督管理总局(SFDA)的批准进入临床研究,在预防肿瘤术后复发方面已经获得了一定的临床效果。

2. 肿瘤抗原蛋白疫苗

细胞疫苗虽然制备简便,细胞性物质的免疫原性强,但必须通过外科或其他特殊途径获得肿瘤细胞。如已知肿瘤的某些抗原成分,则可在体外通过基因工程的方法制备该抗原或抗原多肽,与不同的佐剂联合应用达到免疫激发的目的。从理论上来讲,肿瘤抗原蛋白疫苗的应用可以提供更多的 T 淋巴细胞识别位点。但是单纯使用肿瘤抗原蛋白由于免疫原性较弱且没有同时附加其他免疫刺激因子,并不能激发机体的免疫反应。灵长类动物试验研究证实,最佳的免疫效果需要将肿瘤蛋白与强免疫原性蛋白相交联。弱抗原要诱导出有效的免疫反应,必须联合使用免疫佐剂,提供一个非特异性的信号以激活免疫系统。许多免疫佐剂都有一定的毒性而限制了临床上的应用,所以抗原蛋白疫苗大多是以重组形式出现的。用重组形式增强抗原蛋白免疫原性的方法就是将肿瘤抗原与细胞因子,如 GM-CSF、IL 等重组形成融合蛋白。

3. 树突状细胞疫苗

对于有效的 T 淋巴细胞介导的免疫反应,原始 T 淋巴细胞需要接受来自 APC 的抗原提呈并被致敏。肿瘤细胞表面缺乏 MHC 分子和共刺激分子,无法激活 T 淋巴细胞免疫。肿瘤疫苗引发的免疫反应主要依赖 APC 对抗原的初加工和进一步提呈,这是获得有效免疫反应的关键性步骤。DC 是到目前为止发现的人体最有效的抗原提呈细胞之一。DC 在大多数组织内以未成熟状态存在,不能直接刺激 T 淋巴细胞,但具有特殊的捕获和加工抗原的能力。被捕获的抗原在 DC 内经过处理、剪切成短肽,然后与 MHC 结合并被有效地提呈至细胞表面。抗原的捕获作为刺激信号促进 DC 成熟并向局部淋巴结迁移。这些成熟的 DC 表面还高表达共刺激分子和黏附分子,具有强大的激活 T 淋巴细胞的功能。因此,DC 是人体内最有效的抗原提呈细胞,DC 疫苗实际上是肿瘤细胞疫苗的一种替代形式,并可以纠正肿瘤细胞本身抗原提呈因子缺陷引致的免疫耐受。

DC 疫苗最大的优势在于几乎没有毒副作用。根据目前的研究结果,以 DC 为基础的疫苗是所有方法中比较理想的疫苗,DC 疫苗的缺点是分离和体外培养需要很高的技术要求,离大规模推广应用还有一段距离。通过技术改进简化制备过程,或通过 DC 疫苗的推广应用,首先达到预防术后复发的目的,可以使 1/3 的患者得到根治。不能手术的晚期肿瘤患者通过化疗、放疗或新辅助放化疗减瘤后再联合免疫治疗,可以使致死的恶性肿瘤转变为可控制的“慢性疾病”,将是人类抗癌史上的重大进步。

二、肿瘤的基因治疗

1990 年,在美国用腺苷酸脱氨酶(ADA)基因成功治疗了一位 *ADA* 基因缺陷导致严重免疫缺损的 4 岁女孩,这是世界上第 1 例基因治疗临床试验,从而掀起了世界各国对基因治疗研究的热潮。经过十几年的发展,基因治疗已取得一定的成效。

基因治疗(gene therapy)是用正常基因校正或置换有缺陷的基因的一种治疗方法,即将目的基因导入到靶细胞内并使之表达,从而起到治疗疾病作用的一种方法。目前,基因治疗的概念扩展为凡是采用分子生物学的方法和原理,在核酸水平上开展的疾病治疗方法都可称为基因治疗。

肿瘤基因治疗的形式是导入基因的直接作用和基因表达产物的作用,基因治疗的直接作用限于反义核酸治疗,而绝大多数情况下的基因治疗是通过载体形式导入并表达某一功能基因,然后该表达产物起治疗作用。

要进行肿瘤的基因治疗还必须解决以下几个关键问题。首先是获得目的基因,确定了目的基因后,可通过传统的方法获取目的基因片段,如采用多聚酶链式反应(PCR 法)进行体外扩增。至于一些较短的基因片段可直接采用人工合成的方式获得。其次是载体的选择,目的基因转入后必须能有效在细胞内表达,这就要求选择合适的表达系统。反转录病毒只能转染增殖的细胞,而腺病毒可以转染增殖和非增殖细胞。质粒形式的载体本身不具备感染能力,需借助理化方法导入细胞,导入效率较低,多用于体外细胞实验研究或用于直接的组织内 DNA 注射。载体还分瞬时表达和永久表达系统。只有当目的基因被转入体内后能够按预期有效地按需表达,才能达到治疗效果。再者是目的基因转入靶细胞的方式,需根据所采用的载体选择使用不同的转导或转染方式将载体导入体细胞内,一般来说,病毒载体通过病毒包装具有较高的感染效率,而质粒需要通过脂质体、阳离子多聚物等提高转染效率。目前常用的肿瘤基因治疗方法有以下几种。

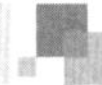

1. 自杀基因治疗

自杀基因实际上是一种前体药物转化酶基因,这些基因不存在于哺乳动物细胞中。肿瘤细胞转染此前体药物转化酶基因后,在肿瘤细胞内表达,并将原来无毒的化疗前体药物代谢转化成细胞毒性产物而达到杀伤宿主细胞的目的,因而称为自杀基因。每种自杀基因系统都包含特定的酶和前体药物。经典的自杀基因系统有:①HSV-TK/GCV 系统,TK-GCV 系统中的 *TK* 基因多为单纯疱疹病毒(HSV)和水痘疱疹病毒(VZV)中的胸苷激酶基因。HSV-TK/GCV 系统的毒性效应来自 GCV 磷酸化,其通过抑制 DNA 聚合酶的活性,阻断 DNA 的合成。而后者,VAV-TK 激酶能将 6-甲氧嘌呤阿拉伯糖苷(ARA-M)转化为有细胞毒作用的 6-甲氧嘌呤阿糖苷腺苷三磷酸(ARA-MTP)而杀伤转染 VZV-TK 基因的细胞。②CD/5-FC 系统,胞嘧啶脱氨酶 CD(基因)存在于许多细菌和真菌中,而在人及其他哺乳动物中不表达,CD 可将胞嘧啶脱氨基转变为尿嘧啶。将 *CD* 基因转入体内的肿瘤细胞后,再用高剂量的 5-FC 治疗,CD 酶可将 5-FC 转变为 5-FU 从而发挥细胞杀伤作用。

自杀基因作用机制除了直接杀伤细胞外,还包括旁观者效应和诱导机体免疫两个方面。旁观者效应指表达自杀基因的细胞周围未转染基因的细胞也被前体药物杀伤的现象,其机制有两种可能:①转导自杀基因的肿瘤细胞前体药物代谢产物可直接传递到邻近的细胞,使邻近细胞死亡;②转导自杀基因的肿瘤细胞的死亡是一种凋亡,细胞凋亡后凋亡小体能够转移一些毒性产物和自杀基因表达酶本身进入临近的细胞,引起继发性的凋亡。在体内的旁观者效应还涉及免疫系统的参与。

有关自杀基因治疗(suicide gene therapy)的临床试验报道甚少。肿瘤常在终止治疗后复发,难以完全消除肿瘤的生长,其主要原因有:①无论是 HSV-TK/GCV 系统,还是 CD/5-FC 系统,只能对处于增殖分裂期(S 期)的肿瘤细胞有杀伤作用,而在体内实体瘤中,有相当数量的细胞群体处于非增殖分裂状态。②肿瘤细胞生物学的明显异质性使得有些细胞克隆对 HSV-TK/GCV 系统(或 CD/5-FC 系统)不敏感,甚至会产生抗性。③目前基因转移的效率还很低,无法使所有的肿瘤细胞均能被导入相应的目的基因,因而限制了基因治疗疗效。虽然"旁观者效应",在一定程度上弥补了基因转移效率低的不足,但当肿瘤负荷较大时,"旁观者效应"也难以有效发挥作用。④某些肿瘤特异的表达元件活性较低,不足以表达足够的自杀基因产物。最近有关腺病毒介导的双自杀基因(HSV-TK/CD)的研究有望在有效性方面得到进一步提高。

2. 肿瘤的基因修饰疫苗

T 淋巴细胞介导的特异免疫反应在杀灭肿瘤细胞中起主要作用,激发此抗肿瘤的细胞毒反应需要以下 3 种信号的协同作用:MHC 分子呈递肿瘤抗原,共刺激分子及扩大信号(细胞因子)。肿瘤基因修饰疫苗的原理是将一些外源基因(通常是一些细胞因子)导入肿瘤细胞中，从而改变细胞的致瘤性和增强免疫原性，有利于被机体的T淋巴细胞识别并激发特异性细胞毒反应。常用的细胞因子有IL-2、IL-4、TNF、IFN-γ、GM-CSF等。基因修饰过的肿瘤细胞作为肿瘤疫苗用于临床，必须经过钴照射灭活其致瘤性，同时能在体内存活一段时间，并持续分泌细胞因子、维持细胞表面MHC分子，以发挥主动免疫作用。

3. 以DCs为基础的肿瘤基因治疗

DC是目前发现的功能最强的抗原提呈细胞，广泛分布于大脑以外的全身各脏器。DC能摄取、加工抗原，表达高水平MHC分子、共刺激分子、黏附分子，并分泌高水平Th1型细胞因子IL-12，具有很强的抗原递呈能力，可有效激发T淋巴细胞应答。DC疫苗作为一种免疫治疗方法，纠正肿瘤患者的免疫缺陷，启动患者自身特异性杀瘤免疫反应，较放、化疗更为安全，有重要的临床应用价值。用肿瘤抗原编码基因、肿瘤mRNA、细胞因子等转染DC的方式，使抗原分子及细胞因子在DC内长期表达而获得更好的刺激效果，是近年来肿瘤免疫治疗的热点。

4. 抑癌基因的治疗

抑癌基因的失活和(或)癌基因的激活在肿瘤的发生、发展中起了重要作用，抑癌基因的治疗原理就是通过野生型抑癌基因的转染来恢复机体抑制肿瘤的功能。常用于基因治疗的抑癌基因有*p53*、*p16*、*p21*、*APC*等，野生型*p53*的腺病毒*Ad-p53*的基因治疗和反转录病毒介导*BRCA1*的基因治疗均已进入了临床试验。*BRCA1*和*BRCA3*等基因影响基因组的完整性，主要肿瘤发生的早期产生影响，对晚期肿瘤几乎无影响。

其他一些抑癌基因也可以影响到基因组的稳定性和肿瘤细胞的生存与生长。*TP53*基因的缺失能够显著提高肿瘤发生的概率。大多数结肠癌中的*APC*基因突变也可以影响到基因组的稳定性。通过表达*TP53*或*APC*基因可以诱导肿瘤细胞生长抑制和凋亡。他们潜在的治疗价值似乎依赖于急性效应而非维护基因组的稳定性。

抑癌基因治疗的抗肿瘤效应仅局限于转导的细胞，对周围未转导的肿瘤细胞几乎没有效应。这就意味着抑癌基因治疗要求所有的肿瘤细胞都要被感染，这对散在分布的肿瘤而言，是一个巨大的技术障碍。对于此方面，病毒载体有一定的优势，如腺病毒介导的*TP53*基因治疗对周围肿瘤细胞也有抗肿瘤效用。此外，*TP53*基因可通过下调VEGF的表达，上调一种潜在的血管生成抑制因子——血小板反应蛋白的表达，发挥其抗肿瘤效应。这些结果表明，抑癌基因治疗具有巨大的生物学复杂性，它们的作用原理不能用它们单独直接的肿瘤杀伤效应来解释，存在更深刻的生物学效应。

5. 复制型病毒治疗

利用病毒可在细胞内增殖进而裂解细胞的原理治疗肿瘤。随着基因工程学的快速进步和对病毒生物学知识、肿瘤发生发展过程及病毒与肿瘤之间相互作用的深入了解，采用病毒治疗肿瘤已取得了可喜的进步。目前应用于肿瘤治疗的复制型病毒主要包括单纯疱疹病毒和腺病毒。经基因工程改造的突变型单纯疱疹病毒主要针对分裂期细胞，其缺乏编码核苷酸还原酶的基因，能够有效地在分裂期细胞中复制。肿瘤动物模型和恶性神经胶质瘤的Ⅰ期临床试验结果显示，病毒被直接注射进入肿瘤的方法安全且具有一定的疗效。

复制型腺病毒是肿瘤治疗中研究最为广泛的病毒，具有以下优点：①具有复制性，因此所需的病毒颗粒较少；②能扩展至邻近肿瘤细胞，作用范围较广；③复制型腺病毒可产生抗肿瘤免疫反应。近年来对腺病毒生物学的研究取得了突破性的进展，研究出可在肿瘤细胞中选择性复制的腺病毒。主要分为两类：一类利用肿瘤特异表达的调控序列调控EIA序列的表达，从而控制病毒的复制，如AFP启动子、前列腺特异抗原（PSA）启动子、MUC1启动子等；另一类利用肿瘤细胞生物学特性和E1B55K蛋白，在正常体细胞内，E1B55K腺病毒不能完成复制；而肿瘤细胞内常有*p53*基因的异常表达，因此腺病毒可以在肿瘤细胞内选择性复制。目前，大部分的研究集中于动物和细胞试验阶段，仅有少数研究已经进入临床阶段。

6. 耐药基因治疗

癌细胞对多种化学药物具有抗性，其耐药性涉及多种机制，其中多药耐药（multi-drug resistance，MDR）是肿瘤细胞免受药物攻击的主要细胞防御机制，多药耐药的形成是化疗失败的主要原因，也是肿瘤化学治疗急需解决的问题之一。MDR基因家族包括MDR1及MDR2，MDR1是有功能耐药基因，MDR2则为无功能耐药基因。

特定的细胞因子可以调节MDR1基因表达，现已发现可以调节MDR1基因表达的细胞因子包括TNF、IFN-α、IFN-γ、IL-1α、IL-2及白细胞调节因子等。可以利用反义寡聚脱氧核糖核苷酸、核酶和反义RNA技术等抑制异常活化的MDR基因，也可将耐药基因MDR1、DHFR和MGMT等转入造血干细胞，获得表达后可使正常骨髓细胞产生对化疗药物的广谱抗药性，从而达到增加化疗药物剂量，提高化疗疗效的目的。多药耐药基因治疗可增加癌细胞对化疗药物的敏感性，具有较强的特异性，为癌症的基因治疗开辟了新的治疗途径。但以反转录病毒为载体转染高剂量的MDR后往往会产生严重的并发症，如诱发白血病等，使其应用在一定程度上受到了限制。

尽管肿瘤基因治疗的实验研究取得了许多成果，并已有基因转导p53（AV-p53）、基因转导DC（AAV-BA46-DC）、细胞因子IL-2和TNF-α基因转导的TIL等用于各期临床研究，但仍然存在不少技术和伦理上的问题，其临床试验进展相对缓慢，目前肿瘤基因治疗的临床试验多限于某些常规治疗失败的晚期肿瘤患者。现阶段的基因治疗存在载体转导效率低、导入的基因表达率低、基因导入靶向性不佳等问题，因此，还需对以下几方面进行深入研究：①研发更好的体内转导系统，使其具备高治疗指数、大容量装载能力、靶向转导以及更有效的基因转导等特性，且细胞毒性低、无免疫原性。②对靶细胞中导入基因的表达进行生理样调控，达到持续性表达、可调控性表达和组织特异性表达，并具有稳定、高效的特点。③导入基因的安全性研究，确保不因导入外源目的基因而产生新的有害遗传变异，尤其是有关生殖细胞基因治疗的研究。由于生殖细胞中的遗传信息可以传给后代，为防止基因治疗给后代带来可能的损害，改变人类基因信息体，国际上基于伦理方面的考虑严禁基因治疗用于人类生殖细胞。但作为一种全新的医学生物学概念和治疗手段，肿瘤基因治疗将逐步走向临床，并将推动21世纪医学的里程碑性变革。

三、肿瘤的干细胞治疗

随着科学技术的发展，相信在肿瘤生物治疗方面将会取得更大的飞跃，新的治疗手段、新的药物将会不断涌现。干细胞治疗是近年的研究热点，随着研究的深入，人们对肿瘤的发生、发展有新的认识，如Notch、Wnt及Hedgehog等细胞信号转导通路在正常干细胞自我更新的调节作用；抗凋亡蛋白BCL-2家族蛋白荚膜转运蛋白在干细胞的表达与不同组织来源的干细胞对放疗和化疗耐受能力的影响等，这些研究结果为实体瘤的干细胞治疗提供意义重大的启示。

第三节　肿瘤的内分泌治疗

肿瘤的内分泌治疗已有100多年的历史，其中乳腺癌的历史最久。据载，1896年，Bentson采用双侧卵巢切除术治疗3例晚期乳腺癌，其中2例肿瘤明显缩小，1例33岁的患者得到4年的生存期，从此揭开了乳腺癌内分泌治疗的序幕。1971年，雌激素受体（ER）拮抗剂他莫昔芬的出现，是乳腺癌内分泌治疗的新里程碑。20世纪90年代，第三代芳香化酶抑制剂（Aro-mataseInhibitors，AI）和促性腺激素释放激素类似物（GnRHa）如戈舍瑞林等药物的研制成功，使乳腺癌内分泌治疗进入新的时代，并成为21世纪乳腺癌治疗的主要手段之一。1941年，Huggins和Hodges报告，采用睾丸切除术和（或）口服己烯雌酚对晚期前列腺癌具有显著疗效，开创了前列腺癌内分泌治疗的先河。1967年，Huggins和Hodges因此而获得诺贝尔奖。60年代中期应用大剂量孕酮治疗晚期子宫内膜癌也获得了满意的疗效。

在使用内分泌治疗恶性肿瘤的早期阶段，人们已意识到激素与肿瘤的发生、发展有密切的关系，但并不了解其中的机制。直至20世纪60年代第1个激素受体——ER被发现后，才揭示了肿瘤内分泌治疗的机制，为内分泌治疗奠定了理论基础，使肿瘤内分泌治疗逐渐成为激素依赖性肿瘤综合治疗的重要组成部分，并推动了肿瘤综合治疗的发展。以往对激素依赖性肿瘤的内分泌治疗主要采用手术去势的方式，如卵巢切除治疗乳腺癌，睾丸切除治疗前列腺癌，随着各种激素和激素类似物或化学药物的发现及应用，单纯手术去势已被激素阻断的综合治疗方式所代替。

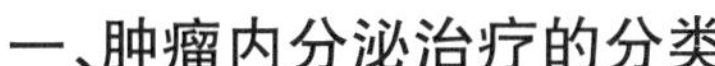

一、肿瘤内分泌治疗的分类

（一）按治疗性质分类

1. 去势治疗

去势治疗是内分泌治疗的基础，曾被称为内分泌治疗的“金标准”。去势治疗包括3种方法。

（1）手术去势：手术切除性腺，如卵巢切除、睾丸切除。

（2）药物去势：采用GnRHa来抑制下丘脑-垂体-性腺（肾上腺）轴的作用，达到降低体内性激素的目的。

（3）放射去势：采用放射线破坏脑垂体或性腺，以抑制性腺功能，从而降低或消除体内性激素水平，达到预期的治疗目的。

2. 抗激素治疗

用雄激素对抗雌激素，或用雌激素对抗雄激素，或用激素拮抗剂阻断该激素的生物学效应。

3. 全激素阻断治疗

它是将去势治疗与抗激素治疗联合应用的治疗方法。

（二）按治疗手段分类

1. 外科内分泌治疗

又称消除性内分泌疗法，是传统的内分泌治疗方法，主要有3种手术方式。

（1）性腺切除术：如卵巢切除术、睾丸切除术。性腺手术切除可迅速降低体内性激素水平，阻断性激素对激素依赖性肿瘤的刺激，抑制肿瘤增生，成为内分泌治疗的基础。

（2）肾上腺切除术：去势后的患者和绝经妇女，虽然消除了睾丸或卵巢的性激素分泌，但肾上腺皮质网状带的性激素合成及分泌增加，所以对去势后患者症状缓解但又复发或加重者，可以考虑行肾上腺切除术。

（3）垂体切除术：垂体切除可使ACTH水平降低，从而减少肾上腺皮质性激素的合成与分泌。

2. 内科内分泌治疗

又称外加性内分泌疗法，即使用某种激素的抑制剂来减少该激素的合成和（或）分泌，或用该激素的拮抗剂与其激素受体竞争性结合，阻碍该激素与靶细胞上的受体结合，从而降低体内该激素水平，阻断其生物学效应，延缓肿瘤生长，促使瘤体缩小，达到治疗的目的。

3. 化学内分泌治疗

化学内分泌治疗是将化疗与内分泌治疗联合或序贯用药,用内分泌治疗抑制对激素敏感的癌细胞,而对激素不敏感的癌细胞可通过化学药物抑制。但目前对该疗法的应用仍存有争议,因此如何合理地将化疗与内分泌治疗联合应用以提高治疗效果,还有待进一步深入研究。

(三)按治疗目的分类

1. 姑息治疗

对晚期或已转移的激素依赖性恶性肿瘤患者,可通过内分泌治疗以延缓肿瘤生长,减轻临床症状,改善生存质量,延长患者生存期。

2. 辅助治疗

对已行根治手术或放疗后的激素依赖性恶性肿瘤患者予以内分泌治疗,目的是杀灭残留的癌细胞,提高手术和放疗效果、有效地降低肿瘤复发率和提高患者生存率。

3. 新辅助治疗

对于部分激素依赖性恶性肿瘤患者,在手术前或放疗前给予内分泌治疗,可以缩小肿瘤体积,使肿瘤降期,有利于患者接受治愈性治疗,如根治性手术或根治性放疗,从而达到改善患者预后和生存质量的目的。

二、常用内分泌药物

1. 乳腺癌内分泌治疗常用药物

(1)雌激素受体拮抗剂

1)他莫昔芬(Tamoxifen,TAM):是应用最早、最常用的非甾体类雌激素受体拮抗剂。其化学结构与雌激素相似,能与雌二醇(E_2)竞争性结合 ER,但不激活受体,从而使雌激素活性降低,使乳腺癌细胞停滞在 G_1 期,而抑制肿瘤细胞的增殖。他莫昔芬一直是绝经前后各期乳腺癌 ER 阳性患者的首选内分泌治疗药物。推荐剂量每次 10 mg,每日 2 次,术后服药持续 5 年。使用他莫昔芬除了出现类似于绝经期症状,如潮红、肌肉关节酸痛、阴道分泌物增多、乏力和脂肪肝等副作用外,他莫昔芬与子宫内膜细胞表面的 ER 结合并产生弱雌激素样作用,长期使用可增加子宫内膜癌发生的风险。因此对服药超过 6 个月,尤其是剂量大于 30 mg/天、ER 阳性、绝经后的高危患者,至少每年行 1 次子宫超声检查;如内膜厚度大于 5 ~ 8 mm(正常上限 5 mm),应予子宫内膜活组织检查,必要时可配合宫腔镜检查。

2)氟维司群(Fulvestrant):是一个新的甾体类抗雌激素药物,与 ER 的亲和力明显高于 TAM,与 ER 结合后减少 ER 二聚化的发生以及 ER 从细胞质到细胞核的穿梭,还能显

著降低细胞膜上 ER 的数量，没有雌激素样作用。因此，被称为“纯”抗雌激素药物。

（2）芳香化酶抑制剂：绝经后妇女的雌激素主要来源于肾上腺分泌的胆固醇转化，芳香化酶是这种转化过程的限速酶。芳香化酶抑剂（AIs）通过抑制肿瘤细胞内芳香化酶的活性从而减少雌激素的合成，抑制肿瘤细胞的生长。第一代芳香化酶抑制剂是非选择性的，代表药物为非甾体类的氨鲁米特。第二代芳香化酶抑制剂包括非甾体类的法曲唑（Fadrozole）和甾体类的福美坦（Formestane）。第三代芳香化酶抑制剂包括非甾体类的来曲唑（Letrozole，Femara）、阿那曲唑（Anastrozole，Arimidex）及甾体类的依西美坦（Exemestane，Aromasin），这类药物的作用机制主要是通过抑制芳香化酶的活性，阻断雄激素转化为雌激素。由于绝经后妇女体内雌激素主要来源于雄激素的转化，故尤其适用于绝经后激素依赖性乳腺癌的治疗。与第一、二代芳香化酶抑制剂相比，具有高选择性、高效性、低毒性等优点，疗效亦优于他莫昔芬，可以明显降低乳腺癌复发和转移的风险，且耐受性好，没有子宫内膜癌等远期并发症的风险，因此第三代芳香化酶抑制剂已成为绝经后 ER 阳性的转移性乳腺癌患者的一线治疗，也可用于早期乳腺癌的术后辅助治疗。

1）来曲唑：是目前活性最高、选择性最强的新一代芳香化酶抑制剂，对受体阳性的绝经后早期乳腺癌患者降低术后复发的作用优于他莫昔芬，且不论任何年龄、任何转移部位；对年龄>70 岁（80% ER 阳性）的患者效果更好。术后口服他莫昔芬 5 年的绝经后乳腺癌患者，仍可继续使用来曲唑。

2）阿那曲唑：也是新一代的非甾类芳香化酶抑制剂。美国 FDA 已批准阿那曲唑用于绝经后早期乳腺癌的术后辅助治疗。研究表明，对已经接受他莫昔芬治疗 2 年的绝经后患者，随机分入阿那曲唑或他莫昔芬组完成以后 3 年的内分泌治疗，中位随访 28 个月，结果显示，阿那曲唑与他莫昔芬相比，可降低复发风险 40%。2007 年，美国《NCCN 乳腺癌治疗指南》推荐阿那曲唑作为绝经后激素受体阳性的晚期患者的一线内分泌治疗药物。

3）依西美坦（Exemestane）：其结构与芳香化酶的自然底物雄烯二酮相似，为芳香化酶的伪底物。该药通过与芳香化酶活性位点不可逆结合而使其失活。依西美坦与他莫昔芬作为一线治疗药物进行比较，其有效率分别为 42% 和 16%，临床获益率分别为 58% 和 31%，TTP 分别为 8.9 个月和 5.2 个月。有学者认为，对大多数早期乳腺癌的患者，服用他莫昔芬 2～3 年后改用依西美坦是一项很合适的策略。2006 年，《NCCN 乳腺癌治疗指南》也推荐对绝经后受体阳性者使用他莫昔芬 2 年和 3 年后改用依西美坦 3 年和 2 年。

（3）脑垂体 GnRHa：代表药物为类似物戈舍瑞林常用于药物去势。卵巢分泌激素受垂体产生的促卵泡激素（FSH）和促黄体素调控，后者的产生又受下丘脑的促性腺激素释放激素（GnRH）控制。GnRHa 可以和垂体的 GnRH 受体结合，负反馈抑制下丘脑产生 GnRH，同时又直接抑制垂体产生 FSH 和 LH，使绝经前妇女的雌激素水平下降到绝经后的水平，这就是药物去势，其效果和手术去势相当，但对卵巢功能的抑制作用是可逆的。

临床试验显示对绝经前激素受体阳性的高危复发病例，卵巢切除能提高生存率，但由于手术的副作用以及对患者心理造成的影响，目前临床上已普遍采用药物去势取代手术去势。在绝经前ER阳性晚期乳腺癌的患者中，单用GnRH类似物治疗临床反应率可达33%，联合他莫昔芬后临床反应率可提高到42%。

(4)孕酮类药物：主要通过负反馈作用抑制尿FSH和LH的分泌，减少卵巢雌激素的产生，通过抑制促肾上腺皮质激素的分泌，减少肾上腺皮质中雌激素的产生；与孕激素受体(PR)结合后竞争性抑制 E_2 与ER结合，阻断了雌激素对乳腺癌细胞的作用。常用的药物有甲羟孕酮和甲地孕酮。

2. 前列腺癌内分泌治疗常用药物

男性绝大部分雄激素来源于睾丸间质细胞(Leydig细胞)，雄激素(睾酮)在Ⅰ型和Ⅱ型5α-还原酶(5α-Reductase，5α-R)作用下还原为双氢睾酮(Dihy-drotestosterone，DHT)，其生物学活性是睾酮的7倍。肾上腺产生的雄激素主要是脱氢异雄甾酮和雄甾烯二酮，其活性很弱，但在前列腺和前列腺以外的部位，17β-羟化类固醇脱水酶和5α-R代谢成作用更强的DHT。绝大部分前列腺癌细胞为雄激素依赖性，这些细胞表面的雄激素受体与双氢睾酮结合，然后进入细胞核，调控基因表达和细胞生长，因此雄激素撤除可通过凋亡导致雄激素敏感细胞死亡，而雄激素抵抗细胞克隆受到有丝分裂因子刺激时会重新生长并最后导致患者死亡。

(1)雌激素：利用雌激素对抗雄激素的作用，抑制垂体前叶释放LH及抑制睾酮的产生，从而抑制前列腺上皮细胞的过度生长，起到治疗前列腺癌的作用。常用的药物是己烯雌酚。应用己烯雌酚的同时，应给予辅助阿司匹林对抗血小板聚集，以及给予利尿剂减轻水肿。据欧洲癌症治疗研究组的观察，每日应用1 mg己烯雌酚，虽然不能完全阻断血清睾酮的作用，但在生存率和引起心血管疾病方面的并发症与行双侧睾丸切除者无明显差异。此外，己烯雌酚联合应用雄激素阻断剂在治疗前列腺癌方面也有必要进一步探索。

(2)GnRHa：初始GnRHa能促进睾酮的释放，随后通过负反馈效应引起睾酮急剧下降，可达到去势水平，对肾上腺雄激素不会产生作用。常用药物为亮丙瑞林，其主要副作用是阳痿和潮热，而心血管并发症和乳房女性化等症状远低于己烯雌酚。当采用GnRHa治疗前列腺癌时，初始由于刺激垂体前叶的GnRH受体，LH分泌增加，使睾丸产生更多的睾酮，可使治疗初期的前列腺癌症状进一步加重。所以，在开始应用GnRHa类似物时，应同时使用抗雄激素治疗，以消除睾酮增高所致的不利影响。

(3)抗雄激素治疗：雄激素拮抗剂直接同雄激素受体(AR)结合，是一种对DHT的竞争性抑制剂。雄激素拮抗剂分成两类，一类是体内有激素活性的类固醇，另一类是体内没有激素活性的非类固醇。①醋酸氯羟甲烯黄体酮(CPA)：是羟孕酮的一种衍生物，直接同雄激素受体结合，抑制DHT的作用，同时，CPA也作为一种孕激素抑制LH和睾酮的

分泌;由于 CPA 具有孕激素作用,所以其副作用类似于己烯雌酚,如丧失性欲、血栓性静脉炎、水肿、乳房女性化等,但它对心血管方面的副作用要比己烯雌酚小。②纯雄激素拮抗剂:本身在体内不具有激素作用、可直接同雄激素受体结合、具有很高亲和性和特异性的雄激素拮抗剂称为纯雄激素拮抗剂。目前临床应用研究的主要有 3 种化合物,即氟他胺(Flutamide)、尼鲁米特(Nilutamide)和康士德(Casodex)。其中,缓退瘤(氟他胺)的缺陷是该药物在竞争性抑制 DHT 对前列腺癌刺激作用的同时,也竞争性地抑制雄激素对下丘脑的负反馈抑制作用,因此,可引起继发性的下丘脑 GnRH 及垂体 LH 分泌的增加,最终可刺激睾丸睾酮分泌的增加,从而抵消氟他胺的部分疗效。其副作用包括引起消化道症状,如恶心、呕吐、腹泻,以及乳房女性化,长期应用可损害肝功能等。不同的雄激素拮抗药物作用的受体部位可能不同,故对氟他胺耐药的患者,换用其他抗雄激素药物仍然有效。如氟他胺产生抵抗的患者,应用康士德治疗仍有效,同样康士德也会产生耐药性,两者交替使用可延缓耐药性的发生。康士德与 AR 的亲和力要比氟他胺强 4 倍,且对中枢神经的作用较弱,毒性也较低,主要副作用有乳房胀痛,但对性欲影响很小。

第四节　中医外治法在肿瘤方面的应用

外治法治疗恶性肿瘤源远流长,已有上千年历史,吴师机在《理瀹骈文》中指出“外治与内治有殊途同归之妙”“外治之理即内治之理,外治之药即内治之药,所异者法耳”。中医外治疗法在治疗肿瘤中的应用具有简、便、廉、效的特点。随着科学的进步和发展,其治疗方法也越来越多,适应范围也越来越广泛,丰富了肿瘤的治疗手段,为肿瘤治疗做出了一定的贡献。

一、肿瘤外治法的作用机制

1.药物直接的效果

无论应用何种外治法,对肿瘤的疗效首先是选用药物本身的治疗作用,由于药物常直接用于肿瘤部位,因此可以发挥直接杀伤肿瘤细胞的作用。对于一些药物不能直接作用肿瘤,药物的疗效主要依靠透皮或通过黏膜吸收入血,通过血液循环而发挥全身治疗作用的药物,其作用机制因所用药物而有所不同,如有些以毒攻毒的药物往往是通过细胞毒而发挥作用的;有些则是通过引起肿瘤细胞凋亡而发挥作用的;有些是通过抑制肿瘤细胞端粒酶活性起作用的;还有一些可能通过抑制肿瘤血管的形成而发挥作用。近几年来研究还发现有些中药可调节肿瘤基因蛋白的表达,阻断肿瘤的信号传导,而发挥抗肿瘤效应。因此外治法的治疗效果取决于所用药物本身的作用以及是否恰当地应用了辨证施治的原则,药物抗肿瘤作用强,辨证用药得当,效果自然就好,反之则效果差。

2. 经络的调节作用

这是外治法有别于内治法的最重要的一个方面，内治法主要通过药物吸收而发挥抗肿瘤作用，而外治法除了药物的这个途径外，还通过经络的调节作用发挥抗肿瘤的效果。越来越多的研究表明，经络具有外敏性和放大效应，外治的药物敷贴于经穴部位，微小的药量通过刺激穴位形态结构中的肥大细胞，使其释放出多种生物活性物质如组织胺等，提高皮肤表层神经末梢的兴奋性而产生敏感效应；敷贴于穴位的药物还可以通过在激素调节中细胞与细胞之间进行信息传递的受体——环化酶-cAMP-蛋白激酶这样一个生物学的放大作用而产生明显的生物效应。此外，外治法的药物或针灸对体表某一部位的刺激，通过穴位、经络传导感应影响机体神经-体液系统而增强人体自身的调节，同时还可以通过“气-生物能”而改善脏腑器官的生理功能，使机体内环境处于更为协调的状态，充分发挥所谓“正气”的作用而达到抗癌效应。

二、肿瘤外治法的应用范围和适应证

理论上讲，只要中医内治法可以治疗的恶性肿瘤就可以应用外治法治疗，因“外治之理即内治之理，外治之药亦内治之药，所异者法耳”，但随着肿瘤治疗的日益规范，各种疗法包括手术、放疗、化疗、生物免疫疗法及中医中药治疗均有自己的应用范围和适应证，不可能包罗万象。肿瘤外治法亦不例外，它对于一些表浅而无法切除的肿块，或借助仪器设备可以将药物直达肿块，作用可能更直接一些，对于一些深部的肿瘤往往不能“直达病所”，需要通过经络调节发挥治疗作用，而将外治法应用于癌性疼痛及肿瘤的一些并发症则往往可以起到西医疗法所不及的效果。

1. 直接控制肿瘤

将药物敷贴或者直接注射于肿瘤部位可发挥直接抗肿瘤的效果。如治疗子宫颈癌，明代《外科正宗》记载有“三品一条枪”敷贴局部治疗早期子宫颈鳞癌取得良好疗效；用于无法切除的体表或内脏肿瘤或无法切除的转移瘤进行局部敷贴可能对控制肿瘤的发展、改善临床症状、减少患者痛苦有一定的帮助，如肝癌引起腹腔淋巴结转移、胃癌、肠癌引起的腹腔淋巴结转移肿块、肺癌引起的胸壁肿块等均可使用外敷或外贴治疗。随着科学技术的发展，外治法有延伸，一些应用中药的介入疗法亦归之肿瘤外治法，如肝癌的介入治疗，经常用中药羟喜树碱、β-榄香稀、砒霜(三氧化二砷)。

2. 癌性疼痛

外治法治疗癌性疼痛是中医特色之一。西医控制恶性肿瘤的癌性疼痛效果明显，80%以上的癌性疼痛可以得到有效的控制，但由于麻醉类镇痛剂的一些副作用，使一些患者难以耐受，同时由于价格昂贵及患者恐惧成瘾等问题，影响临床应用。多年来，应用中药外治法治疗癌性疼痛取得了一定的疗效，减轻了患者痛苦，但因为镇痛强度不够、剂型落后、临床观察缺乏随机对照大样本的资料，只停留在经验总结上，说服力不强，因而未能在临床广泛推广使用。

3. 肿瘤并发症

肿瘤并发症的治疗也是外治法的一大特色，肿瘤并发症很多，目前一些并发症西医治疗效果不满意，而应用中医外治法往往能取得良好的效果。如肿瘤术后伤口感染、皮瓣坏死，应用清热解毒、活血化瘀的中药外洗或外敷，可以大大缩短伤口愈合时间；肿瘤术后引起的吻合口瘘或窦道，治疗十分棘手，应用解毒敛疮的中药液冲洗瘘口或窦道，或做成药捻插入窦道，有助于祛腐排脓，生肌敛疮，促进瘘管或窦道口的愈合；肿瘤术后引起的肠粘连，甚至肠梗阻，应用中药炒热外敷，配合推拿手法及针灸治疗，可缓解疼痛，促进排气排便，利于肠道通畅；癌肿破溃，或放、化疗引起的肿块局部破溃，久不愈合，应用以毒攻毒、去腐生肌，可控制癌细胞生长，利于伤口愈合；化疗引起的静脉炎用双柏散外敷治疗，有明显消肿止痛疗效。对于化疗后引起的恶心、呕吐，针刺或局部穴位（内关、攒竹、足三里、太冲等穴位）注射药物，可起到明显的止吐作用；癌症引起的胸腹水，在腔内注射中药，如羟喜树碱、香菇多糖等，有助于控制胸腹水，明显改善症状。

4. 肿瘤放化疗后的白细胞减少症

中医艾灸具有明显的升高白细胞的作用，对于肿瘤患者手术后放、化疗的白细胞减少症，我们采用中医艾灸背俞穴和腹部关元气海穴取得良好疗效。

三、肿瘤的常用外治方法

1. 敷贴法

将膏药敷贴于肿瘤局部或者肿瘤所在部位的体表，以起到解毒散结、活血化瘀、消毒止痛等作用，如应用蟾蜍镇痛膏外贴肝区治疗肝癌疼痛。

2. 围敷法

将新鲜的中草药捣烂，或用干药粉加水、酒、醋、蜂蜜、蛋清、猪胆汁、麻油等调和，直接敷于肿瘤局部；如肿瘤破溃化脓，则围敷在周围，“束其根盘，截其余毒”。

3. 腐蚀法

应用药性峻猛、能祛腐拔毒的药物敷于肿瘤表面，以腐蚀瘤体，从而达到使癌毒外泄、瘤体消散或脱落的目的；对于瘤体已经溃破、腐肉糜烂，亦可以用此方法以祛除腐肉，生肌敛疮。常用药物如硇砂、信石、火硝、降丹。

4. 药捻法

将腐蚀药加赋形剂制成线香状的药捻，插入细小的疮口中或瘘管、窦道内，以引流祛腐、促使其创口愈合的方法。常用于肿瘤术后并发瘘管或窦道者。

5. 熏洗法

用药物煎汤乘其热气进行熏洗、淋洗、浸浴的方法，此方法借助药力的综合作用，可达到促进腠理疏通、气血流畅、改善局部营养和全身机能的目的。适合于肿瘤康复期的巩固治疗。

6. 熨法

用炒热的药物布包，熨于疼痛部位或相应的体表，从而起到活血止痛的作用。常用于癌症疼痛，或肿瘤所致的包块等症。

7. 塞法

将药物捣烂或研为细末，制成相应的栓剂，塞于阴道、肛门等患处，以起到腐蚀肿瘤、消肿止痛的作用。常用于阴道癌、子宫颈癌、直肠癌等有局部病灶者。

8. 灌肠法

将中药药液做保留灌肠，以发挥药液在肠道内对肿瘤的抑制作用，常用于肿瘤压迫肠腔或浸润肠管、堵塞肠道引起的肠梗阻或便秘等。

9. 中药现代外治法

如中药离子透入法、超声药物透入法、中药介入法、腔内注入药物法等，对于多种肿瘤可起到直接抑制和杀灭作用。

10. 针灸和气功疗法

针灸对于改善肿瘤患者的症状，提高生活质量可起到一定的作用，亦常用于减轻化疗引起的骨髓抑制及恶心、呕吐等消化道反应。气功对增强体质、防止癌症的复发转移有重要作用。

11. 艾灸

艾灸对于肿瘤患者放疗或化疗后引起的白细胞减少有一定的提高作用，常用于各种肿瘤放化疗后白细胞减少症。艾灸的主要穴位以背俞穴和气海关元穴为主。

四、肿瘤外治法存在的问题和对策

1. 肿瘤外治法存在的问题

肿瘤外治法近年来的研究虽然取得了一些成果，但离我们的愿望还是有较大的差距，主要表现在以下几个方面：①缺少随机、对照研究，资料可信度差。医学目前已经进入循证医学时代，循证医学讲究的就是科学的证据，证据分为五类，最好的、最有说服力的证据就是大样本、随机对照、多中心研究和 Meta 分析的结果，我们称为一类证据，而不设立对照、个案报道或个人经验介绍则为四、五类证据，不能作为治疗依据。目前肿瘤外治法的研究缺乏一类证据，故资料的可信度差，说服力不强。②疗效评价不遵循统一规范,随意性大。对于恶性肿瘤治疗效果的评价标准,过去一直采用 WHO1981 年制定的实体瘤疗效评价标准,即用完全缓解(CR)、部分缓解(PR)、稳定(SD)、进展(PD)来评价疗效,经过几十年的临床实践,发现这一评价标准存在许多不足的地方。为此,几个国际研究机构于 2000 年联合制定一个新的标准,即 RECIST 标准,现在已经全世界通行,正在逐渐取代 WHO 标准。目前对肿瘤患者疗效的评价,学术界更注重患者的生活质量和生存期,把它们作为评价的终点指标,其他指标如缓解率、疾病进展时间(TTP)一般只作为中间指标。从目前发表的肿瘤外治的文献看,评价的标准较为混乱,有些则是一些自拟的标准,缺乏统一规范。③组方庞杂,成分复杂,机制不明。多数处方药味用至几十味,最多的近 40 味,如此大的处方,浪费药材不说,即使从中医组方的要求来说亦是不符合的。综观历代先贤的处方,精练得体,直切病机,有些寥寥几味即可彰显其功,而此类大处方,看是面面俱到,实际药力不专,很难取得实际效果,况且药味过多,即使起效,因成分复杂,亦难以探明其机制。④剂型落后,疗效降低。目前肿瘤的外治剂型多数还是较为原始的剂型,或用散剂,或用敷剂,即使制成膏药或其他剂型,因吸收差,往往难以取得预期的效果。⑤文献挖掘、理论研究和实验研究还很不够。目前对外治的文献尚缺乏系统的整理研究,继承工作不到位,发扬提高就有难度,特别是中医外治理论研究一直无新的突破;涉及外治实验研究的文章则更少,严重影响了外治研究向深度和广度的推进。

2. 促进肿瘤外治研究的对策

(1)加强外治法的理论研究:理论来源于实践,又反过来为指导临床实践服务,外治法亦不例外。由于这一传统方法一直未能引起人们的高度重视,因此目前的理论研究较为肤浅,还没有从深层次上揭示其本质,有待今后进一步深入。

(2)加强临床研究:临床研究是促进学术发展的根本。目前的临床研究还只是停留在一般的资料积累总结上,不少报告缺乏严密性和科学性,往往报道的疗效好,而重复性很差,这就需要每一位临床工作者要有严谨的科学态度,严格按照科研设计有关要求进行临床观察,同时结合药理药化实验研究分析,阐明临床治病用药机制,如此临床研究水平才能走上一个新台阶。

(3)充分吸收现代科研成果,促进肿瘤外治现代化,肿瘤外治法要不断吸收现代科学研究成果,借助现代科学透皮剂,促进药物的渗透与吸收;利用现代科技手段,改革药物剂型。此外,还应引入物理、生物、生化、电生理、微循环等多学科的现代科技手段,进一步阐明外治机制等实际问题。

(4)加强剂型改革,不断提高临床疗效。临床疗效能否提高,药物的基础,剂型是关键。目前用于肿瘤外治的剂型多为一些原始的剂型,不利于药物的吸收,影响临床疗效,研究开发出一些简便、实用、高效的剂型已成为当务之急。近年来透皮吸收理论的发展,实际上已为中药外治剂型的改革奠定了良好的理论基础。用西药芬太尼制成的用于癌性疼痛的现代透皮贴制剂多瑞吉为中药剂型的改革树立了光辉的典范。

(5)认真做好文献整理研究工作。要有组织、有计划地总结散在于历代各家医学著作中的有关肿瘤外治的内容,广泛收集散在于民间的、行之有效的治疗恶性肿瘤的中草药外治方法和药物,加以深入研究,这既有利于丰富肿瘤治疗的手段和方法,亦利于开阔视野,启迪思路,开发研究出一些新的肿瘤外治特效药物。

五、对肿瘤外治法未来的展望

肿瘤外治法自远古始创至今经历了形成、发展、充实、成熟、弘扬五个阶段,无不吸收了同时代的科学技术精华,肿瘤外治法既要博收广采前人经验,更要注重当今科学技术发展的紧密结合,创造出一些真真正正行之有效、简便实用的新剂型来。展望未来,前景灿烂。我们相信,随着现代科学技术进步的飞速发展,这一疗法必将会焕发青春,造福于广大肿瘤患者。

第三章　肿瘤并发症的治疗

癌症目前位于居民死因的第 1 位或第 2 位，由于癌症患者就诊时多属于中、晚期，疼痛成为癌症患者常见症状，直接影响患者的生活质量。据统计，50%～70%的癌症患者伴有不同程度的疼痛，最佳的镇痛处理将减轻癌症带来的痛苦，提高患者的生活质量和生理适应性。1982 年，WHO 疼痛治疗专家委员会在意大利米兰成立，提出 WHO 癌症三阶梯止痛治疗方案，并在欧洲多个国家进行试点。1984 年，在日内瓦召开癌症疼痛综合治疗会议，在世界范围推广"三阶梯止痛原则"。1986 年，WHO 以 23 种文字出版《癌症疼痛的治疗》。1991 年，我国卫生部颁布《关于在我国开展癌症三阶梯治疗的通知》；1993 年，制定我国"癌痛治疗指导原则"；1994 年，第一次颁布《癌症患者申领麻醉药品专用卡的规定》，2002 年，重新修改《麻醉卡》，规定麻醉药品控（缓）释制剂处方一次不超过 15 日量，同年，我国吗啡用量达 211 kg。随着人类文明的发展，当今已进入无痛的时代。控制癌性疼痛被列入 WHO 4 项癌症综合控制规划重点之一，缓解癌性疼痛十分必要。因此，做好癌性疼痛的综合治疗工作，不仅是现代医学的基本功，而且重视疼痛、控制疼痛，也是对肿瘤工作者的基本要求。研究癌痛、战胜癌痛，已成为肿瘤治疗的重要组成部分。

第一节　上腔静脉综合征

上腔静脉综合征（Srperior Vena Cava Syndrome，SVCS）是由上腔静脉阻塞而致的一组症候群，具有典型的临床表现。上腔静脉为血液自头、颈、上肢及上胸回流到右心房的主要静脉通道，上腔静脉位于纵隔右前方，周围有右主支气管、动脉、胸腺及淋巴结链所包绕。上腔静脉管壁较薄、内部血流压力低，且受解剖位置所限，被多组淋巴结所包绕等，因而易受压阻塞。上腔静脉阻塞影响静脉回流，可导致引流区域静脉压升高及表浅静脉扩张。如长时间阻塞，可导致不可逆的血栓形成或中枢神经系统损害和肺部并发症。属于肿瘤急症或亚急症范畴，需及时处理。

一、病因

多种因素与上腔静脉阻塞有关，包括良性疾病和恶性疾病。过去认为 50%病例系良性疾病所致，近来报道97%病例系恶性肿瘤所致。良性疾病包括血栓形成、纤维化、梅毒性主动脉瘤、淋巴结结核、胸骨后甲状腺肿、心包炎及纤维化纵隔炎等。恶性疾病包括支气管肺癌（约占75%）、恶性淋巴瘤（约占15%）、转移性癌（约占7%）等。

二、临床表现

临床表现取决于起病缓急、梗阻部位、阻塞程度和侧支循环形成情况。通常为潜隐性起病，半数以上已有2~4周病史，进而出现特殊的症状和体征。最常见的临床特征为呼吸困难、面颈浮肿，其次为躯干和上肢浮肿，胸痛、咳嗽、咽下困难亦可出现。当仰卧或前倾时呼吸困难更严重。如继发颅内压升高则可出现中枢神经系统症状，包括头痛、视觉减退、焦虑、易激怒、嗜睡等意识状态改变，但较少见。常见的体征有胸、颈静脉扩张，颜面浮肿，呼吸急促（>30次/分钟），也可有颜面红肿、上肢发绀和浮肿、声和（或）霍纳（Horner）综合征。

三、临床诊断

根据临床症状及体征，一般很容易诊断。病史采集应包括了解吸烟史、有关环境因素和职业。胸片可显示上纵隔（右侧占75%）肿块、纵隔和气管旁淋巴结肿大、胸腔积液（右侧多见）。胸片无典型发现时，CT增强扫描是常用的诊断方法。血管造影，如放射性核素静脉造影及核磁共振检查可用于确定阻塞部位。

引起SVCS的良性疾病和恶性疾病通常在治疗上有明显不同，因此，宜在治疗前尽可能明确病理，可通过内镜活组织检查（支气管镜、纵隔镜）、手术活组织检查（锁骨上淋巴结、剖胸探查）或细胞学检查（痰支气管镜冲、刷物，胸腔积液）实现。还可在B超或CT引导下经皮行肿块或淋巴结针吸活组织检查，在条件允许的情况下，可行纵隔镜检查或开胸探查术。对于就诊较晚、病情紧急的患者，先行紧急治疗，待症状缓解后再酌情安排有关检查。

四、综合治疗

SVCS的治疗目标为缩小肿块、缓解阻塞、恢复正常的静脉引流，分为支持治疗和确定治疗，患者需抬高床头和吸氧。

1. 放射治疗

对大多数由恶性肿瘤所致的SVCS患者，放疗是首选的治疗方法，常可很快缓解症状。放疗初期一般使用大剂量（300~400 cGy/天）进行治疗，持续数天后再改用常规剂量。放疗总量视疾病情况而定，放疗初期局部水肿加重，可配合地塞米松和利尿剂进行辅助治疗。

2. 静脉化疗

对小细胞未分化肺癌和恶性淋巴瘤患者,可首选静脉化疗。对非小细胞肺癌,当压迫症状明显时,卧床困难者也可选用,待症状缓解后再行放疗。化疗往往在数天内可解除压迫,缓解症状,化疗方案根据具体肿瘤决定。

化疗时避免从上腔静脉注射,特别是右上肢静脉,因血流速度慢,甚至有血栓形成、静脉炎及不稳定的药物分布等情况,宜选用下肢小静脉。

3. 手术治疗

对良性疾病所致的阻塞通常有效,对放疗、化疗不敏感的肿瘤也可采用手术治疗,但手术难度较大,并发症及死亡率较高。

4. 抗凝治疗

上腔静脉综合征常伴有血栓形成,早期研究表明,肝素抗凝治疗合并放疗或化疗可以缩短住院时间,因静脉导管所致血栓形成的上腔静脉阻塞,单用抗凝治疗即可使阻塞消除。抗凝治疗既可防治血栓,也可引起出血的潜在危险,需有实验室检查配合,控制抗凝时间及凝血酶原时间延长 1.5 ~2.0 倍。

五、预后

大部分 SVCS 患者可期望有症状改善,症状明显缓解者中淋巴瘤患者改善率可达 95%,肺癌为 70%;大部分病例在治疗后 3 ~4 天症状缓解,少数患者在 7 天内症状亦见好转。SVCS 的总生存率较差,仅有 10%~20% 病例生存超过 2 年,SVCS 后的生存情况取决于肿瘤类型及恶性肿瘤对抗癌治疗的反应性。

第二节　恶性体腔积液

人体的胸膜腔、腹膜腔、心包腔统称为浆膜腔,在生理状态下,腔内有少量液体,正常成年人胸腔液<20 mL,腹腔液<50 mL,心包腔液 10 ~50 mL,在腔内主要起润滑作用,一般不易采集到。在患癌症的病理状态下,腔内有大量液体潴留,称为恶性浆膜腔积液,多属渗出……恶性体腔积液是癌症患者的常见并发症,多数属于疾病进展或复发的结果,也可作为癌症患者的首发临床表现,多数预后不良,包括恶性胸腔积液、恶性心包积液及恶性腹水。

一、恶性胸腔积液

(一)常见原因及产生机制

恶性胸腔积液的原因以肺癌(约占 35%)、乳腺癌(约占 20%)、淋巴瘤和白血病(约占20%）常见，其次包括卵巢肿瘤、胃肠道肿瘤和胸膜间皮瘤等。恶性胸腔积液的产生机制一般认为与肿瘤所致毛细血管渗透性增加，原发肿块位于纵隔或继发纵隔淋巴结转移或放疗纤维化所致淋巴管、血管回流受阻，压力增加以及肿瘤细胞分泌或释放蛋白因子等有关，胸腔液产生量增加和淋巴回流损害相结合是多数恶性胸腔积液发展的必需因素。

（二）恶性胸腔积液的诊断

1. 临床表现及体征

与胸腔积液产生的速度和量有关，常见表现为呼吸困难、咳嗽和胸痛，少见症状有发热、血痰、吞咽困难等，但23%的患者起病时可无症状；典型的体征可有即诊浊音、呼吸音减低、语颜减低或消失、横隔移动度减少；大量胸腔积液时压迫纵隔移位，气管移向对侧，肋间隙饱满、增宽。

2. 辅助检查

胸透或胸部正侧位片对胸腔积液的诊断最具意义，侧位片可发现少至100 mL的胸腔积液，且对区分胸腔积液和胸膜增厚有意义。

①B超检查对包裹性积液诊断较好，并可为穿刺抽液定位。②胸部CT检查对少量胸腔积液或发现胸腔内其他病变有意义。③胸腔穿刺抽液检查最常用于胸腔积液的定性诊断。恶性胸腔积液常表现为渗出液，半数以上为血性。恶性胸腔积液的常规及生化检查常表现为：比重>1.016，pH<7.30，红细胞及白细胞计数增多，胸腔积液LDH与血清LDH比值>0.6，胸腔积液蛋白含量与血清蛋白含量比值>0.5，糖含量降低（<600 mg/L），胸腔积液CEA含量多明显增高。胸腔积液的细胞学检查最为重要，恶性胸腔积液中发现肿瘤细胞阳性率为40%~90%，中位数为65%，多数恶性胸腔积液经首次细胞学检查可明确诊断，少数病例经多次细胞学检查可发现肿瘤细胞，但淋巴瘤患者的胸腔积液细胞学检查多为阴性。组织学检查，对多次胸腔积液细胞学检查阴性的患者可通过胸膜活组织检查（可在B超或CT引导下），提高诊断率，对仍不能明确诊断的患者可考虑纵隔镜、胸膜腔镜等检查，必要时剖胸探查。

（三）恶性胸腔积液的治疗

恶性胸腔积液治疗的主要目的是缓解症状、减轻痛苦、提高生活质量和挽救、延长其生命。可分为全身治疗和局部治疗2种。

1. 手术治疗

包括胸膜腔分离术和闭式引流术。①胸膜腔分离术。近年来，临床上应用分流器行胸腹分流术是一个新的治疗恶性胸腔积液的方法，此法简单安全，尤其适用于有“包裹肺综合征”，肺不能重新扩张患者，这些患者用其他常规疗法往往无效，分流术虽不能使胸腔积液不再产生，但它能使其保持稳定，从而缓解症状，达到姑息治疗的目的。②闭式引

流术。用一次性输液器改制密闭胸腔引流管，治疗恶性胸腔积液无毒副反应，总有效率在90%左右。

2. 全身化疗

恶性胸腔积液一般应视为全身性疾病，有效的全身化疗可根治积液的原因和恶性肿瘤的其他病灶，如乳腺癌、恶性淋巴瘤、小细胞肺癌及恶性肿瘤等。

3. 胸膜腔内化疗

抗癌药物已广泛用于恶性胸腔积液的胸膜腔内化疗，其一方面在脏壁二层胸膜间产生化学性炎症，导致胸膜粘连、胸膜腔闭塞、抑制胸腔积液外；另一方面具有抗癌作用。实验研究表明腔内给药，药物局部浓度高，能较好发挥抗癌效果；目前常用胸膜腔内化疗药物有丝裂霉素（10～20 mg）、阿霉素（40～60 mg）、表阿霉素（60～100 mg）、顺铂（30～60 mg）、阿糖胞苷（40～60 mg）、博来霉素（20～40 mg）、氮芥（5～10 mg）、塞替哌（20～40 mg）等。具体药物及剂量选择根据原发肿瘤对药物的敏感性、患者的一般情况、体表面积、血常规及肝肾功能等而定。胸膜腔内化疗给药时多采用胸腔穿刺或闭式引流，尽可能排除胸腔内液体，用生理盐水或注射用水 40～50 mL 溶解稀释化疗药物，经穿刺导管或引流管注入胸腔，避免将药物注入或漏入胸壁皮下或皮下组织，注入药物后应变换体位使药物在胸膜腔内分布均匀。注射药物后 1～2 小时给予患侧胸膜腔射频热疗效果更佳，可对腔内化疗药物起增敏作用，一般胸膜腔内化疗间隔时间为 1 周。

4. 放射治疗

纵隔肿瘤或淋巴结肿大引起的中心性胸腔积液，用放疗效果较好，尤其是对放疗较敏感的肿瘤如恶性淋巴瘤或中央型肺癌。对化疗难治的淋巴瘤所引起的症状性胸腔积液宜选用放疗。放射性核素 ^{198}Au、^{32}P 等也可腔内用药，但需一定技术条件及妥善作好放射性废弃物处理。

5. 中药治疗

采用榄香烯乳对晚期恶性胸腔积液进行临床研究，结果表明，该制剂对恶性胸腔积液的疗效为 74.8%，对恶性腹水的疗效为 75.0%；接受局部注射的患者，有效率为 63.5%。应用国产香菇多糖治疗恶性胸腔积液与腹水显效率为 31.0%，有效率为 38.0%，总有效率为 69.0%，其中肺癌合并胸腔积液者疗效显著，有效率为 83.3%，治疗期间，毒副作用明显减轻。苦参碱、鱼星草注射液的疗效也较好。

6. 生物效应调节剂的应用

如短小棒状杆菌、厌氧棒状杆菌、沙培林、胞必佳等。其作用机制为产生化学炎症，胸膜粘连、胸膜腔闭塞控制胸腔积液，其他作用机制包括抗肿瘤、调节免疫活性细胞功能等。

7. 胸膜腔内注射硬化剂

常用硬化剂为四环素和滑石粉。四环素有效率高、应用方便、价格低、较少有并发症等特点，剂量为0.5～3.0 g；滑石粉副作用较多，现少用；对双侧胸腔积液患者应避免双侧胸腔注入硬化剂，以免发生严重限制性呼吸衰竭。

（四）恶性胸腔积液的预后

恶性胸腔积液患者总的预后不佳。实体瘤病例平均生存率约6个月，恶性淋巴瘤者可达16个月。

二、恶性心包积液

心包为脏层心包和壁层心包之间的潜在腔隙，是一个由10～50 mL浆液填充的浆膜囊。其间如积聚液体，可使心包和囊内压力升高，并妨碍右心静脉回流。恶性心包积液常常是癌症患者终末期表现之一，以肺癌、乳腺癌、白血病、恶性淋巴瘤及黑色素瘤者最常见。心包内癌细胞产生积液是由于间皮细胞受刺激和淋巴管引流受阻所致，可见于：①原发性支气管肺癌直接蔓延；②纵隔淋巴结转移性恶性肿瘤经淋巴管逆行播散；③各种原发性肿瘤血行转移到心脏和心包脏层。恶性肿瘤患者的心包积液也可由炎症引起。恶性肿瘤放射治疗也有产生放射性心包炎的可能。

心包积液有的可无症状，尤其发展较慢者；有些可有心前区、肋弓下和上腹部疼痛，或有颈静脉怒张、低血压。心脏压塞的典型症状为静脉怒张、心音低远和奇脉。查体可出现心界扩大、颈静脉充血、肝大、静脉压升高及Ewart症；胸片和胸透均有助于诊断；心电图上有低电压及广泛的ST-T段改变；心动超声图测及2个回波可资确诊。超声技术可估测积液量及提供心包穿刺定位参考。心包穿刺术常可确定病因。

心包积液的治疗可分全身治疗和局部治疗2种：全身治疗将心包积液作为全身疾病的一部分进行治疗，对急性白血病、恶性淋巴瘤、小细胞肺癌和乳腺癌可能有效；局部治疗的目的能使心包减压并防止积液进一步积聚。治疗方法包括心包针穿刺术、心包导管引流术、注入细胞毒性药物、放疗以及不同程度的心包切除术、化疗（心包腔内或全身应用）或放疗，可使60%～70%的患者心包积液控制30天以上。

三、恶性腹水

恶性腹水是晚期肿瘤并发症之一，肿瘤累及腹膜是恶性腹水最常见的原因；原发性腹膜癌主要为间皮细胞瘤，临床上少见。继发性腹膜癌或癌瘤腹膜转移（播散）则较常见，也可称为腹膜癌病。发病率女性以卵巢肿瘤最多，男性以胃肠道癌最多，其他如恶性淋巴瘤、间皮瘤、子宫癌及乳腺癌也可引起。这些肿瘤占所有恶性腹水病例的80%以上，前列腺癌、多发性骨髓瘤、恶性黑色素瘤引起的腹水亦有报道。

恶性腹水的病因可分为两类：一类为中心性腹水，系静脉或淋巴管阻塞所致；另一类为周围性腹水，由散布于腹膜表面的肿瘤结节刺激液体分泌而引起。其他有关的因素包括：血管活性物质促进腹膜液体从正常腹膜快速转运入腹膜腔；正常引流道和隔下淋巴丛受肿瘤浸润，使其移除过多液体的作用减弱；血浆血管紧张素原酶活性升高及固酮水平升高。

临床表现为乏力、腹胀、呼吸短促、消化功能障碍、消瘦、踝或下肢水肿及腹块，亦可有腹痛、压痛及反跳痛，移动性浊音阳性。B 超检查易检出腹水，CT 还有助于明确是否有增大的后腹膜淋巴结、有无腹腔或盆腔肿块，以及肝、脾情况。

腹腔穿刺可用于鉴别恶性腹水和其他原因的腹水，包括充血性心力衰竭、肝硬化和腹膜炎等产生的腹水。腹腔穿刺抽取的腹水应作以下检查：外观、颜色、细胞计数、蛋白定量、腹水沉淀物作切片病理检查或涂片染色镜检。恶性腹水多为血性，化验检查为渗出液，镜检有大量红细胞，单用细胞学检查即可在约 60% 的恶性腹水得到诊断；恶性腹水半数患者腹水 CEA>12 μg/L。腹水 CEA 高于血浆。

恶性腹水的治疗包括全身化疗和针对腹水的治疗，全身化疗适用于静脉化疗有效的肿瘤引起的腹水，如卵巢肿瘤、淋巴瘤、乳腺癌引起的腹水；针对腹水的治疗包括腹腔穿刺排液，腹膜腔内注入化疗药物或生物制剂及腹腔静脉分流术。腹腔内灌注化疗药物治疗易于获得高浓度的化疗药物，延长了药物与肿瘤直接接触的时间，并不增加副作用。常用的腹腔内化疗药物有：氟尿密啶（750～1 000 mg）、丝裂霉素（10～20 mg）、阿霉素（30～60 mg）、表阿霉素（40～80 mg）、顺铂（40～60 mg）、卡铂（300～400 mg）、博来霉素（20～40 mg）、氮荠（5～10 mg）等。腹腔内化疗主要副作用除了药物本身副作用以外，还有腹腔感染发生率增加、腹痛、肠粘连及肠梗阻等。经临床试验认为腹腔灌注化疗联合内生场热疗可增加化疗药物敏感性及疗效，减少并发症的发生。

注意事项：①迅速放大量液体（>1 L），可导致低血压和休克。②若频频放液可致低蛋白血症及电解质失衡。③反复穿刺可使腹膜炎或肠损伤危险性升高。④治疗之初患者卧床休息，限制盐与水，以及给予利尿剂，均有助于减少腹水。⑤利尿剂过度使用可引起脱水和低血压，应慎用。⑥每天口服双氢克尿塞 50～100 mg 及安体舒通 50～100 mg 较为适宜。

恶性腹水的预后：一般较恶性胸腔积液为差，中位存活期由数周至数个月，1 年生存率<10%。

第三节　胃肠道反应

胃肠道反应是化疗最常见的副作用。很多药物都可引起不同程度、不同类型的消化道反应，尤其是 DDP、5-FU 等引起的副作用，部分患者反应严重，以致化疗难以进行，也降低了患者的生活质量。消化道的反应可直接由药物刺激引起，也可由于药物对消化道黏膜修补增生抑制引起；还有一部分是通过非自主神经系统而引起。胃肠道副作用包括恶心、呕吐、食欲减退、便秘、腹泻及口腔炎等。

根据患者的病情状况、患者的心理状态及药物的反应程度，给予适时和恰当的处理，可取得良好效果，减轻患者的烦恼。

一、恶心、呕吐

恶心、呕吐是化疗药物引起的最常见的早期毒性反应，严重的呕吐可导致脱水、电解质失调、衰弱和体重减轻，并因进食受到影响而造成氮负平衡，从而削弱患者对化疗药物的耐受性可能使患者拒绝化疗。

（一）化疗引起的恶心、呕吐分类

急性恶心、呕吐：发生在化疗给药后第 1 个 24 小时以内引起呕吐。迟发性恶心、呕吐：发生在化疗 24 小时以后所发生的呕吐。预期性恶心、呕吐：一种条件反射，指患者由于经历了第一个化疗引起的急性呕吐，下一次化疗给药前发生的反射性的恶心或呕吐。

（二）化疗引起恶心、呕吐的机制

化疗引起恶心、呕吐的精确机制尚未完全清楚。现公认的假说有以下几种。

（1）化疗导致小肠铬细胞释放血清素。

（2）释放的血清素和胃肠道壁内迷走神经和内脏传出纤维上的 5-HT 受体结合。

（3）刺激性迷走和内脏传入冲动，投射到化学感受器触发带和呕吐中枢，导致呕吐反射弧的激活。

（4）5-HT_3 受体洁抗剂主要拮抗后一过程。

（三）恶心、呕吐的预防

1. 镇静休息

可考虑睡前给化疗药，同时应用苯巴比妥、氯丙嗪、异丙嗪等。医护人员的巡视和安慰可减轻患者的焦虑，在一定程度上减轻恶心、呕吐。

2. 化疗前不宜进食过饱

有人对比研究发现进食过饱、胃张力增大时易诱发恶心、呕吐。另外进食不宜油腻，宜清淡易消化。

3. 应用对消化道黏膜有刺激作用的药物

可同时服氢氧化铝凝胶，或选用健脾和胃利湿中药。长期化疗的患者应服用维生素 C、维生素 B 等。

4. 中医中药辅助治疗

应用纯中药制剂贴脐散（旋复花、吴茱萸、生姜、丁香、艾叶、肉桂、薄荷研末）敷脐，

2～3 天换药 1 次，直至化疗结束。

（四）恶心、呕吐的常用药物治疗

最为有效控制恶心、呕吐症状的方法是使用止吐药物，目前常用于止吐治疗的药物有：5－羟色胺（5－HT_3）受体拮抗剂、噻嗪类（如氯丙嗪）、多巴胺受体拮抗剂（如胃复安）、抗组胺药（如苯海拉明）、皮质类固醇类药物（如地塞米松）等。

1.5－HT_3 受体拮抗剂

该药可选择性地阻滞 5－HT 与中枢神经系统的化学受体，感受区和上消化道传入迷走神经上的 5－HT_3受体结合，使之不发生呕吐。因其治疗化疗导致急性呕吐方面有效率高、耐受性好，目前常被作为恶心、呕吐治疗首选药物；如恩丹西酮（商品名：欧贝等）、格拉司琼（商品名：枢丹等）、托烷司琼（商品名：呕必停等）、阿扎司琼（商品名：欧立康定等）等。应当注意到 5－HTβ 受体拮抗剂须在静脉推注 30 分钟后方能发挥止吐效果，因此，为有效的预防化疗所致的急性恶心、呕吐，应在止吐药起效后方可使用化疗药；最常见的副作用包括头痛、便秘、腹泻、转氨酶轻度升高等。①恩丹西酮（如欧贝、枢复宁）：在化疗前 15 分钟及化疗后 4 小时、8 小时各静脉注射 8 mg，以后口服，每次 8 mg，每天 3 次，连用 5 天。对于催吐程度不太强的化疗药物所致的恶心呕吐，化疗前 15 分钟静脉注射 8 mg，以后口服，每次 8 mg，每天 3 次，连用 5 天。②格拉司琼（如康泉、凯特瑞）：半衰期为 9 小时，每次给药 3 mg 后，可维持 24 小时的止吐效果。用量通常为 3 mg，用 20～50 mL 的 5% 葡萄糖注射液或生理盐水稀释后，于治疗前 30 分钟静脉注射，给药时间应超过 5 分钟；给药后预防和控制恶心、呕吐的药效维持时间可超过 24 小时，因此，大多数患者每天只需给药 1 次即可，必要时可增加给药次数 1～2 次，但每日最高剂量不应超过 9 mg。③托烷司琼（如欧必亭）：为高度选择性的 5－HT_3受体拮抗剂，生物半衰期为 20 分钟，消除半衰期为 8 小时，所以此药的吸收利用快，但排泄缓慢。用法为托烷司琼 5 mg 加 100 mL 液体，化疗前 30 分钟静脉滴注，每日 1～2 次。

2. 多巴胺受体拮抗剂

如甲氧氯普胺、多潘立酮。一般认为是通过阻抗化学感应区神经传导介质多巴胺而发挥止吐作用的。其主要副作用是拮抗多巴胺受体引起的锥体外系反应。甲氧氯普胺通常剂量为 5～20 mg，口服、静脉注射或肌内注射；多潘立酮常用剂量为 10 mg，口服或肌内注射，每日 3 次。

3. 噻嗪类

如氯丙嗪等，小剂量可抑制延脑催吐化学敏感区的多巴胺受体，大剂量应用还能直接抑制呕吐中枢，具有较强的止吐作用。主要副作用有肝、肾功能损害及直立性低血压，不宜与甲氧氯普胺合用，否则会加重或诱发锥体外系反应。用法：每次 25～50 mg，口服、肌内注射或静脉滴注，每 3～4 小时 1 次，直至呕吐停止。

4. 抗组胺类

如苯海拉明等，能阻断呕吐中枢的 H^+ 受体，能对抗或减弱组胺对血管、胃肠平滑肌的作用，中枢神经系统的抑制性较强，对甲氧氯普胺等多巴胺受体拮抗剂有协同作用。副作用有头晕、头痛、嗜睡、皮疹及粒细胞减少等。用法：每次 25～50 mg，每日 2～3 次，口服或肌内注射。

5. 皮质类固醇类药物

如地塞米松等，单药使用作用不理想，常与其他止吐药物联合使用。短期应用皮质类固醇的副作用轻微少见，有糖尿病或其他皮质类固醇禁忌证的患者应慎用。地塞米松，每次 5～10 mg，静脉注射，每 6 小时 1 次。甲泼尼龙，每次 125～250 mg，每 3～6 小时 1 次，静脉注射，共 4 次。

由于药物、治疗方案和患者个体差异，单用某一种止吐药物无法达到满意疗效，临床上经常采用联合用药。如甲氧氯普胺、地塞米松配合 5-HT_3受体拮抗剂疗效更高。

二、食欲减退

食欲减退是仅次于恶心、呕吐的胃肠道反应，多数患者在化疗期间均有食欲降低表现，甚至有的患者无法进食，增加了患者的痛苦，影响治疗。具体处理措施如下。

(1) 给予止吐药物，使恶心、呕吐减少至最低程度。

(2) 少食多餐，可进食喜欢的食物，严禁油腻食物。

(3) 必要时给予甲地孕酮或甲孕酮增加食欲，减少化疗副作用，提高对化疗的耐受性。

(4) 给予高蛋白、高维生素及易消化食物，多食新鲜蔬菜、水果等；食物要少而精，多变换口味，以提高食欲。

(5) 调节电解质平衡。

(6) 营养不良患者应减少化疗药物剂量。

(7) 必要时给予肠内营养或肠外静脉营养支持。

三、便秘

便秘因化疗药物所致神经毒性和止吐药物作用于胃肠平滑肌使蠕动减弱而引起。具体处理措施如下。

(1) 给予高纤维素饮食（如芹菜、菠菜、韭菜等）和通便食物（如熟地瓜、香蕉、蜂蜜等），多饮水。

(2) 鼓励患者适当活动。

(3) 给予开塞露等软化大便。

(4) 控制使用 5-HT 受体拮抗剂的次数。

(5)减少可引起便秘的化疗药物剂量。

(6)必要时行腹部 X 射线检查,排除肠梗阻等情况。

四、腹泻

化疗药物可引起胃肠道上皮细胞损伤,增加肠管蠕动,影响水分和营养的吸收,导致腹泻。处理措施如下。

(1)给予低纤维素、高蛋白食物,补充足够液体。

(2)避免进食对胃肠道有刺激性之物。

(3)多休息。

(4)口服止泻药治疗。

(5)需要时静脉补充液体和电解质。

五、口腔炎

化疗药物损伤口腔黏膜细胞,引起口腔内软组织炎症,导致口腔溃疡或感染。处理措施如下。

(1)做好口腔护理,勤漱口。

(2)对口腔溃疡给予保护黏膜药物和局部镇痛药。

(3)维持营养、多饮水。

(4)口唇涂油膏,保持滑润。

(5)不使用不合适的牙托或假牙。

(6)不进食对口腔黏膜有刺激性之物。

(7)不吸烟。

(8)需要时应用抗炎、抗真菌药物。

第四节　肿瘤溶解综合征

肿瘤溶解综合征(Tumor Lysis Syndrome,TLS)为肿瘤治疗过程中由于肿瘤细胞大量溶解破坏,快速释放细胞内容物,超过了肝脏代谢和肾脏排泄能力,使代谢产物蓄积而引起的一种严重代谢紊乱性并发症,病死率较高。主要表现为高尿酸血症、高钾血症、高磷血症及低钙血症,易并发代谢性酸中毒、急性肾衰竭。常由化疗或放疗引起细胞降解促发的,但也有发生在未进行治疗的、体积巨大的、分裂快速的恶性肿瘤。

一、发病机制

大量细胞破坏,细胞内离子及代谢产物进入血液,导致代谢异常及电解质紊乱。

1. 细胞凋亡

临床上治疗恶性肿瘤的基本策略是杀灭恶性增殖的肿瘤细胞和诱导细胞分化。肿瘤细胞的死亡包括细胞凋亡和细胞坏死。大多数化疗药物是通过诱导细胞凋亡而清除肿瘤细胞的，当肿瘤细胞高度敏感或药物浓度超过一定程度时，就会引起大量细胞坏死，其代谢产物和细胞内有机物质进入血流，引起明显的代谢紊乱和电解质紊乱，导致肿瘤溶解综合征的发生。

2. 高尿酸血症

在人体嘌呤物质分解为尿酸由尿或粪便排出。体内尿酸最主要从核酸和氨基酸分解而来，化疗后大量肿瘤细胞溶解，核酸分解使尿酸生成大量增加，当肾脏不能清除过多的尿酸，尤其是 pH 值低时，尿酸则以尿酸结晶的形式存在而很少溶解。尿酸结晶在肾远曲小管、肾集合管、肾盂、肾盏及输尿管迅速沉积，或形成尿酸盐结石，导致严重尿路堵塞而致急性肾功能不全。表现为少尿、无尿及迅速发展为氮质血症，可危及生命。

3. 高钾血症、高磷血症与低钙血症

化疗后细胞迅速大量溶解，大量钾进入血液，导致高钾血症。肿瘤溶解综合征发生代谢性酸中毒，使 K^+-H^+交换增加，未裂解的细胞中钾离子大量进入细胞外，以及肾功能不全使钾排出减少均可导致高钾血症。肿瘤细胞溶解，大量无机盐释放致高磷血症。因血中钙磷乘积是一个常数，血磷增高多伴有低钙血症。

4. 代谢性酸中毒

①肿瘤负荷增加，氧消耗增加，血液黏稠度增高，微循环障碍，组织灌流不畅，形成低氧血症，使糖代谢中间产物不能进入三羧酸循环被氧化，而停滞在丙酮酸阶段并转化为乳酸。②高热、严重感染可因分解代谢亢进而产生过多的酸性物质。③肿瘤细胞的溶解，释放大量的磷酸，加之排泄受阻，从而使机体内非挥发性酸增多。④肾功能不全时，肾脏排出磷酸盐、乙酰乙酸等非挥发性酸能力不足，使其在体内潴留，肾小管分泌 H_2和合成氨的能力下降，HCO_3^-重吸收减少。

5. 急性肾功能不全

肾功能不全是肿瘤溶解综合征最严重的并发症，并且是导致死亡的主要原因。发生肾功能不全可能与血容量减少以及尿酸结晶或磷酸钙沉积堵塞肾小管，导致肾功能急性损害有关。

二、与肿瘤溶解综合征相关的肿瘤类型及影响其发生的因素

1. 相关的肿瘤类型

主要发生于血液系统恶性肿瘤，以急性淋巴细胞白血病最为多见，其他如慢性淋巴

细胞白血病、急性非淋巴细胞白血病、慢性粒细胞白血病及恶性淋巴瘤。此外实体瘤如前列腺癌、结肠癌、小细胞肺癌、转移性神经母细胞瘤和 Merkel 细胞癌等均可发生，但发生率明显低于血液系统恶性肿瘤。

2. 影响肿瘤溶解综合征发生的因素

化疗是导致肿瘤溶解综合征的主要诱发因素，能引起肿瘤细胞破坏的药物均有发生肿瘤溶解综合征的可能。各年龄段均可发生，但年轻人易发生。另外肿瘤负荷重及增殖快、血清高乳酸脱氢酶和潜在的肾功能不全为高危因素，化疗前血尿酸水平高、有脱水表现等也极易发生。肿瘤溶解综合征的发生与肿瘤分期有关，一般分期越晚，可能性越大。在非血液系统肿瘤中，肿瘤溶解综合征多见于广泛浸润或转移的肿瘤患者。

三、临床表现

(1) 发生时间：多发生于患者初次化疗的早期，大多发生于化疗后 48～72 小时。

(2) 高尿酸血症：是肿瘤溶解综合征的特征性表现，几乎所有的肿瘤溶解综合征患者均有高尿酸血症。

(3) 高钾血症：较为常见，可出现严重心律失常。

(4) 高磷血症和低钙血症：低钙血症可导致心肌收缩功能降低，血磷明显增高时磷酸钙会沉淀在肾小管内，诱发并加重肾衰竭。

(5) 尿酸性肾病伴氮质血症和急性肾衰竭。

四、预防、治疗及预后

1. 预防

化疗前充分水化、碱化尿液、加用别嘌呤醇减少尿酸的形成。水化使尿液保持在 2 000 mL/24 小时以上。碱化尿液可口服碳酸氢钠片 6～8 g/天。别岭醇 300～600 mg/天。

2. 治疗

一旦确诊发生肿瘤溶解综合征，应尽快治疗。治疗措施主要包括静脉水化、碱化尿液、控制高尿酸血症、治疗急性肾功能不全、维持内环境平衡、排泄蓄积的代谢产物。目前推荐在化疗前 2 天开始对患者进行静脉水化，若患者没有体液蓄积的情况，则推荐补液量为 3 L/天，甚至更多，以确保患者的尿量维持在>100 mL/小时，尿比重<1.010 的水平，必要时使用利尿剂。在补液过程中一定不能给予钾、钙和磷。高钾血症可以通过利尿、补充比例胰岛素葡萄糖注射液、钙剂、交换树脂治疗，必要时进行透析治疗。高尿酸血症的治疗主要包括抑制尿酸合成和促进尿酸排泄两个方面。促进排泄通过碱化尿液完成，可口服或静脉给予碳酸氢钠，抑制尿酸合成的药物为别嘌醇 300～600 mg/天，严重的患者甚至可高达 800 mg/天。

3. 预后

尽管肿瘤溶解综合征可导致患者死亡，如救治及时，患者预后良好。导致肿瘤溶解综合征死亡的主要原因有：①急性肾功能不全，一旦发生，死亡率极高，需通过积极透析治疗才有可能挽救患者生命。②高钾血症，是肿瘤溶解综合征死亡的重要因素之一，可导致严重的心律失常、心搏骤停。③严重感染，肿瘤溶解综合征常伴有全血细胞减少，主要粒细胞减少可导致重症感染。

第五节　肿瘤患者的感染

随着肿瘤治疗学的发展，感染已成为癌症患者最常见的合并症和主要死亡原因。恶性肿瘤的感染性并发症，可以是肿瘤发展的直接结果（如肺癌患者的阻塞性炎症）。也可由治疗而引起的（如大剂量化疗后白细胞减少症患者并发败血症）。

60%~75%的白血病或淋巴瘤患者与40%~50%的实体瘤患者死亡原因为感染。

近30年来，肿瘤患者感染的主要病原体已有变化。目前引起肿瘤患者感染的主要病原菌为革兰氏染色阴性细菌，特别是大肠埃希菌、克雷白杆菌和铜绿假单胞菌。近来，金黄色葡萄球菌及表皮葡萄球菌感染又陆续见诸报道。真菌也为其重要病原。此外，原虫和病毒感染也是其重要的原发或继发并发症。

一、易感因素

1. 嗜中性粒细胞减少

外周血中性粒细胞绝对计数减少是细菌和真菌感染最重要的危险因素。中性粒细胞计数越少、减少越快、持续时间越长，感染风险越大。

2. 机体免疫缺陷

①细胞免疫缺陷，T细胞对病毒和许多由细胞介导的病原体的免疫反应十分重要；T细胞功能的严重缺陷将会使患者获得更大的感染机会（如艾滋病）；细胞免疫缺损亦可导致病毒感染，尤其以巨细胞病毒和其他疱疹病毒常见，同时真菌感染也时有发生。②体液免疫和体内吞噬作用的降低（如脾切除术后）使患者易患微生物所致的败血症，其中以肺炎链球菌感染为主。

3. 免疫球蛋白缺失

慢性淋巴细胞白血病和多发性骨髓瘤患者的免疫球蛋白数量和功能缺失，使患者易被有荚膜的细菌所感染，如肺炎链球菌、流感杆菌和奈瑟球菌。

4. 肿瘤本身

肿瘤本身引起水肿、糜烂、溃疡、坏死、压迫和梗阻均有利于感染的发生。

二、感染类型及临床表现

1. 感染类型

包括呼吸道感染(上呼吸道、鼻窦炎和肺炎)、菌血症或败血症、软组织(皮肤)感染、尿路感染、胃肠道或腹腔感染、血管通路设备感染及中枢神经系统感染等。严重粒细胞减少患者,感染部位炎症细胞少,体征常不典型,应有充分估计并持高度警惕。

2. 临床表现

为发热(常伴发冷或寒战)及相应感染脏器的症状,呼吸道感染表现为感冒症状、咳嗽、咳浓痰、咯血等,胃肠道或腹腔感染表现为腹痛、腹泻等,尿路感染表现为尿频、尿急、尿痛等,血管通路设备感染表现为静脉炎等,中枢神经系统感染表现为精神异常、意识改变、头痛、畏光等。在许多粒细胞减少的患者中,有时看不到典型感染的表现,如无白细胞增多。急性致死性败血症在没有预兆的情况下会迅速发生,当粒细胞少于 0.5×10^9/L,伴有体温上升时,凭经验就应该考虑有感染并及时应用抗生素。

三、感染诊断

主要根据临床表现及全面地询问病史和体检及实验室检查,采取适当标本(如血液、痰液、尿液、粪、脑脊液及胸腔积液、腹水等)送培养+药敏。

四、感染治疗

迅速、早期按经验进行抗生素治疗,为治疗肿瘤患者感染的准则,不必等检验结果即应实施。等培养+药敏结果出来后做适当调整,针对病原体给予相应的抗生素、抗真菌及抗病毒药物治疗。肿瘤患者感染的处理原则包括如下。

1. 抗感染治疗

①根据经验尽早使用广谱抗生素。②联合用药。③足够的治疗期限。④静脉给药。目前西药方案仍是标准的抗生素经验治疗模式。氨基糖苷类或头孢菌素类及广谱青霉素联合使用,已成为标准的治疗方案。如果实验室培养出致病菌,应参考药敏试验选用敏感抗生素。注意停用抗生素时,所有感染症状必须消失。

对培养阴性及使用抗生素仍有持续发热的中性粒细胞减少者,或有效抗生素治疗后再次发热者,应考虑双重感染的问题,特别是真菌感染。对真菌感染可选用氟康唑、两性霉素 B、氟胞嘧啶、克霉唑、酮康唑等。病毒感染可选用阿昔洛韦、利巴韦林等。

2. 支持治疗

加强支持疗法,增强抗病能力:①注意休息,给予高能量、高蛋白饮食;②应用免疫增强剂(如丙种球蛋白、左旋咪唑等);③输血或成分输血。

3. 去除易患感染的因素

如粒细胞减少者应输白细胞悬液及升白细胞药物或集落刺激因子。

4. 消毒隔离措施

患者一旦并发感染,应采取严格的消毒隔离措施,以避免院内交叉感染。对粒细胞低下的患者,最好住单人间,有条件的可进入空气层流室。对皮肤、口腔、胃肠道和会阴部位,应采取预防感染的措施。注意食物消毒,避免侵入性治疗和检查。

5. 抗生素使用

恶性肿瘤患者由于诸多易感染因素的存在,机体抵抗力下降,是医院感染的高危人群。抗生素应用日益广泛,但对抗生素的选择和使用方法很多,应安全、有效、简单、经济合理地使用抗生素。抗菌药物的合理应用体现在选择的药物品种、剂量、用药时间、给药途径、疗效是否与患者的感染状况及其生理、病理状态相适宜,目的是有效控制感染,同时防止人体内菌群失调,减少患者药物的副作用、细菌耐药性的发生以及继发真菌感染。一定要有严格的用药指征,绝对不能滥用。病毒感染和非细菌性发热(如结缔组织病、血液病、变态反应与过敏性疾病、寄生虫感染和恶性肿瘤等),应视为抗生素使用的禁忌证。

如能检出细菌,最好根据药敏试验选用抗菌效力最强的窄谱抗生素。如不能检出细菌,但从临床角度考虑确属细菌感染,或虽已检出细菌,因条件所限不能做药敏试验,则宜选用广谱抗生素。对使用抗生素指征明确、细菌对药物又敏感者,为迅速控制感染,通常要给足量,且有一定疗程(即用药时间),但需指出,如系老年人、儿童、孕妇、体弱消瘦、肝肾功能不全者,则抗生素的剂量和用药时间应酌减。

根据需要可联合用药,但联合用药的品种不宜过多,一般以两种为宜。选择药物时必须是有协同或相加作用而没有拮抗作用。

联合用药的指征如下。

(1)病情特别严重,如败血症或化脓性脑膜炎等。

(2)数种细菌混合感染,有的细菌对单一抗生素不敏感。

(3)有时单用一种抗生素要想达到血液有效浓度则用药剂量太大,患者不能耐受其毒副反应,这时加用另一种抗生素可减少该药的用量,既可达到同样疗效,又减少了药物的毒副作用。

在肿瘤患者使用抗生素时需注意抗生素药物的副作用,包括毒副作用、过敏反应、二重感染和病原菌耐药性的产生等。如庆大霉素、链霉素、新霉素、卡那霉素和妥布霉素等对听觉神经和肾功能等组织器官都有一定毒性;青霉素的过敏反应等。

下篇 各论

第四章　头颈部肿瘤

第一节　鼻咽癌的中西医结合治疗

鼻咽癌是来源于鼻咽部上皮的恶性肿瘤，世界上80%的鼻咽癌发生在我国，其确诊依赖病理诊断。无论在高发区和低发区，鼻咽癌均占鼻咽部恶性肿瘤的绝大部分。由于鼻咽癌病变部位较隐蔽，古代缺乏必要的器械进行检查，因此没有专门的病名及论述，但古代医著在"失荣""瘰疬""石上疽"等病证中有类似鼻咽癌常见症状的描述。

鼻咽癌是一种地区分布极不均衡的肿瘤，可见于世界的许多国家和地区，但在世界上的绝大多数地区，鼻咽癌的发病率低于1/10万。而在我国，鼻咽癌是常见的恶性肿瘤之一，其发病率和死亡率居恶性肿瘤的第8位，主要多见于我国南方的广东、广西、湖南、福建、江西等省，特别是广东中部和西部的肇庆、佛山和广州地区其发病率和死亡率更高。无论在高发区或低发区，男性鼻咽癌的发病率均超过女性，男女之比为(2～3)∶1，40～60岁为高发年龄组。临床根据病史和症状、血清学检测、X射线检查、B超、CT、MRI检查以及鼻咽光导纤维镜检查等可确诊。鼻咽癌首选放射治疗，并配合化疗、中医中药及免疫治疗以防止远处转移，提高放疗敏感性及减低放疗并发症。

一、西医病因病理

(一)病因

目前认为鼻咽癌发生是病毒、环境及遗传因素相互作用的结果。有学者于1966年首先从鼻咽癌患者血清中检测到EB病毒抗体，后来的研究显示，不同种族和地区的鼻咽癌病例的抗EB病毒抗体均比对照人群明显升高，但是从感染到发展为癌这一过程的机制尚未清楚。大量流行病学调查证实环境污染物及职业性接触有害物质，如亚硝胺类，工业烟尘及厨房油烟气，木尘，微量元素镍、硒，以及氧自由基、脂质过氧化物等都可以诱发鼻咽癌。此外，过食盐腌食品、煎炸食品、烧烤食品、各类膨化食品等也都与鼻咽癌的发病有关。同时，多项流行病学的研究证实，吸烟与鼻咽癌显著相关。慢性耳、鼻、喉以及上呼吸道疾病的患者群中鼻咽癌患病风险大概增加2倍。鼻咽癌患者有种族及家族聚集现象。在目前世界三种人群中，黄种人鼻咽癌发病率最高，其次为黑种人，白种人最低。侨居国外的华人鼻咽癌的患病率亦高于当地人，其后代仍保持着较高的鼻咽癌患病率。鼻咽癌具有明显的家族聚集性，10%的鼻咽癌患者有家族史，鼻咽癌患者的一级亲属的发病率是对照组人群的4～10倍。

（二）病理

1. 大体病理形态

（1）结节型：肿瘤呈结节或肿块状，临床多见。

（2）菜花型：肿瘤呈菜花状，血管丰富易出血。

（3）溃疡型：肿瘤边缘隆起，中央坏死凹陷，临床少见。

（4）黏膜下浸润型：肿瘤向腔内突起，左右不对称，肿瘤表面有正常黏膜组织覆盖。

2. 组织学分类及分级

（1）原位癌。

（2）浸润癌：①微小浸润癌。②鳞状细胞癌（高度分化的鳞状细胞癌、中度分化的鳞状细胞癌、低度分化的鳞状细胞癌）。③腺癌。④泡状核细胞癌。⑤未分化癌。

二、中医病因病机

中医认为本病的发生与机体内、外各种致病因素有关，如先天禀赋不足、正气虚弱、情志不遂、饮食不节等，脏腑功能失调，致邪毒乘虚而入，凝结而成癌肿。外感《外科正宗》有云："鼻痔者，由肺气不清，风湿瘀滞而成……脑漏者又名鼻渊，总因风寒凝入脑户，与太阳湿热交蒸乃成。"《医宗金鉴》中认为失荣是由于"忧思恚怒，气郁血逆，与火凝结而成"。《外科正宗》认为"忧郁伤肝，思虑伤脾，积想在心，所愿不得志者，致经络痞涩，聚结成核""失荣者，先得后失，始富终贫；亦有虽居富贵，其心或因六欲不遂，损伤中气，郁火相凝，隧痰失道停结而成"。《黄帝内经》认为："邪之所凑，其气必虚""正气虚则成岩"。吴谦在《医宗必读》中也指出："积之成也，正气不足而后邪居之。"可见鼻咽癌发生的根本乃是正气内虚，再因外感风寒湿热时邪，肺气不宣，以致肺热痰火互结；或因过食肥甘、嗜酒、饮食不节，损伤脾胃，脾失运化，水湿内停，聚而成痰，日久郁而火，痰火互结；或因情志不遂，肝失疏泄，气机不畅，脾失健运生痰，气郁日久化火，气滞血行受阻，致痰瘀火毒互结，日久发为本病。

鼻咽癌多属本虚标实之证，本虚以阴虚、血虚、气虚为主，标实以痰浊、毒热、瘀血为患。本病初起时证型以邪实为主，中期时证型大多属本虚标实，虚实夹杂，晚期以正虚为主。本病病位在鼻，与肺、脾、肝、肾密切相关。

三、诊断

（一）临床表现

1. 鼻部症状

早期可出现回吸性痰中带血或擦鼻时鼻涕带血，晚期表现为大出血。瘤体增大可阻塞后鼻孔，引起鼻塞，始为单侧，继而双侧。

2. 耳部症状

肿瘤压迫咽鼓管口，常引起该侧耳鸣、耳门阻塞及听力障碍等。

3. 颈部淋巴结肿大

颈淋巴结大多发生于颈深淋巴结上群，开始为一侧，渐发展至对侧。肿块为无痛性、质硬、活动度差，可进行性增大。稍晚可发生颈淋巴结中群、下群受累，并互相融合成巨大肿块。

4. 头痛

头痛部位多位于颗顶部、顶枕部、额部或普遍性头痛，常呈持续性钝痛。

5. 颅神经症状

肿瘤常见侵犯第Ⅴ颅神经、第Ⅴ颅神经，继而可累及第Ⅳ、第Ⅲ及第Ⅱ颅神经，引起偏头痛，面部麻木，复视、上睑下垂、视力下降等症状。

6. 询问与鼻咽癌发病可能的相关因素

如遗传因素、地理环境与生活习惯、某些化学致癌物质刺激及某些微量元素摄入不平衡（高镍饮食）等。

（二）物理检查

1. 头颈部检查

应检查鼻腔、口咽、外耳道、鼓膜、眼眶、软腭有癌肿向外扩展。

2. 眼部检查

是否有视力减退或丧失、突眼、眶内肿块、上睑下垂伴眼球固定。

3. 颈部淋巴结检查

是否有单侧或双侧颈淋巴结肿大。

4. 颅神经检查

是否有颅神经受累的表现。

5. 全身检查

有无远隔部位转移的表现。远处转移常以骨、肺、肝等部位多见。

(三)辅助检查

(1)间接鼻咽镜、纤维鼻咽镜、鼻内镜检查。

(2)组织病理学检查,是明确诊断的依据,应尽量在鼻咽原发灶取活组织送检,在暂时找不到原发病灶的情况下,可行颈部淋巴结活组织检查以便进一步寻找原发灶而明确诊断。

(3)影像诊断学检查,如 X 射线检查、CT 或 MRI 检查等。

(4)EB 病毒血清免疫学检查,如 VCA-IgA 和 EA-IgA 测定。

(四)诊断要点

(1)对有头痛、耳鼻症状和颈淋巴结肿大等三大症状或其中之一者,需做鼻咽部检查,以排除鼻咽癌。

(2)鼻咽部检查发现鼻咽肿物、溃疡坏死、出血等异常病变。

(3)鼻咽部活组织检查是确诊依据。鼻咽涂片脱落细胞检查可作为辅助诊断,但不能单独作为确诊的依据。

(4)鼻咽或颈部肿块细针穿刺检查找到癌细胞。

(5)EB 病毒血清免疫学检查,对确诊有重要的参考价值。

(6)影像诊断学检查,有助于确定病变范围。

(五)分型

1. 根据肿瘤生长形态分型

(1)结节型。

(2)菜花型。

(3)溃疡型。

(4)黏膜下浸润型。

2. 根据肿瘤生长特点分型

(1)上行型。

(2)下行型。

(3)混合型。

3. 组织学分型

(1)原位癌。

(2)浸润癌:①微小浸润癌。②鳞状细胞癌(高度分化的鳞状细胞癌、中度分化的鳞状细胞癌、低度分化的鳞状细胞癌)。③腺癌。④泡状核细胞癌。⑤未分化癌。

(六)临床分期

1. 鼻咽癌的 TNM 分期

可以较准确地估计病情,对选择治疗有很大帮助。2010 年美国肿瘤联合会(AJCC)

和国际抗癌联盟(UICC)公布的第7版鼻咽癌TNM分期标准如下。

(1)原发肿瘤情况

T:原发肿瘤。

Tx:原发肿瘤不能评估。

T0:无原发肿瘤证据。

Tis:原位癌。

T1:肿瘤局限于鼻咽,或肿瘤侵犯口咽和(或)鼻腔但不伴有咽旁间隙侵犯。

T2:肿瘤侵犯咽旁间隙。

T3:肿瘤侵犯颅底骨质和(或)鼻窦。

T4:肿瘤侵犯颅内和(或)颅神经、下咽、眼眶或颞下窝/咀嚼肌间隙。(注:咽旁间隙侵犯是指肿瘤向后外侧方向浸润。)

(2)淋巴结情况

N:局部淋巴结转移。

Nx:局部淋巴结不能评估。

N0:无局部颈淋巴结转移。

N1:单侧颈淋巴结转移,最大直径≤6 cm,淋巴结位于锁骨上窝以上部位,和(或)单侧或双侧咽后淋巴结转移,最大直径≤6 cm。

N2:双侧颈淋巴结转移,直径≤6 cm,淋巴结位于锁骨上窝以上部位。

N3:颈淋巴结最大直径>6 cm或锁骨上窝转移。

N3a:颈淋巴结最大直径>6 cm。

N3b:锁骨上窝转移。

注:中线淋巴结认为是同侧淋巴结。锁骨上区或窝部位与鼻咽癌的分期有关,这个三角区域的定义,包括三点:①胸骨锁骨连接处的上缘;②锁骨外侧端(肩峰端)的上缘;③颈肩连接处。要指出的是这包括脚侧的Ⅳ区和Ⅴ区部分,伴有锁骨上窝的淋巴结(包括部分或全部)都认为是 *N*。

(3)远处转移情况

M:远处转移。

Mx:无法评价有无远处转移。

M0:无远处转移。

M1:有远处转移。

2. 鼻咽癌的TNM临床分期

鼻咽癌的TNM临床分期,见表4-1。

表 4-1　鼻咽癌的 TNM 临床分期表

分期	T	N	M
隐性癌	Tx	N0	M0
0 期	Tis	N0	M0
Ⅰ期	T1	N0	M0
Ⅱ期	T2	N1	M0
	T2	N0,N1	M0
Ⅲ期	T1,T2	N2	M0
	T3	N2	M0
Ⅳa 期	T4	N0,N1,N2	M0
Ⅳb 期	任何 T	N2	M0
Ⅳc 期	任何 T	任何 N	M1

(七)中医证型

1. 热毒郁肺证

主要证候:①鼻涕稠,可有脓血;②耳鸣、耳聋;③头剧痛;④舌红苔黄。

次要证候:①尿黄;②口臭、口渴;③脉数;④便结。

具备主证 3 项及次证 1 项,或主证第①②项加次证 2 项。

2. 肺胃痰湿证

主要证候:①头重痛;②涕血;③鼻分泌物增多;④苔厚腻,舌质淡,舌边有齿痕。

次要证候:①胸闷;②呕恶纳少;③脉弦滑。

具备主证 3 项及次证 2 项。

3. 肝瘀络阻证

主要证候:①头刺痛;②涕血紫黑;③舌质暗红,有瘀斑;④胁痛。

次要证候:①胸脘胀闷;②耳闷涨;③脉弦。

具备主证 2 项及次证 1 项或具备主证 3 项。

4. 阴血虚耗证

主要证候:①鼻咽干燥;②五心烦热;③舌苔光薄而红;④脉细数。

次要证候:①头晕;②口渴;③便结;④尿黄;⑤心悸。

具备主证 3 项或主证第①②项及次证 2 项。

5. 肺脾气虚证

主要证候:①面色㿠白;②乏力,气短;③纳少;④脉弱;⑤便溏。

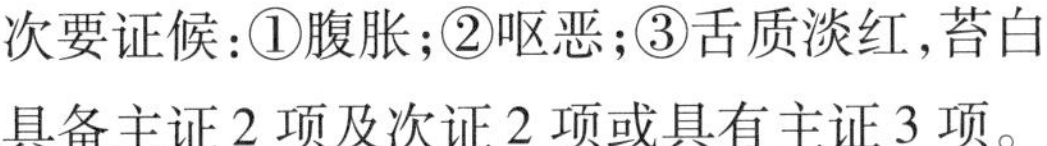

次要证候:①腹胀;②呕恶;③舌质淡红,苔白。

具备主证 2 项及次证 2 项或具有主证 3 项。

6. 气阴两虚证

主要证候:①乏力、气短;②鼻咽干燥、五心烦热;③纳少;④舌苔光薄而红;⑤脉虚数。

次要证候:①腹胀,便结;②呕恶,口干;③头晕。

具备主证 3 项或主症第①②项及次症 2 项。

四、鉴别诊断

(一)西医鉴别诊断

1. 鼻咽腺体样肿大

鼻炎腺体样肿大好发于青年,多见于 30 岁以下者。位于鼻咽顶部中央的淋巴组织称咽扁桃体或腺样体,表面光滑呈正常黏膜色泽,常左右对称伴数条纵行沟把整个腺体分成橘子瓣样。一旦产生溃疡、出血则难以鉴别,须活组织检查病理才能确定其性质。

2. 鼻咽增生性结节

鼻咽增生性结节好发于 20 ~ 40 岁。鼻咽顶前壁孤立性结节,亦可有多个结节。结节直径一般为 0.5 ~ 1.0 cm,表面覆盖一层淡红色黏膜组织,与周围的黏膜色泽相似,往往与癌变很难鉴别,活组织检查病理为鼻咽淋巴组织增生,有时可发生癌变。

3. 鼻咽结核

鼻咽结核不多见,好发年龄为 20 ~ 40 岁,可形成浅表溃疡或肉芽状隆起,表面分泌物多而脏,常见于顶壁,可累及整个鼻咽腔。常伴有颈部淋巴结核及肺结核,鼻咽活组织检查可做出明确诊断,特别要注意是否有癌与结核并存。

4. 鼻咽纤维血管瘤

鼻咽纤维血管瘤青年多见,男性明显多于女性,主要症状为鼻塞及反复鼻出血。鼻咽镜下可见肿物表面光滑,黏膜色泽红色或深红色,有时可见表面有扩张的血管,触之质韧实。本病无颈淋巴结转移,可向鼻腔及颅内发展,破坏颅底,引起颅神经症状,与鼻咽癌难以鉴别,可行 EB 病毒血清学检测,CT、MRI 检查,动脉造影做鉴别。

5. 鼻咽恶性淋巴瘤

鼻咽恶性淋巴瘤好发年龄 20 ~ 50 岁,男性多于女性。鼻咽肿块多呈球形,表面光滑,一般不伴溃疡坏死,但外周 T 细胞淋巴瘤则可在鼻咽部、鼻腔、上颚的中线区,病变处呈糜烂、溃疡状,表面附有灰黄色分泌物并伴有恶臭,鼻中隔、硬腭溃烂穿孔。须做鼻咽活组织检查加以鉴别。

6. 鼻咽囊肿

鼻咽囊肿主要症状为鼻腔后部有脓性分泌物下流入口咽部。其发于鼻咽顶壁,大小如半粒黄豆隆起,表面光滑,半透明,有时上覆有脓痂,除去脓痂可见咽囊开口或瘘口,用活组织检查钳压迫时可有波动感。活组织检查时可有乳白色液体流出。

7. 脊索瘤

脊索瘤罕见,可发生于任何年龄,但以青壮年多见。是起源于残余脊索组织的一种肿瘤,具有生长缓慢、转移少的特点。好发于颅底,发生于鼻咽部较少见。当肿瘤位于蝶骨体和枕骨大孔之间时,可破坏颅底突至鼻咽腔。临床多有头痛、鼻塞、听力减退、耳鸣、回缩性血涕、伸舌偏斜、面麻、复视等症状。CT 及 MRI 检查可见广泛中后颅窝甚至前颅窝骨质破坏,但淋巴结转移罕见。明确诊断依靠病理。

8. 颅咽管瘤

颅咽管瘤是先天性肿瘤,多见于青少年。多位于鞍上,但发生于鞍下或侵及鞍下时可有颅底骨质破坏,甚至突入鼻腔内形成鼻咽黏膜下肿物。临床上有头痛、发育障碍、内分泌紊乱、视力障碍、颅内压增高症等,但无颈淋巴结肿大。明确诊断依靠病理。

9. 颈部淋巴炎

急性颈淋巴结炎因发热、颈淋巴结红肿热痛等感染症状与转移癌易区别。慢性颈淋巴结炎常伴有龋齿、慢性扁桃体炎或咽炎,肿大的淋巴结质较软、轻压痛。如能找到原发病灶并结合上述体征,诊断并不困难,如未能找到原发病灶,进行 EB 病毒血清学检查,鼻炎检查,淋巴结活组织检查可助鉴别。

10. 颈部淋巴结结核

颈部淋巴结结核青中年较多见,可伴有其他组织的结核病灶,常有营养不良、低热、盗汗、红细胞沉降率增快等。颈深、浅层肿大的淋巴结质较软,常伴有周围炎症,与周围组织粘连成块。急性期可有压痛,有时有触动或波动感,穿刺可吸出豆渣样干酪坏死物质,最终确诊依靠病理。

(二)中医类证鉴别

1. 瘰疬

瘰疬多见于青少年及原有结核病者,好发于颈部、耳后,也有的缠绕颈项,延及锁骨上窝、胸部和腋下。但起病缓慢,初起肿块质较软,活动尚可,表面光滑,溃后有脓及豆渣状物。可通过组织活组织检查加以鉴别。

2. 肉瘿

肉瘿好发于青年及中年人,女性多见,发病部位在结喉左右或正中,肿块呈半球状,质地柔软,可随吞咽动作而上下移动,生长缓慢,无溃烂。彩超、CT 检查及组织活组织检查可鉴别。

3. 石瘿

石瘿多见于40岁以上女性患者，或既往有肉瘿病史，肿块位于结喉左右或正中，质地坚硬，推之不移，凹凸不平，生长迅速。通过甲功、彩超、CT检查及病理活组织检查可明确诊断。

4. 鼻渊

鼻渊是指鼻流清涕，如泉下渗，以量多不止为主要特征的鼻病。主要症状有鼻塞及嗅觉减退，鼻窦区疼痛，症状可局限于一侧，也可双侧同时发生，部分患者可伴有明显的头痛，头痛的部位常局限于前额、鼻根部或颌面部、头顶部等，并有一定的规律性，病程日久则虚眩不已。通过鼻咽镜及病理活组织检查可鉴别。

5. 鼻窒

鼻窒是指以长期鼻塞、流涕为特征的慢性鼻病，多因脏腑虚弱，邪滞鼻窍所致。鼻塞时轻时重，或双侧交替性鼻塞，伴有流涕、头痛、嗅觉下降等症状，甚至不闻香臭，反复发作，经久不愈。通过鼻咽镜、CT检查、组织活组织检查可鉴别。

五、治疗

（一）治疗原则

鼻咽癌的治疗应以放射性治疗为主，对于经过放疗治疗效果不佳的患者，以及不能手术的晚期患者，可以中医治疗为主并辅以化学治疗；对于放射线不敏感的病例、放疗后的残存病灶或复发病灶、放疗后残存的颈部转移病灶可以进行手术治疗，以上各期均可给予中药治疗，或中西药物为主的综合治疗以改善症状、提高生活质量、延长生命。

（二）中医治疗

1. 辨证论治

（1）热毒郁肺证

治则：清热解毒。

方药：黄芩解毒汤加减（黄芩、栀子、银花、花粉、白花蛇舌草、牡丹皮、石上柏、山豆根、荔枝核、龙葵、草河车、半夏、茯苓、陈皮、甘草）。

加减：高热不退者，加金银花、大青叶、生石膏；流鼻血不止者，加白茅根、仙鹤草、白芨、阿胶、三七粉。

（2）肺胃痰湿证

治则：除痰驱湿。

方药：二陈汤加减（半夏、陈皮、茯苓、胆南星、海藻、昆布、石菖蒲、藿香、薏苡仁、甘草)。

加减:恶心、呕吐明显者,加法半夏、竹茹;颈部肿物未控制或痰多者,加生南星、生半夏、僵蚕、浙贝。

(3)肝瘀阻络证

治则:活血化瘀。

方药:失笑散加减(蒲黄、丹参、山楂、赤芍、泽兰、郁金、五灵脂、红花)。

加减:胸胁疼痛明显者,加三棱、莪术、露蜂房;血瘀发热者,加连翘、黄芩、七叶一枝花、白花蛇舌草。

(4)阴血虚耗证

治则:养阴生血。

方药:犀角地黄汤加减(水牛角、生地黄、牡丹皮、白芍、鸡血藤、女贞子、天冬、当归、半夏、砂仁、甘草、茯苓)。

加减:舌干有裂纹、鼻干、咽干口渴明显加玄参、麦冬;头晕目眩、舌淡者加夏枯草、太子参;五心烦热,尿黄,大便干结加天花粉、黄芩、大黄。

(5)肺脾气虚证

治则:补脾益气。

方药:四君子汤加减(党参、白术、茯苓、半夏、砂仁、白蔻仁、甘草)。

加减:合并阴虚者,加生地黄、白芍、牡丹皮、当归;呕吐、恶心、便溏、苔白腻者,加陈皮、藿香、薏苡仁。

(6)气阴两虚证

治则:益气养阴。

方药:滋阴益气汤加减(人参、党参、黄芪、麦冬、生地黄、五味子、柴胡、山药、陈皮、云苓、生甘草)。

加减:气虚症状明显者,加太子参、白术;虚热之象著者,加青蒿、白薇;心悸失眠者,加酸枣仁、柏子仁。

2. 静脉注射中成药

(1)羟喜树碱注射液:静脉注射,每次 4 ~ 8 mg,用 10 ~ 20 mL 等渗盐水稀释,每日或隔日 1 次,1 个疗程 60 ~ 120 mg。羟喜树碱与其他化疗药物配合使用,对进展期鼻咽癌有一定疗效。用量因化疗方案的不同而异。主要毒副作用:①胃肠道反应如恶心、呕吐;②骨髓抑制,主要使白细胞下降;③少数患者有脱发、心电图改变及泌尿系统刺激症状。

(2)蟾酥注射液:缓慢静脉滴注,每次 10 ~ 20 mL,每日 1 次,1 ~ 30 天用 5% 葡萄糖注射液 500 mL 稀释后缓慢滴注,联合其他化疗药物使用对进展期鼻咽癌有一定疗效。对化疗药物能起到增强疗效作用。主要副作用有白细胞下降、恶心、呕吐等。

(3)康莱特注射液:缓慢静脉滴注,20 g(200 mL),每日 1 次,1 ~ 21 天(配合化疗药物使用)。有一定的抗肿瘤作用,有提高化疗药物疗效及减轻其毒副作用,能提高机体免疫能力及改善患者的生活质量。适用于各期鼻咽癌。

(4)榄香烯注射液:静脉滴注,400 mL,每日 1 次,1 ~ 10 天(配合化疗药物使用)。有一定的抗肿瘤作用,可提高化疗药物疗效,减轻其毒副作用,提高机体免疫能力,改善患者的生活质量。适用于各期鼻咽癌。

(5)复方苦参注射液:成分为苦参、土茯苓。静脉滴注,12 ~ 20 mL 加入 0.9% 生理盐水 200 mL 中,每日 1 次;或 8 ~ 10 mL 加入 100 mL 生理盐水中滴入,每日 2 次,用药总量 200 mL 为 1 个疗程。功能与主治:清热利湿,凉血解毒,散结止痛。适用于癌性疼痛及出血。有一定的抗肿瘤作用;对轻、中度癌痛有一定疗效。适用于各期鼻咽癌。

(6)鸦胆子油乳注射液:静脉滴注,3 g 加入 0.9% 生理盐水 250 mL 中,每日 1 次,30 天为 1 个疗程。细胞周期非特异性抗癌药,抑制肿瘤细胞生长,能提高机体免疫能力,尤其适用于鼻咽癌脑转移。有导致肝功能损害的临床报道。

(7)参芪注射液:静脉滴注,20 ~ 60 mL 加入 5% 葡萄糖注射液 250 mL 中,每日 1 次,5 周为 1 个疗程。有益气健脾、减少化疗药物的消化道反应、骨髓抑制等作用,并能适当提高化疗药物的疗效。适用于脾胃虚寒、气血双亏型鼻咽癌。

(8)香菇多糖注射液:静脉滴注,1 mg 加入 0.9% 生理盐水或 5% 葡萄糖注射液 250 ~ 500 mL 中,每周 2 次,8 周为 1 个疗程。能提高肿瘤患者机体免疫能力,改善患者生活质量对放、化疗有减毒增效的作用。适用于各期鼻咽癌。

(9)人参多糖注射液(百扶欣):静脉滴注,12 ~ 24 mg 加入 0.9% 生理盐水或 5% 葡萄糖注射液 250 ~ 500 mL 中,每分钟 40 ~ 60 滴,每日 1 次,1 ~ 30 天(可配合化疗药物使用)。有提高化疗药物疗效及减轻其毒副作用,能提高机体免疫能力,适用于各期鼻咽癌。

(10)康艾注射液:成分为黄芪、人参、苦参素。静脉滴注,40 ~ 60 mL,用 5% 葡萄糖注射液或 0.9% 生理盐水 250 ~ 500 mL 稀释后使用,每日 1 ~ 2 次,30 天为 1 个疗程。功能与主治:益气扶正,增强机体免疫功能。

3. 口服中成药

(1)平消胶囊:口服,每次 1.68 g,每日 3 次,3 个月为 1 个疗程。有清热解毒、化瘀散结、抗肿瘤的功效,适用于鼻咽癌放疗期间,有放疗增敏作用。

(2)安替可胶囊:软坚散结,解毒定痛,养血活血。可单独应用或与放疗合用,可增强放疗疗效。口服,每次 0.44 g,每日 3 次,饭后服用;1 个疗程 6 周,或遵医嘱,少数患者使用后可出现恶心、外周血象降低。过量、连续久服可致心慌。

(3)扶正消瘤汤颗粒剂:适用于各期鼻咽癌。温开水冲服,每日 1 剂,分 2 ~ 3 次冲服。

(4)槐耳颗粒:适用于各期鼻咽癌。口服,每次 20 g,每日 3 次。1 个月为 1 个疗程,或遵医嘱。

(5)六味地黄丸:口服,成人每次 10 ~ 20 粒,具有滋阴补肾之功,用于鼻咽癌后期热盛伤阴、阴虚火旺者。

(6)金复康口服液:每次 3 支,每日 3 次,口服,30 天为 1 个疗程,具有解毒抗癌、扶正消积之功效,适用于中晚期鼻咽癌。

(7)参蟾消解胶囊:每次 3 粒,每日 3 次,口服,30 天为 1 个疗程,具有解毒抗癌、扶正消积之功效,适用于中晚期鼻咽癌。

(8)复方万年青胶囊:每次 3 粒,每日 3 次,口服,30 天为 1 个疗程,具有解毒抗癌、扶正消积之功效,适用于中晚期鼻咽癌。

(9)复方斑蝥胶囊:0.25 g×36 粒/盒,每次 2 粒,每日 3 次,口服,30 天为 1 个疗程。

(10)西黄丸:每次 3 ~ 5 g,每日 2 次。有清热解毒、消肿散结之功能,对于痰火互结的鼻咽癌较为适宜。

(11)小金丹:口服,每次 1.5 ~ 3.0 g,每日 2 次,具有活血止痛、解毒消肿之功,常用于流注初起及一切痰核瘰疬。

(12)无为消癌平片:口服,每次 8 ~ 10 片,每日 3 次。有抗癌、消炎之功,用于治疗鼻咽癌,可配合放疗治疗。

(13)仙蟾片:口服,每次 4 片,每日 3 次,30 天为 1 个疗程。有化瘀散结、益气止痛、清热解毒、扶正固本之功效,适用于各期鼻咽癌。

(14)至灵胶囊:适用于各期鼻咽癌。口服,每次 2 ~ 3 粒,每日 2 ~ 3 次,或遵医嘱。

(15)贞芪扶正胶囊:适用于鼻咽癌放、化疗引起的骨髓造血功能抑制、血细胞减少。口服,每次 6 粒,每日 2 次,或遵医嘱。

(16)滋阴益气汤颗粒剂:适用于中医辨证属于气阴两虚型的鼻咽癌患者。温开水冲服,每日 1 剂,分 2 ~ 3 次冲服。

(17)洋参丸:每次 1 ~ 2 丸,每日 3 次。适用于气阴两虚证。

(18)生脉饮:每次 10 mL,每日 3 次。适用于气阴两虚证。

4. 针灸治疗

(1)针刺:针刺风门、肺俞、心俞、翳风、迎香、耳门、听宫,以及背部压痛点。配穴取列缺、内关、足三里。补泻兼施,每次留针 20 ~ 30 分钟,适用于各期鼻咽癌。

(2)针刺穴位注射:取穴百会、内关、风门、肺俞、丰隆等,用 20% ~ 30% 紫河车注射液 14 ~ 16 mL 穴位注射。每日 1 次或隔日 1 次,15 次为 1 个疗程。

5. 中药外治法

(1)鼻咽癌吹药:甘遂末、甜瓜蒂粉各 3 g,硼砂、飞辰砂各 1.5 g,混匀,吹入鼻内,切勿入口。对鼻腔癌、鼻咽癌有效。

(2)三生滴鼻液:生南星、生半夏、紫珠草各等量,制成滴鼻液,适用于鼻咽癌患者鼻咽部分泌物多或有臭味者。本品有毒,须慎用。

(3)15%~20%醋制硇砂溶液:醋制硇砂粉15~20 g,加蒸馏水至100 mL,拌匀、溶解后粗滤。每天3~4次滴鼻。适用于鼻腔癌、鼻咽癌患者。

(4)鱼腥草液雾化吸入:适用于咽黏膜溃烂疼痛者,有清热利烟、消肿止痛之功效。

(5)阳和解毒膏外敷:适用于颈部恶性溃烂者,有解毒散结、补托排脓祛腐、敛口止痛之功效。

(6)中药灌肠治疗:适用于鼻咽癌患者兼有便秘、腹泻者。

(三)西医治疗

1. 放射治疗

鼻咽癌最有效的治疗方法是放射治疗,必须获得病理诊断,并完善相关检查,尤其是CT和(或)MRI检查,明确病变大小范围后制订因人而异的放疗方案。

(1)常规放疗:照射范围应常规包括鼻咽、颅底和颈部三个区域,颅底和颈部无病灶的也必须预防照射至50 Gy左右。鼻咽常用根治剂量为70 Gy/7周,颈部根治量为60~70 Gy/6~7周,预防量为40~50 Gy/4~5周。

(2)连续分次和分段照射:一般采用连续照射法,常规分割剂量为10 Gy/5次/1周。年老体弱、一般情况欠佳、有严重并发症或照射野大、放疗反应重等,可采取分段照射。

(3)鼻咽癌腔内近距离治疗:适用于鼻咽表浅肿瘤如T或T:期病变;外照射后的残存病灶;放疗后鼻咽局部复发的病灶。

2. 化学治疗

(1)化疗的适应证:晚期患者;经大剂量放疗后病灶未能完全控制者;放疗后辅助化疗,防止或消灭远处转移病灶。

(2)常用方法:①全身化疗。CBF(CTX+BLM+5-FU);PF(DDP+5-FU);TaP(TAX+DDP)。②颞浅动脉插管化疗。适用于早期包括有单个较小的颈深上组淋巴结转移者,晚期上行型病例,或放疗后鼻咽局部残存或复发病例。常选用PYM、DDP、5-FU等药物。

3. 手术治疗

(1)手术治疗的适应证:①放射治疗后鼻咽部或颈部未控或复发(原发灶须经病理证实)。②颈部淋巴结不固定或虽已固定但颈动脉未受累。③无明显颅底骨质破坏、无颅神经受损。④无全身远处转移。⑤无全身麻醉手术禁忌证。

(2)手术禁忌证:①肿瘤浸润颈动脉鞘区及其内容。②肿瘤侵犯颅底或颅神经。③广泛的颅底或颈椎骨质破坏。④远处发生转移。⑤全身状况欠佳或肝、肾功能不良者。

(3)手术方式:①病理类型为高分化鳞癌或腺癌以及其他对放射线不敏感的癌瘤,病

灶局限在顶后壁或前壁,全身无手术禁忌证者可考虑对原发病灶的切除。对ⅡⅠ、Ⅲ、Ⅳ期的患者均不宜手术治疗。②对放射治疗后鼻咽或颈部有残留或复发病灶,如局限在鼻咽顶后壁或前壁,无颅底骨破坏,一般情况好,近期做过放疗不宜再做放疗者,可考虑切除病灶。③颈部有残留或复发时,如范围局限、活动者可考虑作颈部淋巴结清除手术。鼻咽癌放疗后颈淋巴结有残留时手术宜早,在放疗后3~6个月内及时处理,预后较好。

4.生物治疗

近年来鼻咽癌的生物治疗得到了迅猛发展,生物治疗有细胞生物治疗和非细胞生物治疗,目前临床属于辅助治疗手段。

(1)鼻咽癌的细胞生物治疗:①淋巴因子激活的杀伤细胞。②肿瘤浸润淋巴细胞。③细胞毒T淋巴细胞。④细胞因子诱导的杀伤细胞。

(2)鼻咽癌的非细胞生物治疗:①鼻咽癌的细胞因子治疗。②鼻咽癌的基因治疗。③鼻咽癌的分子靶向治疗。④鼻咽癌的肿瘤疫苗免疫治疗。

(四)疗效标准

1.WHO疗效测量指标

(1)可以测量的病灶评定。①完全缓解(CR):鼻咽癌可见病灶经治疗后完全消失,不少于4周。②部分缓解(PR):鼻咽癌可见病灶经治疗后缩小50%以上,持续缓解达4周或4周以上,同时无新病灶出现。③稳定或无变化(NC):鼻咽癌可见病灶经治疗后缩小不超过50%或增大不超过25%。④进展(PD):一个或多个病灶经治疗后范围增大超过25%或出现新病灶。

(2)不可以测量的病灶评定。①完全缓解(CR):鼻咽癌所有可见病灶经治疗后完全消失,不少于4周。②部分缓解(PR):鼻咽癌病灶经治疗后估计缩小50%以上,持续缓解达4周或4周以上,同时无新病灶出现。③稳定或无变化(NC):病变无明显变化维持4周,或肿瘤增大估计不足25%,或缩小不到50%。④进展(PD):出现新病灶或病灶估计增大不少于50%。

2.远期疗效指标

(1)缓解期:自出现达PR疗效之日至肿瘤复发不足PR标准之日为止的时间缓解期,一般以月计算,将各个缓解病例的缓解时间(月)列出,由小到大排列,取其中间数值(月)即为中位缓解期,按统计学计算出中位数。

(2)生存期:从治疗开始之日起至死亡或末次随诊之日为生存期或生存时间,一般以月或年计算,中位生存期的计算方法与上同。

(3)生存率:N年生存率=生存N年以上的病例数+随诊5年以上的总病例数×100%。

第二节 颅内肿瘤的中西医结合治疗

颅内肿瘤(intracranial tumor,ICT)是指发生于颅腔内的神经系统过度增殖的新生物。按原发部位不同,颅内肿瘤可分为原发性和继发性两大类:原发性颅内肿瘤起源于颅内组织,如脑组织、脑膜、脑神经、垂体、血管及残余胚胎组织;继发性颅内肿瘤是从身体远隔部位转移或从邻近部位延伸至颅内的肿瘤。国内外流行病学调查显示,颅内肿瘤的平均年发病率为10/10万。

颅内肿瘤约占身体各部位肿瘤的1.8%,但在儿童肿瘤中,颅内肿瘤所占比例可达7%。对颅内各类肿瘤发生率的统计,国内外资料报道有较大差异,总体来讲,以神经上皮组织起源的肿瘤占首位,脑膜瘤居第2位,以下依次为垂体腺瘤、先天性肿瘤、神经鞘膜肿瘤、继发性肿瘤及血管成分起源的肿瘤。在神经上皮来源的肿瘤中,星形细胞瘤最多,其次为胶质母细胞瘤、室管膜瘤、髓母细胞瘤和少突胶质细胞瘤。在先天性肿瘤中,颅咽管瘤最多见,其次为表皮样囊肿、皮样囊肿、畸胎瘤和脊索瘤。在继发性颅内肿瘤中,肺癌脑转移瘤占首位。

颅内肿瘤的年龄分布表明,大部分肿瘤发病的高峰年龄在21~50岁,尤以31~40岁为最高峰。另外,尚有一个10岁左右的发病高峰。不同类型的肿瘤各有其好发年龄:儿童期为小脑星形细胞瘤的好发年龄,同时先天性肿瘤、髓母细胞瘤、室管膜瘤、颅咽管瘤等也多见于儿童及青年;大脑星形细胞瘤、脑膜瘤、神经鞘瘤及垂体瘤多发生在青壮年;胶质母细胞瘤及转移瘤主要发生在中老年。

颅内肿瘤的总体发病率并无显著的性别差异,部分统计资料显示男性略多于女性。但某些颅内肿瘤具有明显的性别差异,如脑膜瘤、垂体瘤以女性多见,松果体区生殖细胞瘤以男性儿童多见,蝶鞍区生殖细胞瘤以女性儿童多见。

颅内肿瘤在中医古代文献中无明确记载,但其症状表现散见于“头痛”“真头痛”“头风”“厥逆”“中风”“癫痫”“痿病”等疾病的论述中,现代中医学统称该病为“脑瘤”。

一、病因与发病机制

(一)中医病因病机

中医学对肿瘤的认识源远流长,早在殷墟出土的甲骨文中就有“瘤”的病名记载,《黄帝内经》对“肠覃”“石瘕”“积聚”“癥瘕”等肿瘤性疾病作了较为全面的方解,认识到肿瘤的产生为气血凝聚造成,为肿瘤的病因病机研究奠定了基础。

中医学认为脑为奇恒之腑,既不同于五脏之“藏精气而不泻”,又不同于六腑之“传化物而不藏”。脑之生成,秉承于先天之精(《灵枢·经脉》曰“人始生,先成精,精成而脑髓生”),依靠先天肾精之化生(《素问·逆调论》曰“肾不生,则髓不能满”),依赖于后天水谷精微的滋养(《灵枢·五癃精液别》曰“五谷之津液,和合而为膏者,内渗入于骨空,补益脑髓”)。又脑为清窍,“十二经脉,三百六十五络,其血气皆上于面而走空窍”(《灵枢·邪气脏腑病形》),即在正常情况下,中焦运化水谷,经脾之转输、肺之布散,其清阳部分上输清窍,充养脑髓;同时肾主骨、生髓,上充脑窍,脑为髓海。

脑为奇恒之腑,与五脏六腑皆有密切关系,其中与肾的关系尤为密切:肾主骨、生髓、充脑,肝藏血,肝肾同源,精血互相化生;肾主水,肺为水之上源,肾水有赖于心火的温煦。脑瘤之发生,或由于先天之精不足,或由于出生后机体外感六淫、内伤七情,致使脏腑功能异常,经络气血凝滞,气、血、痰、湿、毒等浊邪上犯清窍,瘀积成为脑瘤,此为脑瘤发病的基本病机。

(1)肝风内动:浊邪留居清窍,其偏于气滞者多由肝失疏泄、气机逆乱造成,气郁化火可表现为肝火上炎,肝阴亏耗可致肝风内动。

(2)湿浊困脾:浊邪之偏于痰湿者多由脾失健运,湿浊内生,日久湿聚成痰,或气郁化火灼津成痰,痰凝脑络。

(3)瘀阻脑络:浊邪之偏于血瘀者多由心气不足、脑血循行不畅,或加以血浊,致脑络瘀阻。

(4)肺热腑实:浊邪久羁可化生热毒,蒙蔽清窍,灼伤肺络,津枯肠燥,表现为肺热腑实。

(5)肝肾阴虚:浊邪日久,机体因病致虚,耗精伤阴,肾阴不足,水不涵木,肝阴亦亏,致肝肾阴虚。

以上病机可单一出现,也可数者并存。

(二)西医病因及发病机制

1.病因

颅内肿瘤同身体其他部位的肿瘤一样,发病原因并不明确,有关的病因学调查涉及环境因素与个人因素两大类。环境因素包括粒子射线与非粒子射线、杀虫剂、亚硝胺化合物、致肿瘤病毒等,但这些因素与颅内肿瘤发病相关性的研究很少存在一致性,除治疗性的X射线照射外,至今还没有毫无争议的环境因素。个人因素包括患者的家族史、个人史、嗜好、免疫状态等,有些因素已基本排除,有些未受到广泛认可。目前较普遍认为的有以下几种因素。

(1)先天因素:胚胎发育过程中原始细胞或组织残留于颅腔,在一定条件下它们具备分化与增殖功能,发展成为颅内先天性肿瘤。少数胚胎发育不良性肿瘤如表皮样囊肿、皮样囊肿、畸胎瘤、颅咽管瘤等,可以从先天性发育性缺陷进展而来。先天性颅内肿瘤以青少年多见,肿瘤生长缓慢,多为良性。

(2)遗传因素:某些肿瘤的发生具有家族背景或遗传因素。目前较为明确的遗传性

神经肿瘤综合征主要包括神经纤维瘤病Ⅰ型（neurofibromatosis Ⅰ，NF Ⅰ）、神经纤维瘤病Ⅱ型（neurofibromatosis Ⅱ，NF Ⅱ）、结节性硬化症（tuberors sclerosis，TS）、Li-Fraumeni 综合征、Cowden 综合征、von Hippel-Lindau（VHL）综合征、Turcot 综合征及 Gorlin 综合征。以上神经肿瘤综合征均为常染色体显性遗传病，在亲代与子代之间传递疾病。

（3）物理因素：①离子照射（电离辐射）。目前较为确定的物理因素主要为治疗性的 X 射线照射。肿瘤的发生是人和动物接受放射线作用后最严重的远期病理变化，这在颅内肿瘤术后行放射治疗的患者中得到证实；动物实验也表明，灵长类动物接受高剂量的粒子射线照射，可诱导产生多形性胶质母细胞瘤和室管膜瘤。②创伤。颅脑外伤是否为颅内肿瘤发生的物理因素一直存在争议。一般认为，创伤性肿瘤罕见，若确有发生，其大多是在硬脑膜和蛛网膜受损伤的基础上，因创伤而引起脑组织、脑膜瘢痕组织发生间变，进而演变成肿瘤。

（4）化学因素：动物实验证明，多环芳香烃类化合物如甲基胆蒽、苯丙芘等，在体内种植可诱发颅内肿瘤；亚硝胺类化合物如甲基亚硝脲、乙级亚硝脲等，经口服或静脉注射，也可诱发颅内肿瘤。化学物质诱发的颅内肿瘤在大脑半球的皮质下白质、海马区和侧脑室周围最多见。目前尚无确凿证据表明这些化学物质在人类颅脑肿瘤中的致病作用。

（5）生物学因素：某些颅内肿瘤与致瘤病毒有密切关系。在原发性中枢神经系统恶性淋巴瘤的患者中，无论是否同时患有艾滋病，都可发现肿瘤细胞中存在 EB 病毒。动物实验研究也发现，无论 DNA 病毒还是 RNA 病毒，接种后都可以使易感动物发生脑肿瘤，常见的致瘤病毒有腺病毒、肉瘤病毒、猴空泡病毒等。病毒致病的机制被认为是病毒进入细胞，在细胞核内合成 DNA 时迅速被依附于染色体内，并改变染色体上基因的特性，从而改变细胞原有的增殖与分裂功能。

（6）其他因素：颅内肿瘤的发生与激素之间可能有一定的联系，如脑膜瘤的发生、发展与性激素有关，研究发现多数初发与复发的脑膜瘤标本中均有孕激素受体和雄激素受体，少数肿瘤标本中发现有低水平的雌激素受体。颅内肿瘤的发生与免疫因素也有一定的联系，获得性免疫缺陷及器官移植后的免疫抑制治疗偶尔可导致颅内肿瘤，其机制被解释为机体对异常细胞免疫监视机制的缺失。

2. 发病机制

中枢神经系统肿瘤的发生机制尚不能完全清楚，但随着分子遗传学与分子生物学的研究发展，人们对颅内肿瘤发生机制的研究必将不断达到新的水平。原发性颅内肿瘤的基本发病过程同身体其他部位的肿瘤发生相同，都包括原癌基因的激活、过度表达或扩增，以及抑癌基因的缺失或突变失活，导致细胞增殖、分化和凋亡调节通路的异常。

二、病理

(一)病理表现

颅内肿瘤的病理表现包括肿瘤本身的组织学变化及肿瘤造成的邻近脑组织的病理变化。肿瘤本身的组织学变化包括肿瘤实质细胞的变化及间质的改变,细胞学的变化表现为细胞的类型、核浆比例、胞核的形态、细胞的排列及与周围的关系等;间质的变化主要是指血管和结缔组织的变化。由于肿瘤的占位效应而造成的周围脑组织变化可表现为水肿、缺血、髓鞘破坏、胶质细胞增生、出血、钙化、脑组织移位形成脑疝等。

(二)生物学特征

颅内肿瘤良、恶性的区分常以肿瘤包膜的完整性、组织学变化、生长速度、生长方式、复发情况等为指标。恶性肿瘤最主要的生物学行为是侵袭性及转移性。颅内肿瘤大部分表现为侵袭性生长,如来源于神经上皮组织的星形细胞瘤、少突胶质细胞瘤、室管膜瘤、胶质母细胞瘤、髓母细胞瘤等;以膨胀性生长见有侵袭性的主要有室管膜瘤、血管网状细胞瘤、脉络丛乳头状瘤、部分垂体瘤和脑膜瘤;包膜完整界限清楚的主要是脑膜瘤、颅咽管瘤、表皮样囊肿和皮样囊肿、神经鞘瘤、部分垂体瘤;部分肿瘤尚可表现为弥漫性生长及多发性生长。

1. 星形细胞瘤

星形细胞瘤是由发生转化的星形细胞组成的肿瘤,是神经系统发病率最高的原发性肿瘤,约占神经上皮肿瘤的75%。2007年《WHO中枢神经系统肿瘤分类》是按照肿瘤的恶性程度进行排序的,星形细胞瘤类型如下。①毛细胞型星形细胞瘤:黏液性毛细胞型星形细胞瘤。②室管膜下巨细胞型星形细胞瘤。③多形性黄色星形细胞瘤。④弥漫性星形细胞瘤:纤维型星形细胞瘤、肥胖细胞型星形细胞瘤、原浆型星形细胞瘤。⑤间变性星形细胞瘤。⑥胶质母细胞瘤:巨细胞胶质母细胞瘤、胶质肉瘤。⑦大脑胶质瘤病。

(1)毛细胞型星形细胞瘤:肿瘤细胞大小形态一致,部分区域细胞密集、血管增生明显,肿瘤细胞核分裂少见。光镜下肿瘤细胞呈细长梭形,具有单极或双极毛发样突起,瘤组织致密、疏松区双相分布,致密区瘤见数量不等半透明状红染物即Rosenthal纤维,疏松区有多数微囊样结构、嗜酸性小体形成。免疫组化显示GFAP、CD34阳性或强阳性表达,S100蛋白呈弱阳性,Ki-67呈阴性。黏液性毛细胞型星形细胞瘤可见大量的黏液基质,单一形态的双极细胞以血管为中心排列,免疫组化GFAP弥漫性强阳性,神经元标记物阴性。

(2)室管膜下巨细胞型星形细胞瘤:瘤组织内见不规则肥大星形细胞,其围绕小血管呈假菊形团结构,细胞核偏位,见核仁;部分细胞像神经节细胞,细胞核一定异型性;肿瘤内小血管较少,无血管周围淋巴细胞浸润,无血管内皮细胞增生,无坏死,核分裂象罕见,

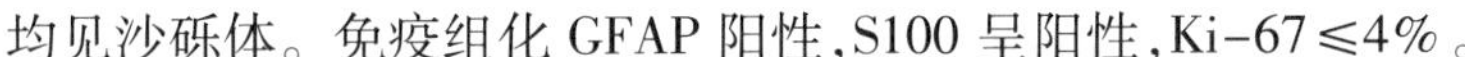

均见沙砾体。免疫组化 GFAP 阳性，S100 呈阳性，Ki-67≤4%。

（3）多形性黄色星形细胞瘤：光镜下见肿瘤细胞有明显的多形性，单核或多核巨怪肿瘤细胞、梭形细胞及泡沫样肿瘤细胞混杂，可见围绕单个肿瘤细胞的丰富网状纤维和淋巴细胞浸润。肿瘤细胞胞质内见散在或聚集大小不等的脂滴，脂质占据细胞的大部分，形成泡沫样肿瘤细胞。肿瘤细胞可紧密排列成上皮样，或由纤维组织包绕形成巢状结构。细胞核大小悬殊，染色各异，可见核内包涵体。免疫组化显示 GFAP、CD34 阳性或强阳性表达。

（4）弥漫性星形细胞瘤：由分化良好的肿瘤性星形细胞组成，分为三种亚型——纤维型星形细胞瘤、肥胖细胞型星形细胞瘤和原浆型星形细胞瘤。纤维型星形细胞瘤是最常见的肿瘤亚型。光镜下 HE 染色后大多看不到细胞质，仅显示圆形或卵圆形的胞核，通常无或仅偶见有丝分裂；肿瘤中绝对不含微血管增殖和坏死，可见小的钙化或囊腔；免疫组化显示 GFAP 阳性。瘤周水肿轻，无炎症细胞浸润。肥胖细胞型星形细胞瘤的特点为肿瘤细胞肥大呈球形或多角形，细胞质丰满呈嗜酸性，肿瘤中肥胖细胞型星形细胞比例超过 20%，容易发生恶性变。原浆型星形细胞瘤属于少见亚型，光镜下与纤维型很难区分，电镜下见肿瘤以原浆型星形细胞为主，常混有纤维型星形细胞。

（5）间变性星形细胞瘤：局部或分散出现细胞构成增加，具有明显的核间变和有丝分裂活动，无典型的微血管增殖和坏死灶；肿瘤组织中常见肥胖细胞型星形细胞；有时存在明显的结缔组织成分。GFAP 阳性，但不是所有的肿瘤细胞。

（6）胶质母细胞瘤：主要由分化程度低、多形性明显、胞核的非典型性突出、有丝分裂活跃的高度间变的胶质细胞组成；肿瘤的细胞密度高，可见明显的微血管增殖和坏死。GFAP 表达水平和分布范围在胶质肿瘤细胞变化很大。星形细胞样的肿瘤细胞，尤其是肥胖细胞型星形细胞呈强阳性表达，小的未分化细胞倾向于阴性或弱阳性。少见病理亚型包括胶质肉瘤和巨细胞胶质母细胞瘤。胶质肉瘤在肿瘤中间隔出现胶质和间质分化区域，肉瘤成分多数情况下可能起源于胶质母细胞瘤中发生转化的血管成分。巨细胞胶质母细胞瘤的特点是肿瘤中见古怪的多核巨细胞，偶有富于基质网硬蛋白。肿瘤恒定表达 GFAP。

（7）大脑胶质瘤病：组织学检查均显示脑组织内胶质细胞弥漫性增殖，肿瘤细胞沿血管、神经轴突周围及软脑膜下呈浸润性生长，无明显肿瘤团块，保持神经解剖结构相对正常。HE 染色可见肿瘤细胞为各种类型不同分化程度的胶质细胞，细胞体积偏小，细胞质少量或中等量。细胞核形态复杂，有不同程度的核异形或核分裂现象。

2. 少突胶质细胞瘤

少突胶质细胞瘤分为少突胶质瘤和间变性少突胶质瘤。少突胶质瘤是由分化良好、形态学类似于少突胶质细胞的肿瘤细胞组成，呈弥漫浸润性生长；间变性少突胶质瘤为表面出现弥漫性或局灶性恶性组织学特征的少突胶质细胞瘤。少突胶质瘤由均匀一致

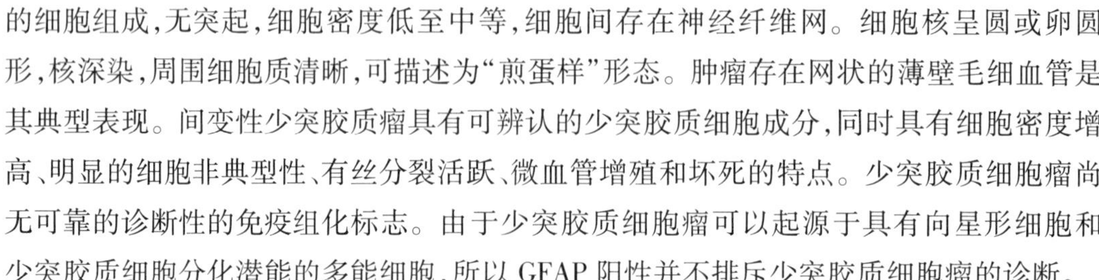

的细胞组成，无突起，细胞密度低至中等，细胞间存在神经纤维网。细胞核呈圆或卵圆形，核深染，周围细胞质清晰，可描述为“煎蛋样”形态。肿瘤存在网状的薄壁毛细血管是其典型表现。间变性少突胶质瘤具有可辨认的少突胶质细胞成分，同时具有细胞密度增高、明显的细胞非典型性、有丝分裂活跃、微血管增殖和坏死的特点。少突胶质细胞瘤尚无可靠的诊断性的免疫组化标志。由于少突胶质细胞瘤可以起源于具有向星形细胞和少突胶质细胞分化潜能的多能细胞，所以 GFAP 阳性并不排斥少突胶质细胞瘤的诊断。

3. 髓母细胞瘤

髓母细胞瘤属于原始外胚层肿瘤。典型的髓母细胞瘤由许多紧密排列的小细胞组成，胞质很少，胞核深染呈圆形或卵圆形，有丝分裂常见，细胞凋亡突出，坏死区不常见。成神经细胞性 Homer Wright 菊形团是常见特征。肿瘤细胞存在不同程度的神经元分化，星形细胞分化不常见，仅出现局灶的 GFAP 阳性。除此之外，髓母细胞瘤还有 4 种肿瘤亚型：多纤维性/结节性髓母细胞瘤、广泛结节性髓母细胞瘤、间变性髓母细胞瘤和大细胞髓母细胞瘤。多纤维性/结节性髓母细胞瘤的特征是“苍白岛”内含均匀一致的小圆形细胞，细胞质较丰富；结节间区域可见大量的基质成分及网硬蛋白纤维，其中分布非典型细胞，成人多为这种亚型。广泛结节性髓母细胞瘤曾称小脑神经母细胞瘤，缺乏网硬蛋白区而体积变得非常大并富含神经毡样组织，因此表现为明显的分叶状结构而与多纤维性/结节性髓母细胞瘤不同，并且有较多的类似中央性神经细胞瘤的小圆形细胞，结节内缺乏网硬蛋白和有丝分裂。间变性髓母细胞瘤组织学特征为明显的核多形性、核铸型、细胞间缠绕和较明显的有丝分裂，常呈非典型性形式。非典型性表现明显而广泛。免疫组化表明 p53 蛋白更常见于间变性髓母细胞瘤，且与预后不良存在相关性；同非间变性者相比，Ki-67 标记物阳性在间变性者中更高。高度恶性的大细胞髓母细胞瘤与间变性髓母细胞瘤在细胞学上有相当程度的重叠，两种亚型可同时存在。大细胞髓母细胞瘤的特点为细胞个大、核仁突出、核成形和丰富的细胞质，此型预后差。

4. 脑膜瘤

2007 年 WHO 将脑膜瘤分为上皮型、纤维型（成纤维细胞型）、移行型（混合型）、沙粒型、血管瘤型、微囊型、分泌型、淋巴浆细胞丰富型、化生型、脊索样型、透明细胞型、非典型性、乳头型、横纹肌样型、间变性（恶性）15 种。脑膜瘤多有一层结缔组织包膜，厚薄不一。瘤组织表面光滑或呈结节状，常有血管盘曲。瘤组织质地坚韧，有时有钙化、骨化，少数有囊变。肿瘤多为灰白色，剖面有螺旋纹，少数由于出血或坏死，瘤质变软，色暗红，可呈鱼肉状。脑膜瘤与脑组织之间的界面可光滑、分叶状、指状突起和呈浸润生长，横纹肌样型、间变性脑膜瘤常无包膜。上皮型脑膜瘤为最常见类型，肿瘤由蛛网膜上皮细胞组成。细胞的大小形态变化很大，有的很小呈梭形，排列紧密；有的很大，胞核呈圆形，染色质细而少，可有 1 ~2 个核仁，胞质丰富均匀。肿瘤细胞呈向心性排列，呈团状或条索

状;肿瘤细胞之间血管少,无胶原纤维。纤维型脑膜瘤由成纤维细胞和胶原纤维组成,肿瘤细胞纵行排列,不呈栅栏状,细胞间有大量粗大的胶原纤维,常见沙粒体。沙粒型脑膜瘤含有大量沙粒体,细胞排列呈漩涡状,血管内皮肿胀,玻璃样变后钙化。血管瘤型脑膜瘤含有丰富的血管和血窦,血管外壁或间质中的蛛网膜上皮细胞呈条索状排列,胶原纤维很少。肿瘤生长快时,血管内皮细胞较多,分化不成熟,常可导致血管管腔变小而闭塞。

5. 垂体腺瘤

垂体腺瘤常为紫红色,质软,有的呈烂泥状;变性时,瘤组织可呈灰白色;有的伴瘤组织坏死、出血或囊性变。垂体腺瘤外有边界,但无包膜。细胞形态一致,细胞丧失正常的短索状排列,细胞大小差异很大,可以为圆形、立方形或多角形。随着内分泌激素测定的进步,以及电子显微镜下观察超微结构和染色方法的进步,垂体腺瘤分为催乳素分泌细胞腺瘤、促生长激素分泌细胞腺瘤、促肾上腺皮质激素分泌细胞腺瘤、促甲状腺素分泌细胞腺瘤、促性腺激素分泌细胞腺瘤、多分泌功能细胞腺瘤、无内分泌功能细胞腺瘤、恶性垂体腺瘤。

6. 颅咽管瘤

颅咽管瘤是颅内最常见的先天性良性肿瘤,起源于拉特克囊(Rathke pouch)的残余上皮细胞。肿瘤大多为囊性,以单囊多见,少数为多囊,大小不等,约 10% 是实性的。囊壁光滑并布满大小不等的白色钙化斑点。内含黄褐色囊液,放置不凝,可见胆固醇结晶。组织学分型分为釉质瘤型和乳头型。釉质瘤型有 3 层构造,最外层为圆柱立方表皮,中间层为复层的多角形、鳞状表皮样细胞,最内层为星形胶质细胞,可见于成人和儿童。乳头型可见成熟的鳞状上皮细胞位于疏松的结缔组织基质中,鳞状上皮呈网状、梁状、乳头状,上皮自基底膜向梁柱的中心或表面演变,细胞渐变扁平,形成角形的粉红色的角化细胞,主要见于成年人。

7. 听神经鞘瘤

听神经鞘瘤发生于内听道内前庭神经上支的中枢与周围部分移行处的髓鞘的施万细胞。显微镜下有两种结构。①致密型、束状型或 Antoni A 型:细胞与核呈梭形,两端可尖可圆,胞质丰富,胞界不清,呈整齐栅栏状或旋涡状排列,栅行之间隔以无核的空白区。②网状型或 Antoni B 型:细胞形态不一,可呈星形、多角形、短梭形,胞核圆形、椭圆或长圆形。细胞间空间大,排列疏松,方向不定,间质中有大量水肿液或积液样基质;常形成微小囊腔或融合成大囊腔。上述两型可同时存在于同一肿瘤中,一般认为,致密型代表瘤的生长期,网状型代表瘤的退变期。神经鞘瘤对 S100 蛋白、Leu-7 和波形蛋白呈均一的强阳性反应。

8. 脑转移瘤

脑转移瘤可分为结节型和弥漫型。结节型脑转移瘤在显微镜下组织界限不清,肿瘤

细胞常沿血管外膜和脑组织向四周浸润，周围组织水肿、软化灶及胶质增生。分化高者肿瘤细胞可呈原发瘤的特点，分化低者与恶性胶质瘤相似，主要区别是转移瘤的肿瘤细胞核仁清楚，染色质呈网状，胶质瘤与之相反。弥漫型脑转移瘤显微镜下显示脑膜的肿瘤细胞浸润，有时与结节型共存，可认为是脑膜种植，累及蛛网膜、软脑膜和硬脑膜。

（三）分级

中枢神经系统肿瘤的组织学分级可以代表肿瘤的生物学行为，反映肿瘤的恶性程度，对于选择治疗、估计预后具有重要的参考意义。早在 1926 年 Bailey 和 Cushing 就将星形细胞肿瘤描述为星形细胞瘤、星形母细胞瘤和成胶质母细胞瘤 3 级，1949 年 Kernohan 分级、1951 年 Ringertz 分级、1988 年 St. Anne-Mayo 分级及 WHO 分级系统（第 1～4 版）均具有代表性。WHO 将中枢神经系统的肿瘤分为Ⅰ～Ⅳ级，其组织形态学指标主要为细胞非典型性、有丝分裂、血管增殖、坏死等。具体的分级标准如下。

（1）Ⅰ级：细胞增殖能力低，单纯手术治疗可能治愈。

（2）Ⅱ级：有丝分裂少，但肿瘤弥漫性浸润性生长，常复发，有进展为更高级别恶性肿瘤的倾向。

（3）Ⅲ级：有丝分裂多，细胞丰富、胞核的多形性与细胞的间变。

（4）Ⅳ级：有丝分裂活跃，肿瘤组织易发生坏死。

三、临床表现

颅内肿瘤的临床表现可由肿瘤本身的占位效应及与肿瘤相关的继发因素引起，其症状与体征的出现及进展与肿瘤生长的部位及肿瘤的性质有关。颅内肿瘤的临床表现可归纳为颅内压增高症状和体征与定位症状和体征两大部分，其中头痛、呕吐、视盘水肿称为颅内压增高三主症，是诊断颅内肿瘤的重要依据。颅内压增高的原因是肿瘤本身的占位效应、瘤周脑水肿、脑脊液循环通路受阻造成梗阻性脑积水、肿瘤压迫回流静脉等，使颅腔内容物的体积超出了生理调节范围。定位体征是由于肿瘤所在部位的脑组织受到压迫、刺激、破坏或血液循环障碍等造成的神经功能激惹或缺陷体征，这些体征的发生顺序有助于肿瘤位置的判断，最先出现的体征尤其具有定位意义。

（一）颅内压增高的症状和体征

1. 头痛

由于颅内压增高或肿瘤直接压迫使颅内的痛敏结构（主要为硬脑膜、脑膜动脉、静脉窦、颅底动脉环、脑神经）受到刺激、牵拉而出现头痛，疼痛常为发作性，进行性加重，清晨或睡眠时明显，咳嗽、喷嚏、用力排便等情况下加重，站立或呕吐后暂时缓解。幕上的肿瘤常出现额、颞部疼痛，鞍内的肿瘤因鞍膈受到牵拉、压迫而反射性出现双颞侧疼痛，幕下肿瘤常出现枕、颈部疼痛。

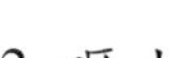

2. 呕吐

颅内压增高使大脑皮质的兴奋性降低,其对下丘脑自主神经的抑制作用减弱,或颅内压增高造成迷路水肿,肿瘤压迫或脑室扩张直接刺激第四脑室底的呕吐中枢,均可造成呕吐症状。呕吐多在清晨发生,呈喷射性。

3. 视力障碍

主要表现为视盘水肿和视力减退。视盘水肿是颅内压增高通过视神经鞘传导造成的。视盘水肿出现的早期,视力减退不明显,或仅在颅内压剧烈增高时出现一过性视力下降。视盘水肿持续存在数周或数月以上,可出现继发性视盘萎缩,视野向心性缩小,甚至出现失明。

4. 其他症状与体征

颅内压增高引起内耳迷路水肿或前庭功能受累,患者可出现头晕。儿童颅内压增高时表现为前囟膨隆、头围增大、颅缝分离,因颅骨变薄、脑室扩大,叩诊时呈破罐音(Macewen 征)。颅内压急剧增高造成脑血流量严重减少,由于神经反射作用,患者可出现心率减慢、周围血管收缩、回心血量增加、血压升高、呼吸减慢,称为全身性血管加压反应(Cushing 反应)。颅内压增高引起严重的脑供血障碍,患者可出现精神症状、癫痫发作,晚期出现意识障碍。颅内压增高致颅底部展神经受压迫,可使展神经麻痹而出现复视。

(二)定位症状和体征

1. 额叶肿瘤

常有精神症状,患者出现人格、情感、思维、智力、记忆力的改变,表现为烦躁、躁动等兴奋性症状或淡漠、孤僻等抑制性症状。中央前回受累时出现对侧肢体中枢性瘫痪、中枢性面瘫及锥体束征,靠近中央前回部的肿瘤可出现局限性运动性癫痫;旁中央小叶受累出现双下肢痉挛性瘫痪、大小便障碍;额下回后部受累出现运动性失语;额中回后部受累可出现书写不能及双眼对侧同向性侧视障碍,额中回后部近中央前回处受累可出现对侧的强握及摸索反射;额-桥-小脑束受累可出现额叶性共济失调,表现为直立和行走障碍;额叶底面病变累及嗅神经可出现单侧或双侧嗅觉障碍;额叶底面肿瘤尚可压迫同侧视神经造成视神经萎缩,若对侧视神经因颅高压引起视盘水肿的同时存在,称为 Foster-Kennedy 综合征。

2. 顶叶肿瘤

中央后回受累可出现对侧肢体的浅、深感觉及复合性感觉障碍,或局限性感觉性癫痫发作,表现为发作性的蚁行感、麻木感、电击感等异常感觉;优势半球顶叶角回受累可出现 Gerstmann 综合征,表现为计算不能、手指失认、左右不分、书写不能;非优势半球的近角回受累可出现体象障碍,表现为自体认识不能,患者否认对侧肢体的存在或认为对侧肢体不是自己的；优势半球的缘上回受累可出现肢体动作的运用障碍（失用症）；非优势半球近缘上回受累可出现体象障碍，表现为病觉缺失，患者否认左侧偏瘫的存在。顶叶深部肿瘤累及视放射时，可出现双眼对侧视野的同向性下象限盲。

3. 颞叶肿瘤

颞上回后部受累可出现感觉性失语；颞中、下回后部受累，可出现命名性失语；颞叶内侧受累时可出现颞叶性癫痫，多为精神运动性发作；颞叶钩回损害的患者，可出现幻嗅和幻味，或努嘴、咀嚼动作，称为钩回发作；颞叶病变尚可出现幻听、幻视；颞叶肿瘤可出现精神症状，主要表现为急躁、好笑、攻击性等；颞叶深部的视放射纤维和视束受损可出现双眼对侧视野的同向性上象限盲；肿瘤累及脑岛时产生胸部、上腹部及内脏疼痛，此症状可单独发生，也可以是癫痫的先兆。

4. 枕叶肿瘤

一侧视觉中枢的病变可产生对侧同向性偏盲，而中心视力不受影响，称为黄斑回避；距状裂以上楔叶损害可产生对侧同向性下象限盲，距状裂以上舌回损害可产生对侧同向性上象限盲；视中枢的刺激性病灶尚可出现幻视、闪光、暗影等视幻觉。

5. 大脑半球深部肿瘤

半卵圆中心前部肿瘤可致对侧肢体痉挛性瘫痪；基底节区肿瘤因内囊受累可出现“三偏”症状；锥体外系受累出现肌张力改变及不自主运动；胼胝体肿瘤与额叶肿瘤相似，常表现为淡漠、嗜睡、记忆力减退及左手失用（右利者）；丘脑肿瘤表现为对侧感觉障碍，可有持续性剧痛，称为丘脑性疼痛。

6. 鞍区肿瘤

表现为内分泌紊乱及视神经、视交叉受压两方面症状。分泌性垂体腺瘤表现为相应激素分泌过多而致临床综合征，非分泌性垂体腺瘤或其他鞍区肿瘤可压迫正常脑垂体造成垂体功能低下，以性功能障碍及发育迟缓最为突出；视神经、视交叉受压迫可出现原发性视神经萎缩及不同类型的视野缺损。

7. 脑室内肿瘤

肿瘤堵塞室间孔、中脑导水管、第四脑室正中孔等出现梗阻性脑积水致急性颅内压增高；第三脑室前部肿瘤压迫视神经、视交叉，产生视力、视野及眼底改变，并可引起下丘脑功能不全表现为尿崩、肥胖、性功能减退、嗜睡等；第三脑室后部的肿瘤累及四叠体可出现双眼上视障碍、瞳孔对光反射迟钝或消失，双耳听力下降。

8. 小脑肿瘤

眼肌协调运动失调出现眼球震颤；半球肿瘤患侧肢体共济失调、肌张力减低；蚓部肿瘤共济失调以躯干为主，双下肢明显；晚期可见小脑性抽搐，表现为阵发性头部后仰，四

肢僵直呈角弓反张状。

9. 脑桥小脑三角肿瘤

前庭蜗神经及面神经易受累，早期出现耳鸣、听力下降、眩晕；以后出现面部感觉障碍、周围性面瘫、小脑损害体征；晚期后组脑神经受累出现声音嘶哑、吞咽困难，并可见对侧锥体束征及肢体感觉障碍。

10. 脑干肿瘤

一侧脑干肿瘤引起交叉性瘫痪，可见病灶侧脑神经瘫痪及对侧肢体感觉和运动传导束损害；中脑肿瘤常引起双眼运动障碍、发作性意识障碍；脑桥肿瘤常有单侧或双侧展神经麻痹、周围性面瘫、面部感觉障碍，并有对侧或双侧长传导束受损的体征，肿瘤累及小脑时出现小脑损害症状和体征；延髓肿瘤出现声音嘶哑、饮食呛咳、咽反射减弱或消失及单侧或双侧长传导束受损体征。

四、辅助检查

（一）神经影像学检查

1. 颅骨 X 射线平片

常能反映肿瘤累及颅骨的病理变化，常规拍摄后前位片及侧位片，必要时加拍颅底片、内听道、视神经孔、蝶鞍片，断层摄片可提高诊断的准确性。颅内压增高时的 X 射线平片可表现为脑回压迹增多、鞍背及后床突萎缩、脱钙、颅腔轻度扩大、骨缝分离等。松果体钙化的移位有助于大脑半球肿瘤的定位。肿瘤本身可发生钙化，如鞍区的钙化多为颅咽管瘤，少突胶质细胞瘤常见钙化，部分脑膜瘤、脊索瘤也可见钙化。脑膜瘤可见局部或其邻近部位有骨质破坏或增生。前庭神经施万细胞瘤可见内听道口扩大。垂体腺瘤多有蝶鞍扩大或鞍底骨质破坏。

2. CT 检查

（1）颅内肿瘤的直接征象。①肿瘤密度：肿瘤密度的高低是相对于脑组织的密度而言。平扫时脑膜瘤常为略高密度或等密度；胶质瘤多为低密度或混杂密度；颅咽管瘤、表皮样囊肿因含胆固醇和脂类物质，常呈低密度；肿瘤内出血或钙化时表现为高密度。强化后肿瘤的密度表现因肿瘤性质而异，脑膜瘤呈明显均一强化，胶质瘤为不规则强化。②肿瘤位置：肿瘤位置可反映肿瘤组织的起源，有助于肿瘤性质的判断。脑膜瘤位置表浅、有基底部、位于脑膜，胶质瘤位于脑组织内；转移瘤多位于皮质和皮质下。③肿瘤的大小、数目、形状、边界：可反映肿瘤的生长方式，有助于肿瘤性质的判断。转移瘤常多发、较小，圆形或类圆形；脑膜瘤外形较规则、边界清楚；胶质瘤大小不定，外形不规则，边界不清楚，恶性者呈浸润性生长。④肿瘤的坏死、囊变、出血和钙化：肿瘤生长迅速，可见中心部位坏死和囊变，CT 表现为低密度，不强化；肿瘤内血管坏死破裂发生肿瘤卒中，表现为肿瘤内均一高密度灶;肿瘤钙化常见于颅咽管瘤、少突胶质细胞瘤、脑膜瘤、脉络丛乳头状瘤等,颅咽管瘤钙化多成弧线状“蛋壳样”,脑膜瘤钙化多为分散点状,少突胶质细胞瘤为条带状。

(2)肿瘤的间接征象。①瘤周水肿:瘤周低密度水肿多发生在白质区,水肿范围与肿瘤大小不成比例。转移瘤和Ⅲ、Ⅳ级星形细胞肿瘤易发生广泛水肿,脑膜瘤压迫回流静脉或静脉窦时也可出现较大范围水肿。②占位效应:表现为肿瘤邻近脑组织、脑室、脑池、脑沟的受压、变形、移位,严重者发生脑积水、中线移位、脑疝。

3. MRI 检查

(1)肿瘤的信号:肿瘤的信号强度高低是与脑灰质的信号相比较而言。平扫时多数肿瘤的信号呈 T1WI 低信号、T2WI 高信号;少数肿瘤如脂肪瘤、颅咽管瘤可见 T1WI 高信号;畸胎瘤可见 T1WI 呈高低混杂信号;同一类型的肿瘤可见不同的信号表现,如脑膜瘤在 T1WI 可呈低至高信号。强化后肿瘤的信号强度变化可以反映肿瘤的血运是否丰富及血-脑脊液屏障的破坏程度,强化扫描有利于发现平扫时不易发现的结构,如瘤壁结节;同时有利于区分肿瘤和水肿。脑实质外的肿瘤如脑膜瘤常有显著增强;脑室之内的肿瘤增强程度变化不一,可见无增强、轻至中度增强或显著增强。

(2)肿瘤的部位:脑实质外肿瘤以广基底与颅骨内面紧贴,邻近脑组织受挤压且与肿瘤界限清楚;肿瘤占据脑池或蛛网膜下腔时,邻近脑池或蛛网膜下腔增宽;脑实质内肿瘤常被脑组织包绕。

(3)肿瘤的数目、形态、边界、结构:颅内原发肿瘤常单发,但也可多发,如多发脑膜瘤、双侧前庭神经施万细胞瘤等;颅内多发的肿瘤也可能为不同的组织来源;颅内不同部位、不同大小的脑实质内肿瘤常提示转移瘤。肿瘤形态不一,脂肪瘤易沿蛛网膜下腔间隙生长呈条状,大脑凸面的脑膜瘤常为球形,边界清楚;一般形态不规则且边界不清晰的肿瘤常提示呈浸润性生长。钙化、出血、坏死、囊变使肿瘤内结构不均匀,MRI 对囊变、亚急性期后的出血、含脂质及高蛋白的囊肿显示敏感,对钙化显示不敏感,肿瘤内血管可见流空效应。

(4)瘤周水肿与占位征象:水肿区在 T1WI 为低信号,T2WI 为高信号,一般恶性肿瘤所致的水肿较明显。占位征象包括邻近脑沟、脑池、脑室受压变形,中线结构移位等,并可继发脑积水及脑疝。

4. 脑血管造影

主要根据脑血管的变形、移位进行肿瘤的定位,对于肿瘤合并出血者可以除外动脉瘤及血管畸形。术前脑血管造影可以明确肿瘤同重要血管解剖的关系,或人工栓塞主要供血动脉以减少术中出血。

(二)神经核医学检查

1. 正电子发射断层扫描

正电子发射断层扫描(PET)是将具有选择性聚集在特定脏器或病变的正电子核素

或其标记化合物引入体内，根据正电子在体内器官湮灭、辐射到体表的光子密度，由探测器收集并经计算机处理重建得到三维影像。PET 技术可早期诊断颅内肿瘤并判断肿瘤的良、恶性，明确肿瘤边界，区分残余肿瘤与瘢痕。

2. 单光子发射计算机断层扫描（SPECT）

单光子发射计算机断层扫描（SPECT）可以根据脑肿瘤对示踪剂的摄取情况判断肿瘤的生长是否活跃、肿瘤的恶性程度，以及区分肿瘤复发与放射性坏死灶。

（三）神经系统电生理检查

脑诱发电位（cerebral evoked potential，CET）是中枢神经体统在感受体内外各种特异性刺激时所产生的生物电活动，其检测技术可以了解脑的功能状态，适用于某些颅内肿瘤的诊断。脑干听觉诱发电位在前庭神经施万细胞瘤时可表现为Ⅰ～Ⅲ波和Ⅰ～Ⅴ波的波间潜伏期延长；肿瘤压迫前视路可引起视觉诱发电位的波幅下降；CET 还可用于术中神经功能的监测。

（四）腰椎穿刺和脑脊液检查

腰椎穿刺不是颅内肿瘤的必需检查，对于少数症状不典型、与颅内炎症或出血难以鉴别者，腰椎穿刺宜慎重进行。颅内压升高伴有明显的视盘水肿及怀疑颅后窝肿瘤者为其禁忌证。对于脑室内及突入蛛网膜下腔的肿瘤，除脑脊液蛋白含量增高外，有时能查出肿瘤细胞，有助于定性诊断。

（五）肿瘤标志物检查

肿瘤标志物可以是蛋白质、酶、核酸或代谢物质，在血液、尿液及肿瘤组织中容易检测到，有利于肿瘤的早期发现和诊断。到目前为止，颅内肿瘤的标志物难以达到高灵敏度和高特异性要求。其中 AFP 与 β-HCG 在诊断和检测生殖细胞起源的颅内病变中是最具有特征性的标志物；LDH 在肿瘤发生脑或脑膜转移时是一种肿瘤标志物；胶质瘤的肿瘤标志物研究目前尚不确切。

（六）脑活组织检查

脑活组织检查是通过脑的局部组织病理检查，达到明确诊断的目的。立体定向活组织检查术是标准的活组织检查技术，CT 或 MRI 可为肿瘤位置及周围组织结构提供准确资料。脑活组织检查后的标本可以根据需要制成冷冻切片、石蜡包埋切片、厚涂片及电镜标本制备等，通过不同的染色技术标记特异性抗原显示病变。

五、诊断与鉴别诊断

（一）诊断

详细的病史、全面的神经系统检查、准确的辅助检查是诊断颅内肿瘤的基本依据，在此基础上结合神经解剖、神经生理知识和常见颅内肿瘤的发病与衍变规律，全面分析获得的临床资料，可做出该类疾病的定位和定性诊断。

（二）鉴别诊断

1. 颅内感染性疾病

多呈急性或亚急性发病，于病后数日到数周达高峰，伴有发热等全身感染表现，神经系统损害较为弥散，脑脊液检查可提供感染的证据。

2. 脑血管疾病

少数颅内肿瘤由于瘤内出血或坏死，使症状发展迅速，此时需与脑血管疾病鉴别。出血性脑血管疾病多以突发或急性起病，病情迅速达到高峰为特征；脑梗死一般亚急性起病，短期内渐进性加重。CT、MRI 或脑血管造影检查有助于快速鉴别，有些起病隐匿的脑梗死需要在影像学上同低级别星形细胞瘤鉴别，脑梗死往往在发病 2 ~ 3 周后，CT、MRI 增强扫描显示梗死边缘出现脑回状或环状强化。

3. 多发性硬化

多发性硬化是脱髓鞘疾病的常见类型，以轴索的弥漫性脱髓鞘及神经胶质增生为特征，好发于脑室周围、视神经、脑干、小脑白质及小脑角，应与胶质瘤相鉴别。多发性硬化多见于中青年，女性居多，病程中可见缓解与复发交替；影像学检查可见白质同时存在 2 个以上病灶，病灶可新旧不一，大多无占位效应；脑脊液琼脂糖凝胶电泳寡克隆蛋白阳性，以及髓鞘碱蛋白抗体放射免疫检测阳性，可帮助确诊。假瘤型炎性脱髓鞘病与胶质瘤不易鉴别，可应用甲泼尼龙试验性治疗或进行组织活组织检查，不宜急于手术。

4. 副肿瘤性神经综合征

颅外肿瘤的非转移性远隔效应会导致神经系统副肿瘤综合征（parane-oplastic neurological syndrome，PNS）。约 1% 的患者出现 PNS，其中 50% 以上的病例为肺癌所致，也可见于乳腺癌、卵巢肿瘤、淋巴瘤等。PNS 的临床表现一方面为原发癌肿的表现，另一方面为神经系统受累的症状和体征，多数患者神经症状的出现早于癌肿的发现。副肿瘤性小脑变性（paraneoplastic cerebellar degeneration，PCD）为最多见的累及中枢神经系统的 PNS，应与原发性或转移性小脑肿瘤相鉴别，除影像学检查可提供鉴别依据外，前者血清、脑脊液中对小脑浦肯野（Purkinje）细胞的抗体（抗 Yo 抗体）可呈阳性。

六、中医治疗

（一）辨证论治

1. 肝风内动证

证候：肢体抽搐震颤，语言謇涩，或半身不遂，或视物模糊，可伴头痛头晕，耳鸣目眩，

恶心呕吐，或频作抽搐，眼吊复视，或躁狂易怒，甚则昏不识人，舌红少苔，脉弦数。

治法：镇肝息风。

方药：镇肝息风汤加减。怀牛膝30 g，代赭石30 g，石决明30 g，生龙骨30 g，生牡蛎30 g，生白芍15 g，天冬24 g，玄参30 g，川楝子9 g，炒栀子12 g，黄芩9 g，钩藤12 g，甘草6 g，羚羊角粉3 g（冲服）。

方解：方中怀牛膝性味苦酸而平，归肝肾经，重用以引血下行，并补益肝肾；代赭石镇肝降逆；石决明、羚羊角粉、钩藤、生龙骨、生牡蛎、生白芍益阴潜阳，镇肝息风；玄参、天冬滋阴清热，壮水涵木；川楝子、炒栀子、黄芩清泻肝热，疏肝理气，以利于肝阳的平降镇潜；甘草调和诸药。全方共奏镇肝息风之功。

加减：肝阴不足，肝阳化风，伴胁痛、目赤者，加生地黄、龟甲、菊花、枸杞子，养阴敛阳息风；风动化火，热邪上炎而见发热、口干口苦、目赤舌燥、大便干结者，加生大黄、黄芩、龙胆草、牡丹皮，清肝泻火、通腑降浊；睡眠不宁或烦乱不安者，加合欢皮、夜交藤、酸枣仁，除烦安神；神识恍惚，甚则昏不识人者，可予安宫牛黄丸鼻饲以醒神开窍。

2. 湿浊困脾证

证候：头痛头晕，肢体麻木，甚则半身不遂，舌强语謇，或时时呕吐，或泛吐清水、黏涎，视物模糊，身重倦怠或体形肥胖，或神志失常，舌苔白厚而腻，脉弦滑有力。

治法：健脾化湿。

方药：五苓散合二陈汤加减。

炒白术15 g，茯苓30 g，猪苓10 g，泽泻10 g，清半夏9 g，枳实12 g，竹茹12 g，陈皮15 g，胆南星9 g，石菖蒲15 g，生姜9 g，甘草6 g。

方解：方中炒白术、茯苓健脾化湿；清半夏、生姜燥湿化痰，和胃降逆止呕；猪苓、泽泻利水渗湿；胆南星、枳实、陈皮化痰理气；石菖蒲、竹茹豁痰开窍；甘草调和诸药。全方共奏健脾化湿之功。

加减：痰浊蒙蔽清窍，神识错蒙，不辨外物者，急以苏合香丸1粒研服或鼻饲，开窍醒神；痰积久化热，痰热内蕴，上扰清窍，躁狂不安，大便秘结者，加黄芩、全瓜蒌、鲜竹沥汁，清化热痰；痰浊壅盛、胸膈痞满、频频呕吐痰涎者，加薤白、佛手、厚朴、炒莱菔子、紫苏子，行气降浊、开痞涤痰。

3. 瘀阻脑络证

证候：头痛头胀，面色晦暗，或头痛如锥刺，痛有定处，或伴急躁易怒，睡眠不宁，或胸胁满闷，或口唇发绀，或指甲瘀斑，妇人可有月经量少、闭经或色深有块，舌质暗或有瘀斑、瘀点，脉弦涩。

治法：化瘀通络。

方药：血府逐瘀汤加减。

桃仁 12 g,红花 9 g,当归 15 g,生地黄 9 g,川芎 12 g,赤芍药 15 g,枳壳 9 g,柴胡 15 g,牛膝 15 g,桔梗 9 g,地龙 15 g,炙穿山甲 15 g,莪术 10 g,生甘草 6 g。

方解:方中川芎、赤药、桃仁、红花活血化瘀;牛膝祛瘀血,通血脉,引血下行;当归活血而不耗血;炙穿山甲、地龙、莪术活血化瘀通络;柴胡、桔梗疏肝行气,使气行则血行;生地黄凉血清热;枳壳行气通络;甘草调和诸药。全方共奏化瘀通络之功。

加减:头痛剧烈、持续不已者,可加延胡索、蜈蚣、全蝎,活血搜风、通络止痛;肝郁化火,口苦咽干、目赤面红者,加炒栀子、牡丹皮,清肝泻火;头痛而呕吐、呈喷射状者,加茯苓、泽泻、益母草、泽兰,活血利水、泄浊开窍;全身乏力症状明显者,加黄芪,补气。

4. 痰热腑实证

证候:头胀痛,烦渴引饮,或咳嗽、咯痰,痰中带血,憋闷,甚则神昏谵语,痰鸣鼻鼾,伴腹满拒按,便干便秘,舌质暗红或瘀斑、苔黄腻或黄燥干褐,脉弦滑或滑大。

治法:通腑泄热解毒。

方药:星蒌承气汤加减。

生大黄 15 g,芒硝 9 g,瓜蒌 30 g,胆南星 15 g,羚羊角粉(冲服)3 g,珍珠母 30 g,竹茹 15 g,天竺黄 30 g,石菖蒲 15 g,远志 9 g,夏枯草 9 g,牡丹皮 12 g,丹参 15 g,生甘草 6 g。

方解:方中生大黄、芒硝荡涤肠胃,通腑泄热;瓜蒌、胆南星、竹茹、天竺黄清热化痰解毒;石菖蒲、远志化痰开窍;羚羊角粉、珍珠母清热醒神;夏枯草、牡丹皮、丹参清肝凉血,辅以活血通络;生甘草调和诸药。诸药配伍,共奏通腑泄热解毒之功。

加减:热象明显者,加栀子、黄芩,清热解毒;热盛伤津者,加生地黄、麦冬、玄参,滋阴清热;痰多者,加竹沥,化痰;痰热积滞较甚而出现躁扰不宁、时清时寐、谵妄者,可灌服或鼻饲安宫牛黄丸,醒神开窍。

5. 肝肾阴虚证

证候:头晕目眩,两目干涩,或舌强不能语,或足废不能用,或头胀刺痛、胸闷痰盛,耳鸣耳聋、咽干口渴,腰酸腿软,颧红盗汗,五心烦热,女子月经不调,舌暗红绛,舌苔少或黄苔,脉弦滑或涩。

治法:滋补肝肾。

方药:一贯煎加减。

生地黄、熟地黄各 24 g,沙参 30 g,麦冬 15 g,当归 15 g,枸杞子 15 g,川楝子 9 g,茯苓 15 g,白术 12 g,甘草 6 g。

方解:方中重用生地黄、熟地黄滋阴养血,补益肝肾;沙参、麦冬、当归、枸杞子益阴养血而柔肝,配合生地黄、熟地黄育阴涵阳;诸药合用在补阴的同时佐以少量川楝子疏肝,使肝木条达以助疏泄;白术、茯苓健脾以助运化,使补而不腻;甘草调和诸药。全方共奏滋补肝肾之功效。

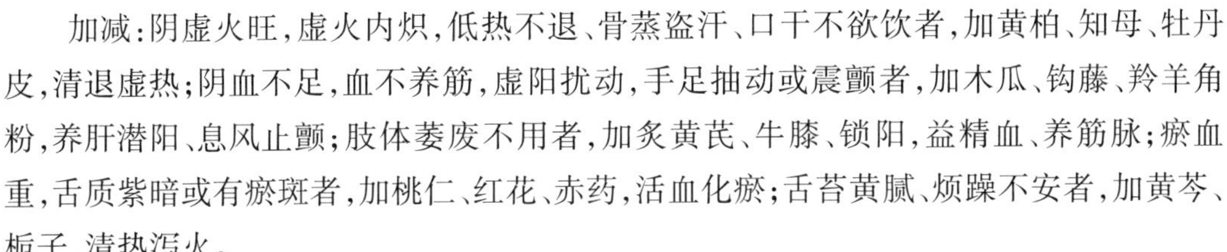

加减：阴虚火旺，虚火内炽，低热不退、骨蒸盗汗、口干不欲饮者，加黄柏、知母、牡丹皮，清退虚热；阴血不足，血不养筋，虚阳扰动，手足抽动或震颤者，加木瓜、钩藤、羚羊角粉，养肝潜阳、息风止颤；肢体萎废不用者，加炙黄芪、牛膝、锁阳，益精血、养筋脉；瘀血重，舌质紫暗或有瘀斑者，加桃仁、红花、赤药，活血化瘀；舌苔黄腻、烦躁不安者，加黄芩、栀子，清热泻火。

（二）中成药

（1）鸦胆子油口服乳液：适用于颅内肿瘤的各证型，每次 20 mL，每日 2 次，口服。

（2）大补阴丸：适用于颅内肿瘤肝肾阴虚证，每次 6 g，每日 2 ~ 3 次，口服。

（3）六味地黄丸：适用于颅内肿瘤肝肾阴虚证。每次 9 g，每日 3 次，口服。

（三）针刺疗法

主穴：百会、头维、印堂、太阳、水沟、风池等。

配穴：内关、合谷、曲池、环跳、足三里、三阴交、涌泉等。

七、西医治疗

（一）一般治疗

肿瘤的占位效应或瘤周水肿明显造成颅内压增高者，给予脱水降颅压治疗，为手术赢得时间。患者颅内压增高，呕吐频繁，出现低钾、低钠者，给予纠正水电解质紊乱、补液、营养支持等治疗。额叶、颞叶肿瘤易出现癫痫发作，可根据癫痫发作的特点给予抗癫痫药物。

（二）手术治疗

手术治疗是颅内肿瘤最基本、最有效的治疗方法。手术治疗的原则是最大程度地切除肿瘤，最大程度地保护周围脑组织结构与功能的完整。对于部分恶性肿瘤，由于肿瘤的浸润性生长或肿瘤位于重要功能区，只能次全切除、部分切除或仅做活组织检查。在这一原则指导下，颅内肿瘤手术日趋微创化。立体定向技术及神经导航技术的应用保证了颅内肿瘤的精确定位；显微神经外科技术及神经内镜技术的普及和发展，使脑干、下丘脑、松果体等危险区域的手术能够顺利进行；应用脑电生理技术，神经外科医师可以在局麻下直接在语言或运动皮质区切除肿瘤。

（三）放射治疗

放射治疗是颅内肿瘤的重要辅助治疗。颅内肿瘤放射治疗的应用范围包括肿瘤切除术后防止复发或播散，以及未能全切或重要功能区无法手术的肿瘤。放射治疗宜在术后及早开始，以提高疗效。对放疗高度敏感的肿瘤如生殖细胞瘤、髓母细胞瘤、恶性淋巴瘤或神经母细胞瘤等单独应用放疗可能会得到控制。颅内多发的转移瘤可考虑进行全脑照射。放射治疗对脑发育影响严重，3 岁以下患儿应视为禁忌，对于 3 ~ 6 岁以下不宜放疗的患儿可考虑采用化疗控制病情。

立体定向放射外科利用立体定向技术确定肿瘤病灶,使用单次大剂量窄束电离射线聚焦于靶点,使肿瘤病灶获得高能量照射以达到损毁目的,而周围正常脑组织接受放射线量少,减少了放射性脑损伤。根据放射源及设施的不同可分为γ刀、X刀、质子或粒子束放射刀等,适用于颅内肿瘤直径小于3.0~3.5 cm,常规手术难以到达或常规放疗不能良好控制的颅内肿瘤。

(四)化学治疗

简称化疗。随着对恶性肿瘤细胞生物学及分子生物学认识的深化,化学治疗已由传统的应用细胞毒性制剂对肿瘤细胞直接进行杀灭扩展到应用抗血管生成药、促细胞分化类药、抗侵袭药物、细胞信号传导调节剂等。化学治疗宜在术后早期开始,目前多采用术后放疗前先进行化疗或者二者并用。

1. 细胞毒性制剂

卡莫司汀(Carmustine,BCNU)仍是目前国内脑肿瘤化疗中最常使用的经典药物,也是传统化疗药物中单药治疗最有效的细胞毒性制剂。常用量为200~240 mg/m^2,静脉滴入,连续3天为1个疗程,隔4~8周后重复第2个疗程。BCNU的副作用出现在用药2周左右,主要对造血细胞的抑制,出现白细胞及血小板减少。比较有代表性的新型化疗药物为细胞毒性制剂替莫唑胺(Temozolomide,TMZ),主要用于治疗恶性脑胶质瘤及晚期恶性黑色素瘤,对胶质母细胞瘤的客观有效率可达22%~29%,一般剂量为口服150~200 mg/m^2,连续5,28天为1个周期。TMZ最常见的副作用为恶心、呕吐,当口服剂量大于1 200 mg/m^{2}时会出现骨髓抑制。

2. 抗血管生成药

如夫马菌素类似物TPN-40,为新型化疗药物中的血管形成抑制剂,常用剂量为口服每日800~1 200 mg,从每日800 mg开始,每2周加200 mg/天,直至1 200 mg,连续服用8周。

3. 细胞信号传导调节剂

如法尼基转移酶抑制因子(farnesyl transferase inhibitor,FTI),为蛋白激酶C抑制因子,在胶质瘤患者中使用剂量为成人口服:女性200 mg/天,男性240 mg/天,儿童60~100 mg/天。

应用联合化疗方案并与放疗交叉配合可提高恶性肿瘤的疗效,尤其对于年轻患者。选择联合化疗方案应当考虑两种药物之间必须具有协同作用,而且无交叉毒性。

(五)免疫治疗

免疫治疗是指使用一些生物应答调节因子治疗肿瘤,这些生物应答调节因子能够影响宿主的抗肿瘤反应,从而具有治疗肿瘤的作用。多数生物应答调节因子的抗癌作用不是通过直接杀伤肿瘤细胞,而是间接增强宿主的免疫系统功能而达到抑制肿瘤生

长。用于特异性免疫治疗的有免疫血清、特异性肿瘤疫苗、免疫活性细胞等，但由于原发性颅内肿瘤的免疫源性很弱，特异性免疫治疗研究进展缓慢。临床应用干扰素于静脉、脑室内、鞘内、瘤腔内注射治疗恶性胶质瘤，少部分病例可使肿瘤缩小、临床症状改善。

（六）加热治疗

通过局部微波或射频加热可破坏肿瘤组织。加热可抑制细胞呼吸，抑制细胞 DNA、RNA 及蛋白质的合成，改变细胞膜的通透性，影响细胞膜内外渗透压的平衡及内环境稳定，从而抑制肿瘤细胞的生长增殖；肿瘤的微血管结构发育不够完善，加热时易于损伤，从而影响肿瘤血供。

（七）光动力学疗法

光敏剂铁卟啉衍生物（hematoporphyrin derivative，HPD）可选择性被肿瘤摄入并潴留。根据这一特点，术前 4 ~ 24 小时，静脉注射 HPD，保持避光，在肿瘤切除术后应用激光照射瘤腔，发生的光动力学反应产生具有强烈氧化作用的单线态氧，可与细胞膜、细胞器、蛋白、核酸等反应，杀伤肿瘤细胞。

（八）基因治疗

多途径相结合的基因治疗是颅内肿瘤治疗研究的趋势之一。基因治疗的总原则是将外源性目的基因导入受体细胞，并使之有效表达以达到清除肿瘤细胞的治疗目的。其原理就是用作用正常或野生型的基因，校正或置换致病基因，即通过将目的基因导入到靶细胞之后，与宿主细胞内的染色体基因组发生整合，成为宿主细胞遗传物质的一部分，目的基因得以表达，其表达产物起到对疾病的治疗作用。具体治疗策略分为基因置换、基因修正、基因修饰和基因失活。目前的实施方案有自杀基因治疗、胶质瘤的反义核酸治疗、淋巴因子基因治疗和免疫增强基因治疗、胶质瘤溶瘤病毒治疗和胶质瘤抑癌基因和抗细胞增殖治疗等。但是目前临床上对肿瘤的基因治疗效果尚不能令人十分满意，面临着三大障碍——转基因效率低、基因在体内表达及调控、有效的治疗基因的发现。只有突破了这些障碍，基因治疗才可能取得重大突破，进而成为对胶质瘤治疗的一个重要手段。

八、中西医结合治疗思路

中西医结合治疗颅内肿瘤是在“中西医结合神经外科”理念指导下实现对颅内肿瘤的微创治疗，其目的是最大程度地切除肿瘤、保护神经功能并提高患者的生活质量。中西医结合神经外科在治疗方法上首先要尊重 2 种医学方式在理论体系与临床思维上的不同，致力于实现中西医学治疗效果上的优势互补。在颅内肿瘤的治疗中其基本结合方式是以手术为主的综合治疗，包括针对患者的病情采取的各种中医及西医对症治疗措施。良性肿瘤手术切除可以治愈者无须中医治疗，术后可能复发者可行中医药治疗以期

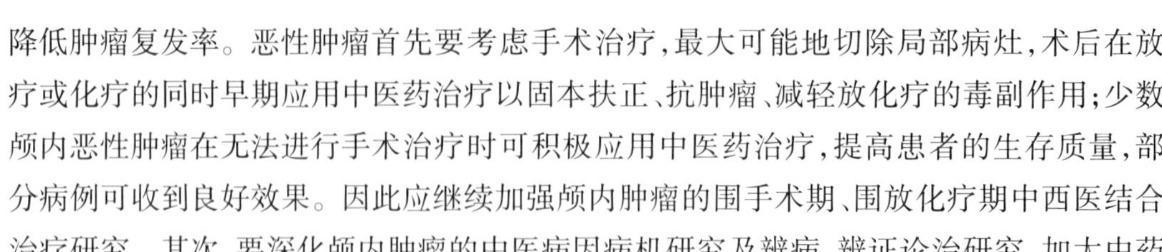

降低肿瘤复发率。恶性肿瘤首先要考虑手术治疗，最大可能地切除局部病灶，术后在放疗或化疗的同时早期应用中医药治疗以固本扶正、抗肿瘤、减轻放化疗的毒副作用；少数颅内恶性肿瘤在无法进行手术治疗时可积极应用中医药治疗，提高患者的生存质量，部分病例可收到良好效果。因此应继续加强颅内肿瘤的围手术期、围放化疗期中西医结合治疗研究。其次，要深化颅内肿瘤的中医病因病机研究及辨病、辨证论治研究，加大中药复方、单味药或中药提取成分的抗肿瘤研究。提倡科研协作，促成大宗病例的临床观察，不断探索、积累和创新发展颅内肿瘤的中西医结合治疗。

第五章 胸部肿瘤

第一节 食管癌的中西医结合治疗

食管癌又称食管癌，是一种生长在食管上皮组织的恶性肿瘤，是指下咽部到食管胃结合部之间食管上皮来源的癌，是由食管黏膜正常上皮细胞在体内、外各种因素刺激下逐渐形成的。是我国常见的十大恶性肿瘤之一。进行性吞咽困难为其最典型的临床症状。早在2 000年前，我国已经有食管癌记载，属于中医学“噎膈”的范畴。

食管癌是世界常见的恶性肿瘤之一，男性多于女性；其发病有地域和组织学类型上的差异，它在一些国家和地区几乎达到流行病的比例，中国、日本、伊朗及哈萨克斯坦等亚洲国家主要以食管鳞状细胞癌为主，可能与当地人群的饮食、环境及遗传有关；而西方欧美等国家多为食管腺癌，可能与欧美人群中胃食管的反流性疾病、巴雷特(Barrett)食管相关。中国是世界上食管癌的高发区，其死亡率居世界第一。食管癌的发病率有明显的地区差异，发病年龄以高龄为主，35岁以前发病率较低。食管癌是典型的生活方式癌，发病与饮食习惯、营养状况、微量元素和癌前病变等多方面因素有关。

一、西医病因病理

(一)病因

食管癌的确切病因不明且环境和某些致癌物质是重要的致病因素。食管癌发病因素众多，食管癌的发生是一个渐进过程，在癌变的过程中必有一种主要因素和若干次要因素，这些因素在癌变过程中又起着协同致癌作用。

食管癌的发病相关因素，主要与以下六点有关。

1. 亚硝胺类

亚硝胺类化合物是一种很强的致癌物质，研究表明食管癌高发区林县，食用酸菜的居民胃液、尿液中存在有诱发食管癌的甲基苄基亚硝胺、亚硝基吡咯烷、亚硝基胍啶。食用酸菜量和食管癌发病率成正比。真菌与亚硝胺有协同促癌作用。在食管原位癌旁增生上皮内可分离出白色念珠球菌的纯株，故食管真菌病可能是食管癌的癌前病变之一。

2. 食管黏膜的损伤

长期喜进烫食、粗食，饮浓茶，多食辣椒等刺激性食物可引起食管黏膜损伤、引起食管黏膜增生间变，也可能是致癌因素之一。吸烟、饮烈性酒与食管癌发病有一定关系。酒精有促癌作用，并可作为致癌物质的溶剂，高浓度酒可直接破坏食管黏膜，为致癌物质创造条件。大量饮酒者比基本不饮酒者的食管癌发病率增加50倍。烟雾和焦油中含有多种致癌物，在流行病调查中，吸烟与食管癌呈正相关，吸烟量多者比基本不吸烟者的发病率要高出7倍。各种长期不愈的食管炎可能是食管癌的癌前病变。

3. 局部因素

食管的三个生理缩窄部，特别是第二、第三处狭窄为食管癌多发部位。其他如瘢痕、挛缩和憩室等部位，也容易发生食管癌。这些部位受到的刺激和损伤也较大，致癌物在此停留时间更长，久而久之这些部位的组织易发生癌变。

4. 霉菌致癌因素

研究表明，霉变食品可以诱发小鼠食管和胃的癌前病变或鳞状上皮癌。这类霉菌与亚硝胺促癌有协同作用。

5. 微量元素

无论国内外，食管癌高发区都在贫困不发达、自然条件差、水资源少、物产不丰的地区。饮食中缺乏维生素、蛋白质、必需脂肪酸，以及氟、硼、镁含量低均与食管癌的发生间接相关。

6. 遗传因素

食管癌具有显著的家族聚集现象，在我国高发区有阳性家族史的占25%~50%。其中父亲最高，母亲次之，旁系最低。流行病学调查发现，高发区居民迁至低发地区后，其发病率与死亡率仍然保持较高水平。

（二）病理

1. 病理分型

（1）早期食管癌的病理分型：早期食管癌按其形态可分为隐伏型、糜烂型、斑块型和乳头型。

（2）中、晚期食管癌的病理分型：可分为髓质型、蕈伞型、溃疡型、缩窄型、腔内型和未定型。其中髓质型恶性程度最高。少数中、晚期食管癌不能归入上述各型者，称为未定型。

2. 组织学分型

（1）鳞状细胞癌：最多见。

（2）腺癌：较少见，又可分为单纯腺癌、腺鳞癌、黏液表皮样癌和腺样囊性癌。

(3)未分化癌:较少见,但恶性程度高食管上、中段癌肿绝大多数为鳞状细胞癌,食管下段癌肿则多为腺癌。

二、中医病因病机

中医学对食管癌的认识源远流长,自《黄帝内经》首次记载本病之后,历代医家从不同侧面对本病的病因、认识和治法做了深入的探索和补充,逐渐形成了一套较为完整的辨证体系。综合历代医家的认识,都认为本病的发生多因忧思郁怒,情志不遂,七情郁结;或嗜酒无度,恣食辛香燥热等物,损伤脾胃,造成气滞食凝,积聚成块;或高年衰老,正气志虚,正不胜邪,瘤邪乘虚侵入而成。中医学认为饮食嗜欲等因素与本病的诱发有一定的关系。如朱丹溪说:"夫气之为病或饮食不谨,内伤七情或食味过厚,偏助阳气,积成膈热。"李梴说:"病因……饮食淫欲或因杂病误服辛香燥药……"张景岳说:"或因酒色过度损伤而成。"正中《景岳全书·噎膈》所言:"噎膈一证,必以忧愁思虑,积劳积郁,或酒色过度,损伤而成。"这些说明噎膈的形成可能由于过食厚味或辛燥酒热之品所引起。另外,在精神因素方面,认为忧愁、思虑郁结与诱发本病有一定的关系。如《黄帝内经·素问·通评虚实论》曰:"膈塞闭绝,上下不通,则暴忧之病也。"《诸病源候论》曰:"此由忧恚所致。忧恚则气结,气结则不宣流使噎。"《明医指掌》曰:"噎病多起于忧郁,忧郁则气结于胸臆而生痰,久则痰结成块,胶于上焦,道路窄狭,不能宽畅,饮则可入,食则难入而病已成矣。"认为噎膈之病与情志抑郁等精神因素有着一定的关系。此外还认为噎膈症的发生与年龄、体质也有关系。如张景岳说:"矧少年少见此症,而惟中衰耗伤者有之。"赵献可说:"惟男子午高者有之,少无噎膈。"这些看法与现代医学的认识非常接近。现代医学认为以上几种因素都可能与食管癌的形成有直接或间接的关系。但食管癌发生的具体病因,至今仍有待于做进一步的研究。

三、诊断

(一)病史采集

食管癌早期症状包括咽部紧缩感、食管内异物感、食物通过食管缓慢及滞留且加重、胸骨后持续隐痛并吐黏液样痰等,均应高度可疑食管癌,并应做进一步检查确诊。

(二)物理检查

早期病例,在体格检查上无特殊发现。在中、晚期病例中,常有不同程度的消瘦、贫血、失水或恶病质等体征。当癌肿转移时,可触及肿大而坚硬的浅表淋巴结,或肿大而有结节的肝脏。还可出现黄疸、腹水等。其他少见的体征尚有皮肤、腹白线处结节,腹股沟淋巴结肿大。

(三)诊断要点

1. 实验室检查

例如肿瘤相关基因产物及肿瘤标志物的联合检测。在食管癌的早期诊断中均具有不同程度的价值,但敏感性、特异性不高,故肿瘤相关基因产物及肿瘤标志物还有待于进一步研究。

2. 食管钡餐

X射线片可见食管狭窄,壁管不光滑,黏膜破坏。

3. CT

主要了解肿瘤外侵(纵壁)程度,确定纵壁是否有转移病变。

4. 纤维胃镜或者食管镜检查

可见到食管内黏膜破坏、溃疡、有菜花状新生物,并可在病变部位做活组织检查或镜刷检查,已经广泛用于食管癌的诊断。

5. 细胞学检查

食管脱落法细胞学检查是诊断食管癌并确定其组织分类和分化程度的重要方法,阳性率可达90%以上。

6. 组织学检查

可明确病理类型及组织学诊断。

四、临床分期

胃癌的TNM分期可以较准确地估计病情,对选择治疗有很大帮助。美国癌症联合委员会(AJCC)2010年第七版胃癌TNM分期标准如下。

(1)原发肿瘤情况

T:原发灶。

Tx:原发肿瘤无法评价。

To:无原发肿瘤的证据。

Tis:高度不典型增生。

T1:肿瘤浸润固有层、黏膜肌层、黏膜下层。

T1a:肿瘤浸润固有层或黏膜肌层。

T1b:肿瘤浸润黏膜下层。

T2:肿瘤浸润固有肌层。

T3:肿瘤浸润纤维膜。

T4:肿瘤浸润邻近结构。

T4a:可切除的肿瘤浸润胸膜、心包或膈肌。

T4b:不可切除的肿瘤浸润邻近结构,如主动脉、椎体、气管等。

(2)淋巴结情况

N:区域淋巴结。

Nx:区域淋巴结不能评价。

N0:无区域淋巴结转移。

N1:1~2个区域淋巴结转移。

N2:3~6个区域淋巴结转移。

N3:≥7个区域淋巴结转移。

(3)远处转移情况

M:远处转移。

M0:无远处转移。

M1:远处转移。

五、中医证型

1. 痰气互阻证

证候:进食不畅,吞咽梗阻,有时还可伴有嗳气不舒,情志舒畅可减轻,精神抑郁则加重,胸膈痞闷,以及隐痛、口干等症状。舌淡质红,苔薄腻,脉弦滑或沉细滑。

2. 血瘀痰滞证

证候:吞咽困难,胸背疼痛,肌肤枯燥,严重时甚至难以饮水,食入即吐,且吐物如豆汁,可伴有大便燥结、小便黄赤,形体消瘦等症状。舌质暗红少津,舌质红有紫点、紫斑,脉细涩。

3. 阴虚内热证

证候:进食哽咽不下,咽喉干痛,汤水可下,食物难进,或食后复出,夹有黏液,胸背灼痛,形体消瘦,肌肤枯燥,潮热盗汗,五心烦热,且伴有大便秘结。舌质红有紫点、紫斑,脉细涩。

4. 气虚阳微证

证候:饮食不下,泛吐清水或泡沫,形体消瘦,乏力短气,面色苍白,常伴有形寒肢冷、面足浮肿。舌淡苔白,脉虚细无力。

5. 气阴两虚证

证候:吞咽梗涩而痛,汤水可下,食物难进,或食后复出,乏力,气短,自汗与盗汗并见,纳少神疲,颧红、午后潮热。舌淡红、苔薄白或少,脉弱而数。

六、鉴别诊断

（一）西医鉴别诊断

食管癌无吞咽困难症状时，应与食管炎、食管憩室和食管静脉曲张相鉴别。已有吞咽困难症状，应与食管良性肿瘤、贲门失弛缓症和食管良性狭窄等相鉴别。鉴别诊断方法主要依靠吞钡X射线食管摄片和纤维食管镜检查。

1. 食管良性狭窄

主要症状为咽部不适，吞咽困难，食管化学性烧伤或反流性食管炎引起的瘢痕狭窄。前者以儿童及年轻人较多，一般有误服强酸或强碱的历史，后者病变一般位于食管下段，常伴有食管裂孔疝或先天性短食管。鉴别主要靠食管镜及活组织检查。

2. 贲门痉挛

患者多见于年轻女性，主要症状为吞咽困难，病程长，间歇性发作，患者平均年龄较小，食管造影有典型的改变。

3. 食管憩室

食管中段的憩室常有吞咽障碍、胸骨后疼痛等症状，而吞咽困难较少。食管憩室有发生癌变的机会，因此在诊断食管憩室的时候应避免漏诊。

4. 食管结核

临床较少见，可有吞咽困难，影像学表现为食管黏膜破坏，鉴别主要靠食管镜及活组织检查。

5. 食管其他肿瘤

以平滑肌瘤常见，一般症状较轻，X射线检查表现为"涂抹征"，进一步鉴别主要依靠食管镜检查。食管其他恶性肿瘤如食管肉瘤，临床表现不易与食管癌鉴别，鉴别诊断依靠X射线检查和食管镜检查。

6. 癔球症

多见于青年女性，时有咽部球样异物感，进食时消失，常由精神因素诱发。本病实际上并无器质性食管病变，亦不难与食管癌鉴别。

7. 其他

如功能性吞咽困难、重症肌无力、食管功能性痉挛以及食管外压迫，均须根据患者病史、症状、体征以及X射线检查和食管镜检查来鉴别。

（二）中医鉴别诊断

1. 梅核气

梅核气属郁病中的一种证型，主要表现为自觉咽中如有物梗阻，吐之不出，咽之不

下，噎膈有时也伴有咽中梗阻不舒的症状，故两者应进行鉴别。梅核气虽有咽中梗阻感，但此感觉多出现在情志不舒或注意力集中于咽部时，进食顺利而无梗阻感，多发于年轻女性；噎膈的梗阻部位在食管，梗阻出现在进食过程中，多呈进行性加重，甚则饮食不下或食入即吐，多发于老年男性。

2. 反胃

两者均有食入复出的症状，因此需要鉴别。反胃为胃之下口障碍，幽门不放，食停胃中，多系阳虚有寒，症状特点是饮食能顺利下口入胃，食停胃中，经久复出，朝食暮吐，暮食朝吐，宿谷不化，食后或吐前胃脘胀满，吐后转舒，吐出物量较多，常伴胃脘疼痛；噎膈为食管、贲门狭窄，贲门不纳，症状特点是饮食咽下过程中梗阻不顺，初起并无呕吐，后期格拒时出现呕吐，系饮食不下或食入即吐，呕吐与进食时间关系密切，食停食管，并未入胃，吐出量较小，多伴胸膈疼痛。

七、治疗

（一）治疗原则

食管癌的治疗方法取决于癌细胞的类型［腺癌（adenocarcinoma）、鳞癌（squamous cell carcinoma）或其他形态］、肿瘤分期、患者一般情况和有无其他疾病而定。早期食管癌病变较为局限，应力求根治性切除，部分患者也可以单纯放射治疗。中期患者以手术为主，术前可行放化疗治疗，对于广泛转移或有明显外侵，并经探查不可能行根治性切除的情况下，争取姑息性切除，术后根据情况行放化疗治疗，晚期患者可以根据病情及全身情况看是否可以行减状手术。不能行手术的患者，可以行放、化疗治疗。以上各期患者均可以配合以中药为主的综合治疗以巩固疗效，以减轻放、化疗的毒副作用，防止复发及转移。

（1）0 期、Ⅰ期首选手术治疗，术后配合中药治疗。

（2）Ⅱ、Ⅲ期首选手术治疗，选择性术前化疗和放疗，以提高手术疗效，术后巩固性化疗或放疗治疗。

（3）Ⅴ期无法手术治疗，治疗以延长生命、减轻痛苦为主。适当给予化疗、放疗，配合中药治疗为主。

（二）中医治疗

1. 辨证论治

（1）痰气互阻证

治则：开郁化痰，润燥畅膈。

方药：启膈散加减（丹参、沙参、茯苓、川贝、郁金、砂仁壳、荷叶蒂、杵头康）。

加减：痰多加瓜蒌、陈皮；津伤便秘加增液汤及白蜜。

(2)阴虚内热证

治则:滋阴润燥,泻热散结。

方药:五汁安中饮加减(梨汁、藕汁、牛乳、生姜汁、韭汁、沙参、石斛、熟地黄、生地黄)。

加减:肠中燥结,大便不通,酌用大黄甘草汤。

(3)血瘀痰滞证

治则:滋阴养血,破结行瘀。

方药:通幽汤(生地黄、熟地黄、当归、桃仁、红花、炙甘草、升麻)。

加减:病重者加三七、乳香、没药、丹参、赤芍、五灵脂;痰湿阻滞明显者加海藻、昆布、浙贝、瓜蒌;服药即吐者加玉枢丹。

(4)气虚阳微证

治则:温补脾肾,益气回阳。

方药:补气运脾汤或右归丸。补气运脾汤:人参、黄芪、茯苓、白术、半夏、陈皮、砂仁、炙甘草、生姜、大枣。右归丸:熟地黄、山药、山茱萸、枸杞、当归、杜仲、菟丝子、附片、肉桂、鹿角胶。

(5)气阴两虚证

治则:益气养阴。

方药:滋阴益气汤(人参、党参、黄芪、麦冬、生地黄、五味子、柴胡、山药、陈皮、云苓、生甘草)。

2. 静脉注射中成药

(1)羟喜树碱注射液:静脉注射,每次 4 ~ 8 mg,用 10 ~ 20 mL 等渗盐水稀释,每日或隔日 1 次,1 个疗程 60 ~ 120 mg。羟喜树碱为主与其他化疗药物配合使用,对进展期食管癌有一定疗效。用量因化疗方案的不同而异。主要毒副作用:①胃肠道反应有恶心、呕吐。②骨髓抑制,主要使白细胞下降。③少数患者有脱发、心电图改变及泌尿系统刺激症状。

(2)蟾酥注射液:缓慢静脉滴注,每次 10 ~ 20 mL,每日 1 次,1 ~ 30 天用 5% 葡萄糖注射液 500 mL 稀释后缓慢滴注,联合其他化疗药物使用对进展期食管癌有一定疗效。对化疗药物能起到增强疗效作用。主要副作用有白细胞下降、恶心呕吐等。

(3)康莱特注射液:缓慢静脉滴注,20 g(200 mL),每日 1 次,1 ~ 21 天(配合化疗药物使用)。有一定的抗肿瘤作用,可提高化疗药物疗效及减轻其毒副作用,提高机体免疫能力,改善患者的生活质量。适用于各期食管癌。

(4)榄香烯注射液:静脉滴注,400 mL,每日 1 次,1 ~ 10 天(配合化疗药物使用)。有一定的抗肿瘤作用,可提高化疗药物疗效及减轻其毒副作用,能提高机体免疫能力,改善患者的生活质量。适用于各期食管癌。

（5）复方苦参注射液：成分为苦参、土茯苓。静脉滴注 12～20 mL 加入 0.9% 生理盐水 200 mL 中，每日 1 次；或 8～10 mL 加入 100 mL 生理盐水中静脉滴注，每日 2 次，用药总量 200 mL 为 1 个疗程。功能与主治：清热利湿，凉血解毒，散结止痛。适用于癌性疼痛及出血。有一定的抗肿瘤作用；对轻、中度癌痛有一定疗效。适用于各期食管癌。

（6）鸦胆子油乳注射液：静脉滴注，3 g 加入 0.9% 生理盐水 250 mL 中，每日 1 次，30 天为 1 个疗程。细胞周期非特异性抗癌药，抑制肿瘤细胞生长，能提高机体免疫能力，有使癌细胞变性、破碎和坏死的作用，是目前最有效的中药抗癌制剂。适用于食管癌。有导致肝功能损害的临床报道。

（7）香菇多糖注射液：静脉滴注，1 mg 加入 0.9% 生理盐水或 5% 葡萄糖注射液 250～500 mL 中，每周 2 次，8 周为 1 个疗程。能提高肿瘤患者机体免疫能力，改善患者生活质量，对放、化疗有减毒增效的作用。适用于各期食管癌。

（8）人参多糖注射液（百扶欣）：静脉滴注，12～24 mg 加入 0.9% 生理盐水或 5% 葡萄糖注射液 250～500 mL 中，每分钟 40～60 滴，每日 1 次，1～30 天（可配合化疗药物使用）。有提高化疗药物疗效及减轻其毒副作用，能提高机体免疫能力，适用于各期食管癌。

（9）康艾注射液：成分为黄芪、人参、苦参素。静脉滴注，40～60 mL，用 5% 葡萄糖注射液或 0.9% 生理盐水 250～500 mL 稀释后使用，每日 1～2 次，30 天为 1 个疗程。功能与主治：益气扶正，增强机体免疫功能。

3. 口服中成药

（1）平消胶囊：口服，每次 1.68 g，每日 3 次，3 个月为 1 个疗程。有清热解毒、化瘀散结抗肿瘤的功效，适用于各期食管癌。

（3）软坚口服液：化瘀软坚，解毒益气，适用于各期食管癌。对癌痛有一定疗效。口服，每日 3 次，每次 20 mL，饭后服用。

（3）扶正消瘤汤颗粒剂：适用于各期食管癌。温开水冲服，每日 1 剂，分 2～3 次冲服。

（4）槐耳颗粒：适用于各期食管癌。口服，每次 20 g，每日 3 次。1 个月为 1 个疗程，或遵医嘱。

（5）抗癌平丸：清热解毒，散瘀止痛，利水消肿。适用于各期食管癌、癌性疼痛的治疗。口服，每日 3 次，每次 1 g，饭后服。

（6）食道平散：降逆止呕、涤痰解毒、软坚破瘀、缓解疼痛。口服，每日 3～5 次，每次 0.3～0.5 g。

（7）冬凌草制剂冬凌草片：每次口服 4 片，每日 3 次，2～3 个月为 1 个疗程。或冬凌草糖浆，每次口服 30 mL，每日 3 次，2～3 个月为 1 个疗程。

（8）至灵胶囊：适用于各期食管癌。口服，每次 2～3 粒，每日 2～3 次，或遵医嘱。

(9)贞芪扶正胶囊:适用于食管癌放、化疗引起的骨髓造血功能抑制,血细胞减少。口服,每次 6 粒,每日 2 次,或遵医嘱。

(10)金水宝胶囊:适用于各期前列腺癌。口服,每次 2 ~3 粒,每日 2 ~3 次,或遵医嘱。

(11)滋阴益气汤颗粒剂:适用于中医辨证属于气阴两虚型的食管癌患者。温开水冲服,每日 1 剂,分 2 ~3 次冲服。

(12)芦笋胶囊:化瘀解毒,消肿散结,益气养血,扶正培本。适用于各期食管癌。口服,每日 3 次,每次 4 粒,饭后服用。

(13)珍香胶囊:清热解毒,活血化瘀,消痰散结,镇痛止血,扶正培本。适用于食管癌等中晚期癌症。口服,每日 3 次,每次 6 粒,饭后服用。

(14)古稀胶囊:每次口服 2 ~4 粒,每日 3 次。

4. 外用中成药

阿魏化痞膏:外贴穴位止癌痛,化包块。适用各期食管癌。用阿魏化痞膏贴神阙穴及患处。

5. 针灸及其他疗法

(1)针灸疗法:取穴天鼎、天突、膻中、上脘、内关、足三里、膈俞、合谷等。

(2)拔火罐:膈俞、脾俞、胃俞等穴。

(3)推拿疗法:推拿背部俞穴可减轻胸痛,揉按合谷、足三里、涌泉穴可扶正固本,启膈降逆。

(三)西医治疗

1. 外科手术治疗

早期食管癌的治疗,可以手术为主,对于明确的不能完全根治的患者或晚期患者,尽可能避免姑息切除,而采取非手术综合治疗。手术前,应用胸腹部 CT 或全身 PET-CT 及超声内镜进行临床分期评估可治愈性,开始治疗之前所有患者应该由医生进行是否可以耐受食管癌切除术的生理指标评估。生理指标适合且食管癌可以切除(距离环咽肌>5 cm)的患者才考虑进行食管癌切除术。

(1)可切除的食管癌:①T1a 肿瘤,定义为肿瘤累及黏膜层但未侵及黏膜下,在有经验的医院可考虑 EMR+消融或食管切除术。②黏膜下肿瘤(T1b)或更深者可以采用食管切除术。③T1 ~T3 肿瘤甚至在区域淋巴结转移(N^+)时都是可以切除的,虽然大肿块、多处淋巴结受累是手术的相对禁忌证,应该结合年龄和行为能力状态考虑。④T4b 肿瘤侵及心包、胸膜或横膈都是可以切除的。

(2)不可切除食管癌:①T4b 肿瘤侵及心脏、大血管、气管或包括肝脏在内的邻近器官都是不可切除的。②虽然淋巴结受侵应该结合其他因素考虑,包括年龄和行为能力状

态以及治疗反应等,但是伴有多处、大块淋巴结转移的多数患者应该认为是不可切除的。③伴有 EGJ 和锁骨上淋巴结受累的患者是不可切除的。④伴有远处转移的患者(Ⅴ期)都是不可切除的。

2. 放射治疗

(1)常规分割照射:常用照射剂量 60～70 Gy/6～7 周。

(2)后程加速照射。

(3)腔内放射治疗:常用照射剂量为外照射 50～60 Gy 加腔内照射 5～10 Gy/1～2 次。

3. 化学治疗

范围小且没有转移的肿瘤可靠外科手术治疗。而侵犯性强的肿瘤则必须靠化学疗法、放射线疗法或合并使用治疗。此病的预后要看病症不同的程度而定,但普遍来说都是极差的。对于Ⅳ、T4 期不能切除的肿瘤和选择非手术治疗的患者,应给予化疗治疗。

首选两种细胞毒药联合方案是因为毒性较低,细胞毒性药物三药联合方案应确定患者医学上适合且 PS 评分良好,并能够经常进行毒性评估。

(1)首先方案:①DCF 方案。多西他赛(TAT)、顺铂、联合氟尿嘧啶。②改良 DCF 方案。多西他赛、顺铂、联合氟尿嘧啶;多西他赛、奥沙利铂、联合氟尿嘧啶。③ECF 方案。表柔比星、顺铂、联合氟尿嘧啶。④改良 ECF 方案。表柔比星、奥沙利铂、联合氟尿嘧啶;表柔比星、顺铂、联合卡培他滨;表柔比星、奥沙利铂、联合卡培他滨;氟尿嘧啶联合伊立替康;氟尿嘧啶联合顺铂;氟尿嘧啶联合奥沙利铂。

(2)其他方案:紫杉醇联合顺铂或奥沙利铂;多西他赛联合顺铂;多西他赛联合伊立替康;氟尿嘧啶(氟尿嘧啶或卡培他滨);多西他赛;紫杉醇。

4. 生物治疗

目前还处于进一步观察和研究阶段,有临床报道 IFN-α2a 配合药物化疗治疗晚期食管癌能提高化疗药物的疗效。

5. 靶向治疗

近年来,靶向药物治疗的地位得到进一步承认,对于 HER-2 过表达的腺癌患者,曲妥珠单抗被推荐加入一线治疗。利用新分子靶点药物治疗食管癌也越来越引起人们的重视,相关临床研究文献已经出现。该领域的研究尚处于萌芽时期,主要集中在针对 EGFR 这个靶点上。

(四)疗效标准

1. WHO 疗效判断标准

(1)可以测量的病灶评定。①完全缓解(CR):食管癌可见病灶经治疗后完全消失,

超过1个月。②部分缓解(PR):肿瘤最大直径及最大垂直直径的乘积缩小达50%,其他病变无增大,持续超过1个月,同时无新病灶出现。③稳定或无变化(SD):食管癌可见病灶经治疗后缩小不超过50%或增大不超过25%,持续超过1个月。④进展(PD):一个或多个病灶经治疗后范围增大超过25%或出现新病灶。

(2)不可以测量的病灶评定。①完全缓解(CR):食管癌所有可见病灶经治疗后完全消失,包括淋巴在内,无癌细胞。②部分缓解(PR):食管癌病灶经治疗后存留单个细胞或小癌细胞群,同时无新病灶出现。③稳定或无变化(SD):病变无明显变化,或伴纤维化,或肿瘤增大估计不足25%,或缩小不到50%。④进展(PD):出现新病灶或病灶明显增大,无治疗效应,广泛残存癌。

2.远期疗效指标

(1)缓解期:自出现达PR疗效之日至肿瘤复发不足PR标准之日为止的时间缓解期,一般以月计算,将各个缓解病例的缓解时间(月)列出,由小到大排列,取其中间数值(月)即为中位缓解期,按统计学计算出中位数。

(2)生存期:从治疗开始之日起至死亡或末次随诊之日为生存期或生存时间,一般以月或年计算,中位生存期的计算方法与上同。

(3)生存率:N年生存率=生存N年以上的病例数÷随诊5年以上的总病例数×100%。

第二节　肺癌的中西医结合治疗

肺癌是最常见的肺原发性恶性肿瘤,绝大多数肺癌起源于支气管黏膜上皮,故亦称支气管肺癌。肺癌的发病率和病死率均迅速上升,死于癌症的男性患者中肺癌已居首位。城市肺癌发病率高于农村,就性别来讲,男性高于女性。但是近来女性患者呈上升的趋势。患病年龄为50~60岁,近来有年轻化的趋势。肺癌按部位分为周围型和中心型。按细胞学分非小细胞和小细胞癌,非小细胞癌有腺癌、鳞癌、肺泡细胞癌。临床表现为持续咳嗽,痰中带血。

肺癌属于中医的“肺痨”“肺积”“痨咳”“肺疽”“肺痈”等范畴。

一、病因病理

肺为娇脏,耐不得寒热,外邪入侵肺部,肺气失于宣肃,脾气失于健运。气机不畅,脉络受阻,血运不畅,造成气滞血瘀。加上痰湿蕴肺,久郁化热,成为毒热之邪。气滞、血瘀、痰凝、毒热郁于肺部而成肿瘤。肝郁犯肺,平素情绪急躁或抑郁之人,肝气不舒,肝郁日久化火,导致“木火刑金”,使肺的功能受损,火热损伤肺络,离经之血内蓄,而成血瘀,加之肺失宣肃,浊痰不去,痰瘀互结而成有形之物。再者老年人正气已衰,或虚弱之体,心、脾、肾三脏之气不足,均可导致肺气虚弱。外邪易于侵及肺脏,邪毒留滞不去,与肺内

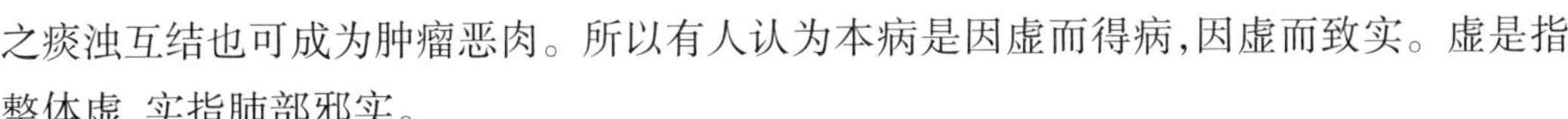

之痰浊互结也可成为肿瘤恶肉。所以有人认为本病是因虚而得病,因虚而致实。虚是指整体虚,实指肺部邪实。

现代研究,肺癌的发病与空气污染、吸烟、职业因素关系最大。同时目前已公认长期接触铀、镭等放射性物质及其衍化物,致癌性碳氢化合物、砷、铬、镍、铜、锡、铁、煤焦油、沥青、石油、石棉、芥子气等物质,均可诱发肺癌。肺部慢性疾病如肺结核、矽肺、尘肺等可与肺癌并存。人体内在因素,如家族遗传也是病因之一。

二、诊断

肺癌有多样的临床表现,早期可无任何症状,仅在体检中发现肺部阴影,通过进一步的检查而确诊肺癌,也有的是因骨痛,通过检查才明确是肺癌骨转移。还有些患者因头痛恶心就诊,经检查发现肺癌脑转移。

(一)临床表现

1. 咳嗽

为最常见的早期症状,约有3/4的患者出现不同程度的咳嗽。其特点以阵发性刺激性咳嗽为主,无痰或少量泡沫白痰。肿瘤增大引起支气管狭窄,咳嗽可加重,多为持续性,呈高音调金属音。支气管狭窄远端有继发感染时,痰量增加,呈黏液脓性痰。

2. 咯血

也是肺癌常见的首发症状之一,呈间断性反复少量血痰,偶见大咯血,见于肿瘤侵及血管,血色多鲜红。咯血持续时间不一,一般仅数日,但也有达数月者。如侵及大血管,咳血量多,堵塞气管造成死亡。

3. 胸痛

肺癌本身无胸痛,当肿瘤累及胸膜,可产生胸部钝痛或隐痛:肿瘤侵及胸壁肋骨或压迫肋间神经,则胸脯尖锐剧痛,且有定点或局部压痛,并随呼吸、咳嗽、变换体位而加重。

4. 发热

有21.2%的肺癌以发热为首发症状。发热有2种,一是肿瘤压迫气管引起气管阻塞,发生阻塞性的肺炎,为炎性发热,往往反复发作。另一种是因癌组织变性坏死,成为致热原,引起癌性发热。

5. 气急

由于肿瘤压迫、阻塞、气管支气管狭窄,支气管阻塞导致不张时或肺癌广泛播散时,肺的有效气体交换少,可出现气急。胸膜转移合并大量胸腔积液,出现气急,患者往往不能平卧,坐起来稍微舒服一些。

6. 晚期肺癌压迫侵犯邻近器官组织或发生远处转移

晚期肺癌压迫侵犯邻近器官组织或发生远处转移时,可以产生下列症状:①压迫或侵犯膈神经,引起同侧膈肌麻痹。②压迫或侵犯喉返神经,引起声带麻痹、声音嘶哑。③压迫上腔静脉,引起面部、颈部、上肢和上胸部静脉怒张,组织水肿,上肢静脉压升高。④侵犯胸膜,可引起胸膜腔积液,往往为血性。大量积液,可以引起气促。此外,癌肿侵犯胸膜及胸壁,可以引起持续剧烈的胸痛。⑤癌肿侵入纵隔,压迫食管,可引起吞咽困难。⑥上叶顶部肺,可侵入和压迫位于胸廓上口的器官组织。如第 1 肋骨、锁骨下动静脉、臂丛神经、颈交感神经等,产生剧烈胸痛,上肢静脉怒张、水肿,臂痛和上肢运动障碍,同侧上眼睑下垂、瞳孔缩小、眼球内陷、面部无汗等颈交感神经症候。肺癌血行转移后,按侵入器官而产生不同症状。

还有少数肺癌病例,由于癌肿产生内分泌物质,临床上呈现非转移性的全身症状,如骨关节病(杵状指、骨关节痛、骨膜增生等)、Cushing 综合征、重症肌无力、男性乳腺增大、多发性肌肉神经痛等。这些症状在切除肺部癌肿后可能消失。

(二)X 射线检查

X 射线胸片检查是首选的检查,发现肺内结节的限度是直径大于 1 cm 的病灶。X 射线表现有肺部阴影、肺不张、肺门增宽等。

(三)CT 及 PET-CT 检查

CT 是目前在影像诊断中的有效方法,可表现为肺内结节、片状阴影、玻璃样改变影、卫星结节等。特别是螺旋 CT 对中心型肺癌所引起的继发性改变及病变对肺门、纵隔大血管侵犯的发现率较高,对周围型肺癌病灶内各征象均有较高的检出率,明显优于常规 CT 扫描。近几年 PET-CT 在大城市使用,能了解病变的部位以及鉴别良性、恶性肿瘤,但费用昂贵。

(四)MRI 检查

MRI 对肺内小结节的显示不及 CT,仅能发现直径约 1 cm 以上的结节。对于肿块边缘毛刺、棘状突起、胸膜凹陷征、细支气管征等细节的显示,MRI 检查不及 CT。肺门和纵隔淋巴结转移时,MRI 检查易于发现肺门、纵隔淋巴结增大。当肿瘤侵犯胸壁时,尽管 MRI 检查对肋骨破坏显示有一定限度,但由于肿块、肌肉、脂肪信号不同而易于发现胸壁受侵。

(五)针刺活组织检查

经皮细针针吸活组织检查在诊断肺部恶性结节方面十分准确,但为有创性检查,有一定的并发症,如气胸和咯血等。

(六)痰脱落细胞检查

痰细胞学检查利用痰液检查寻找癌细胞,特别是多次痰检,对诊断起源于大气管的中心性肿瘤,如鳞癌和小细胞癌是有帮助的。起源于小气管的外周性肿瘤,如腺癌,特别是直径小于 2 cm 者,仅偶尔可被痰检发现,却有重要意义。痰细胞学检查最大优势在于

无创。

（七）纤维支气管镜检查

支气管镜是获得肺癌组织学证据最常用的诊断工具，然而在诊断早期肺癌方面却有局限性，因为这些病变肉眼难以判断。荧光内镜可明显提高癌前病变和原位癌的检出率，在肺癌高危人群的筛查和随访中可起重要作用，但检查费用昂贵。

（八）肿瘤标记物测定

血清 CEA、细胞角蛋白 19 片段（CYFRA21-1）对肺癌的诊断有较高的特异性，鳞状细胞癌抗体（SCC）特异性亦较好，但敏感性差。于是人们开始探索支气管肺泡灌洗液 TM 的测定，希望能提高对肺癌诊断的准确性。

三、鉴别诊断

（一）肺结核与肺癌的鉴别

特别是结核球易于诊断为肺癌。两者均有咳嗽、咯血、胸痛、发热、消瘦等症状，两者很容易混淆，应注意鉴别。肺结核多发生于青壮年，而肺癌好发于 40 岁以上的中老年男性。部分肺结核患者已愈合的结核病灶所引起的肺部瘢痕可恶变为肺癌。肺结核经抗结核治疗有效，肺癌经抗结核治疗则病情无好转。此外，借助现代诊断方法，如肺部 X 射线检查、痰结核菌检查、痰脱落法细胞学检查、纤维支气管镜检查等，有助于两者的鉴别。

（二）肺痈与肺癌的鉴别

两者都可有发热、咳嗽、咯痰的临床表现。但是典型的肺痈是急性发病，高热，寒战，咳嗽，咳吐大量脓臭痰，痰中可带血，可伴有胸痛；肺癌发病较缓，热势一般不高，呛咳，咯痰不爽或痰中带血，伴见神疲乏力、消瘦等全身症状。肺癌患者在外感寒邪时，也可出现高热、咳嗽加剧等症，应注意鉴别。此时更应详细询问病史，并借助肺部 X 射线检查、痰和血的病原体检查、痰脱落法细胞学检查等实验室检查加以鉴别。

（三）肺部孤立性转移癌与原发性肺癌的鉴别

主要依靠详细病史和原发癌肿的症状和体征。肺转移癌一般较少出现呼吸道症状和咳出痰血。同时结合其他检查明确诊断。

（四）中央型肺癌与纵隔肿瘤的鉴别

中央型肺癌有时可能与纵隔肿瘤混淆。诊断性人工气胸有助于明确肿瘤所在的部位。纵隔肿瘤较少出现咯血，痰细胞学检查未能找到癌细胞。支气管镜检查和支气管造影有助于鉴别诊断。纵隔淋巴瘤较多见于年轻患者，常为双侧性病变，可有发热等全身症状。

四、并发症

(一)阻塞支气管引起肺癌肺不张及肺部炎症

由于肿瘤阻塞支气管引起肺不张及肺部炎症,可引起胸闷气短、咳嗽。炎症不易消退,经常反复发作。

(二)胸腔积液

肿瘤侵犯胸膜可引起呼吸疼痛及胸腔积液(即胸腔积液),胸腔积液为血性表示预后不好。胸腔积液内查到恶性肿瘤细胞则失去手术机会。

(三)肿瘤侵犯邻近组织产生综合征

若肿瘤侵及纵隔左侧,使喉返神经受到压迫,出现声音嘶哑。压迫上腔静脉,造成上腔静脉回流障碍,出现颈静脉压迫综合征,表现颜面、胸壁上部青紫水肿,颈静脉怒张,呼吸困难,甚至昏迷。转移淋巴结压迫交感神经产生 Horner 综合征,表现同侧瞳孔缩小、上眼睑下垂、额部少汗等症状。

(四)其他并发症

穿刺部位出血或血肿;动脉栓塞;脊髓损伤;压疮;肺癌术后感染;肺癌脑转移可出现癫痫;偏瘫及失语。

五、中医治疗

(一)中医证治枢要

肺癌在正气不足的情况下患病,痰湿、瘀血、热毒是肺癌实证的主要病机,而且三者可同时存在。因此治疗肺癌,实证阶段需要化痰。而饮是痰之源,祛湿,活血化瘀,清热解毒是中医的基本治疗原则,以攻邪为主。当病情发展到一定阶段,阴津内耗,气血双亏同时邪毒内结,治疗需要扶正与祛邪相结合,大凡患者体质尚可,应在补虚的情况下兼顾攻邪。体质差者以扶正为主,辅以攻邪,需根据临床状况灵活掌握。

现代的肺癌治疗一般采用中西医结合的治疗办法,现代医学治疗会影响中医证型,如肺癌化疗时首先影响胃肠功能,很快会影响骨髓造血功能,因此在化疗时,中医治则益气健脾,滋补肝肾,保护胃肠功能和骨髓造血功能,使患者顺利完成化疗,减轻化疗的副作用,提高化疗的疗效。放射治疗易于耗伤人体阴液,所以养阴清热是放疗时的基本治疗原则。适当加用活血的药物可以增加放疗的效果。

(二)辨证施治

1. 脾虚痰湿

主症:咳嗽痰多,清稀色白,神疲乏力,胸闷纳少,腹胀便溏,肢体浮肿,面色㿠白,动则气促。舌胖,舌边有齿痕,舌质淡,苔薄白腻,濡缓或濡滑。

治法:益气健脾,宣肺化痰。

处方:六君子汤加减。

黄芪 20 g,党参 30 g,白术 10 g,茯苓 12 g,陈皮 10 g,法半夏 10 g,猪苓 15 g,山药 20 g,薏苡仁 20 g,八月札 15 g,鱼腥草 30 g,铁树叶 30 g,白花蛇舌草 30 g。

方解:方中黄芪、党参、白术、茯苓、猪苓、薏苡仁健脾利湿;陈皮、鱼腥草化痰,散结,清肺;八月札、白花蛇舌草、铁树叶解毒抗癌。痰多难咯者加川贝、瓜蒌;多汗气短加五味子,并加重党参用量;胸腔积液难消,浮肿加葶苈子、龙葵、车前子;高热者加生石膏、知母、水牛角。

2. 气滞血瘀

主症:咳嗽咯痰不爽,咳嗽带血,胸闷胸痛如刺,痛有定处,大便秘结,唇甲紫暗,甚则肌肤甲错,皮肤浅静脉怒张暴露。舌质暗或瘀斑瘀点,苔薄腻或薄黄腻,脉细涩或弦细。

治法:活血化瘀,理气止痛。

处方:血府逐瘀汤加减。

柴胡 6 g,赤芍 10 g,枳壳 10 g,当归 15 g,生地黄 15 g,桃仁 9 g,丹参 20 g,瓜蒌 12 g,红花 9 g,生黄芪 15 g,青皮、陈皮各 10 g,桔梗 10 g,白花蛇舌草 30 g,干蟾皮 10 g,石见穿 15 g。

方解:方中四物汤调血行瘀,合桃仁、红花、牡丹皮、香附、延胡索等通络活血,行气止痛。若反复咯血,血色暗红者加蒲黄、藕节、仙鹤草、三七、茜草根祛瘀止血;瘀滞化热,暗伤气津,舌燥者加沙参、天花粉、生地黄、玄参、知母等清热养阴生津;食少、乏力、气短者加党参、白术益气健脾。

3. 阴虚内热

主症:咳嗽无痰,或痰少难咯,痰中带血丝,或少量咯血,心烦口干,胸痛气急,潮热盗汗,尿短赤,形体消瘦。舌质红少津,苔少或花剥,脉细数。

治法:滋阴清热,润肺生津,佐以抗癌。

处方:百合固金汤加减。

百合 10 g,生地黄 10 g,熟地黄 10 g,玄参 12 g,麦冬 15 g,当归 5 g,白芍 10 g,川贝 10 g,杏仁 10 g,桑白皮 20 g,瓜蒌 20 g,黄芩 15 g,半枝莲、白花蛇舌草各 30 g。

方解:方中用生地黄、百合、玄参、麦冬养阴清热;黄芩、半枝莲、白花蛇舌草、川贝清热解毒散结。若见咯血不止,可选加白茅根、仙鹤草、茜草根、参三七凉血止血;大便干结加瓜蒌、桃仁润燥通便;低热盗汗加地骨皮、白薇、五味子育阴清热敛汗。

4. 气阴两虚

主症:咳嗽气短,动则喘促,咳声低微,痰中带血,午后潮热,自汗盗汗,神疲乏力,口干少饮，面色淡白。舌质淡红或偏红，苔薄，脉沉细或细数。

治法：益气养阴，化痰散结。

处方：沙参麦门冬汤加减。

北沙参 30 g，麦冬 15 g，五味子 10 g，黄芪 20 g，川贝 10 g，夏枯草 30 g，山慈菇 15 g，蛇莓 15 g，全瓜蒌 15 g，山药 15 g，半枝莲 15 g，鱼腥草 15 g，白花蛇舌草 30 g。

方解：北沙参、麦冬、五味子等养阴增液；夏枯草、川贝、瓜蒌化痰散结；加用鱼腥草、山慈菇、蛇莓、白花蛇舌草、半枝莲有解毒化痰抗癌的作用。

5. 肺肾气虚

主症：咳嗽声低，气短不足，痰多而黏，语言低微，纳少脘闷，胸闷纳少，腹胀便溏，肢体浮肿，面色㿠白，动则气促，大便不实，形体消瘦，倦怠无力。舌胖，舌边有齿痕，舌质淡，苔薄白腻，脉细数。

治法：温补脾肾，化痰散结。

处方：金匮肾气丸加减。

五味子 30 g，麦冬 15 g，冬虫草 10 g，山萸肉 12 g，生黄芪 30 g，女贞子 10 g，生薏仁 30 g，山药 30 g，杏仁 10 g，川贝 10 g，熟地黄 15 g，山萸肉 15 g，茯苓 10 g。

方解：此证见于肺癌晚期，久病正气殆尽，肺不能主气，肾不能纳气，并见气虚脾弱之证，痰滞不化，气散无根之象，危殆随时发生。治则补肺肾之气，方用金匮肾气丸加减。上补肺气，下补肾气。五味子平补肺肾；杏仁、川贝化痰止咳，以利气道。气喘动则更甚，宜加人参、蛤蚧，或用参蛤散，以纳气归肾。若阳虚水逆，上凌心肺，加葶苈子、水红花子、细辛、炙麻黄宣阳利水。病至此期，生命难以长久。

（三）特色经验探要

1. 关于肺癌胸腔积液的中医治疗

肺癌出现胸腔积液是癌瘤侵犯胸膜而出现的并发症。患者往往出现胸闷气短、息促等症状。若患者正气尚可，一般情况好，可选用十枣汤、控涎丹攻逐水饮，但多从小剂量开始，如大便泻下如水即暂停用药。然后视胸腔积液之进退，间隔投药。若患者正虚邪实，喘憋较重，心下痞坚，面色黧黑烦渴，此阳为阴结，饮欲化热，治宜行水散结，补虚清热，可用木防己汤加减。如肾阳衰微，出现喘促，动则更甚，形寒神疲，脉沉细，此属肾虚不能纳气、水饮未尽之证。治疗宜温肾纳气，以化水饮，可用真武汤加减。胸腔积液一症，其本属脾肾两虚，不能运化水湿，其标为水饮内停，肺气不得肃降。张仲景称之为悬饮。总属于阳虚阴盛，本虚标实之证。因此胸腔积液采用健脾温肾为其正治，行水、攻逐皆权宜之法，胸腔积液消除当以扶正固本为要，目前胸腔积液治疗大多数是在益气健脾的基础上加用葶苈子、抽葫芦、水红花子、石韦、半枝莲等药物，很少用纯攻之品。

2. 关于肺癌咳嗽的中医治疗

肺癌大多数有咳嗽症状，中医通过清热化痰、宣肺止嗽能减轻患者症状，常用黄芩、

金银花、连翘、杏仁、前胡、桔梗、百部、百合、枇杷叶、僵蚕、薄荷等药物，能很好地缓解咳嗽症状。痰多加鱼腥草、白芥子、莱菔子。黄痰加锦灯笼、蒲公英、冬瓜仁。

六、西医治疗

（一）手术治疗

对0、Ⅰ、Ⅱ和Ⅲ期的肺癌病例，凡无手术禁忌证者，皆可采用肺癌手术治疗。肺癌手术切除的原则为：根治性手术要求彻底切除原发灶和胸腔内有可能转移的淋巴结，且尽可能保留正常的肺组织，全肺切除术宜慎重。对于不能行根治手术者只能行姑息性切除术。

（二）放射治疗

放射治疗是肺癌的重要治疗手段之一，放疗对小细胞癌最佳，鳞状细胞癌次之，腺癌最差。但小细胞癌容易发生转移，故多采用大面积不规则野照射，照射区应包括原发灶、纵隔双侧锁骨上区，甚至肝、脑等部位，同时要辅以药物治疗。鳞状细胞癌对射线有中等度的敏感性，病变以局部侵犯为主，转移相对较慢，故多用根治治疗。放疗根据治疗的目的分为根治治疗、姑息治疗、术前放疗、术后放疗及腔内放疗等。

伽马刀治疗是放射治疗的一种特殊方式，为肺癌特别是早期肺癌提供了一种新的有效的治疗手段。

（三）化学药物治疗

肺癌单一有效的药物有紫杉醇、多西他赛、长春瑞滨和吉西他滨、丝裂霉素（MMC）、长春新碱（VCR）和顺铂（DDP）、奥沙利铂、表柔比星（Epi-ADM）、异环磷酰胺（IFO）。常用的联合化疗方案如下。

1. 小细胞肺癌化疗方案

（1）CAO 方案：环磷酰胺（CTX），1 000 mg/m^2，静脉注射，第 1 天。多柔比星（DOX），50～60 mg/m^2，静脉注射，第 1 天。长春新碱（VCR），1 mg/m^2，静脉注射，第 1 天。每 3 周为 1 个周期，每 2～3 周期为 1 个疗程。

（2）CE 方案：卡铂（CBP），300 mg/m^2，静脉滴注，第 1 天。依托泊苷（VP-16），80 mg/m^2，静脉滴注，第 3～7 天。每 3～4 周重复，3～4 个周期为 1 个疗程。

（3）DT 方案：吉西他滨（DFDC），100 mg/m^2，静脉滴注，第 1、8 天。多西他赛（TAT），100 mg/m^2，静脉滴注，第 8 天。3 周为 1 个周期，3～4 个周期为 1 个疗程。

（4）TP 方案：多西他赛（TAT），100 mg/m^2，静脉滴注，第 1 天。顺铂（DDP），800 mg/m^2，静脉滴注，第 1 天，配合水化利尿。4 周重复，3～4 个周期为 1 个疗程。

2. 非小细胞肺癌化疗方案

（1）NP 方案：长春瑞滨（NVB），25 mg/m^2，静脉注射，第 1、8 天。顺铂（DDP），

80 mg/m^2,静脉滴注,第 1 天。3 周重复 1 次,3 ~4 个周期为 1 个疗程。

(2)EP 方案:依托泊苷(VP-16),120 mg/m^2,静脉滴注,第 1、2、3 天。顺铂(DDP),50 mg/m^2,静脉滴注,第 1 天(注意水化)。3 周重复 1 次。

(3)VIP 方案:依托泊苷(VP-16),每次 75 mg/m^2,静脉滴注,第 1 ~5 天。异环磷酰胺(IFO),1.5 g/m^2,静脉滴注,第 1 ~5 天(同时用美司钠 40 mg/m^{2}静脉滴注,用的时间在用 IFO 的 0、4、8 小时后各 1 次)。顺铂(DDP),20 mg/m^2,静脉滴注,第 1 ~5 天。

(4)CE 方案:卡铂(CBP),300 mg/m^2,静脉滴注,第 1 天。依托泊苷(VP-16),80 mg/m^2,静脉滴注,第 1 ~5 天。3 ~4 周重复,3 ~4 个周期为 1 个疗程。

(5)VP 方案:依托泊苷(VP-16),800 mg/m^2,静脉滴注,第 1 天。顺铂(DDP),20 mg/m^2,静脉滴注,第 1 ~5 天。3 周为一周期,4 个周期为 1 个疗程。

(6)TP 方案:多西他赛(TAT),100 mg/m^2,静脉滴注,第 1 天。顺铂(DDP),800 mg/m^2,静脉滴注,第 1 天,配合水化。4 周重复,3 ~4 个周期为 1 个疗程。

(四)肺癌的其他治疗

1. 肺癌的靶向治疗

临床研究已经证实,以厄洛替尼为代表的肺癌靶向治疗具有肯定的疗效。它不仅仅为准备接受再次化疗的患者提供了一个替代的治疗方案,也为那些一般情况差、不能接受二、三线化疗的患者提供了治疗的希望。现在临床上证实不吸烟的女性肺腺癌疗效好,有效率为 90%。但是吉非替尼(易瑞沙)和厄洛替尼(特罗凯)并不适合所有人,只有在 EGFR 发生突变的时候才有效,而这个突变率较低,不到 30%,而这个药又很贵,所以作一个 EGFR 基因检测是很有必要的。

2. 氩氦刀

微创治疗系统,可以快速消融大部分肿瘤,减轻肿瘤负荷。

3. 生物细胞免疫治疗

生物细胞免疫治疗是肺癌综合治疗的主要手段之一,尤以 CIK 细胞及 DC 治疗效果最好。CIK 细胞是细胞因子诱导的杀伤细胞,是从外周血、骨髓或脐血中分离出单个核细胞,经过实验室内一定时间诱导、增殖,回输到患者体内,直接识别和杀死存在于血液、淋巴中的肿瘤细胞,同时调节和增强机体的免疫功能。其缺点是费用贵。

七、中西医优化选择

肺癌,是当今严重威胁人类健康和生命的主要恶性肿瘤之一,5 年生存率不足 15%。手术治疗肺癌疗效是肯定的,能手术的患者尽量手术。一旦确诊,多数患者已失去手术机会,有的细胞类型对放疗不敏感,全身化疗局部又难以达到有效浓度,综合疗法已成为当今治疗肺癌的主流。特别是Ⅲ、Ⅳ期的非小细胞肺癌中医中药的治疗生存期和生存质

量超过单纯化疗，具体治疗原则如下：非小细胞肺癌，局灶性病变，先化疗再放疗。效果好的病变选择手术切除病灶，再加上中医中药治疗。对于广泛期的非小细胞癌先化疗，对效果好的再行放疗，放化疗期间运用中医中药治疗，在化疗期间中医以益气健脾为主。放射治疗须用益气养阴治法为主。放化疗后长期用扶正祛邪中药调理。非小细胞肺癌Ⅰ、Ⅱ、Ⅲ期能手术应该首选手术，对于失去手术机会通过化疗肿瘤缩小能进行手术的也应该手术。对于肿瘤病灶不大，但是生长的部位不能手术，应该用伽马刀治疗。病灶较小的病灶也可以选用伽马刀治疗。术后适当化疗，加中医中药治疗，术后的中药治疗主要恢复胃肠功能，恢复气血。化疗时中药采用益气健脾，滋补肝肾治疗法则。Ⅲ、Ⅳ期的患者以中药治疗为主，以辨证施治的原则，化痰散结，活血化瘀，清热解毒，益气养阴，做到保护机体的同时抑制肿瘤，可配合化疗，鳞癌可行放疗。肿瘤缩小能手术可行手术切除。年龄较大者只能单纯中药治疗。

第三节　乳腺癌的中西医结合治疗

乳腺癌是乳房腺上皮细胞在多种致癌因子作用下，发生了基因突变，致使细胞增生失控而发生的恶性肿瘤。其癌细胞的生物行为发生了改变，呈现无序、无限制的恶性增生。它的组织学表现形式是大量的幼稚化的癌细胞无限增殖和无序状地拥挤成团，挤压并侵蚀破坏周围的正常组织，破坏乳房的正常组织结构。在中医学中属于“乳岩”“乳石痈”范畴。20 世纪以来乳腺癌的发病率在世界各地均有上升的趋势。乳腺癌在欧洲、北美洲分别占女性恶性肿瘤发病的第 1 位、第 2 位。1990 年代初，中国有 20 万乳腺癌患者，每年新发病例约 5 万。

一、病因

（一）西医

乳腺癌的病因还没有完全明确，绝经前和绝经后雌激素是刺激发生乳腺癌的明显因素；此外，遗传因素、饮食因素、外界理化因素，以及某些乳房良性疾病与乳癌的发生有一定关系。已知的几种诱发乳腺癌的主要因素如下。

1. 年龄

在女性中，发病率随着年龄的增长而上升，在月经初潮前罕见，20 岁前亦少见，但 20 岁以后发病率迅速上升，45 ~ 50 岁较高，约占全部患者的 75%，但呈相对的平坦，绝经后发病率继续上升，到 70 岁左右达到最高峰。死亡率也随年龄而上升，在 25 岁以后死亡率逐步上升，直到老年时始终保持上升趋势。

2. 遗传因素

女性中有第一级直亲家族的乳腺癌史者，其乳腺癌的危险性是其他人群的 2 ~ 3 倍。

3. 其他乳房疾病

患有一侧乳腺癌，对侧发病较正常人高；患有慢性乳腺囊性增生病，伴乳头状瘤，且病理结构活跃者，可增加乳腺癌的危险性。

4. 月经初潮年龄

初潮年龄早于13岁者发病的危险性为年龄大于17岁者的2.2倍。

5. 绝经年龄

绝经年龄大于55岁者比小于45岁的危险性增加。

6. 第一次怀孕年龄

危险性随着初产年龄的推迟而逐渐增高，初产年龄在35岁以后者的危险性高于无生育史者。

7. 哺乳时间

产后未曾哺乳者乳腺癌发病的危险性增高，哺乳总时间与乳腺癌危险性呈负相关。

8. 药物

口服避孕药，绝经后补充雌激素，在更年期长期服用雌激素可能增加乳腺癌的危险性。

9. 卵巢功能

乳腺受卵巢激素的调节。雌激素是乳腺发育的基本刺激素，亦是乳腺肿瘤发病的先决条件之一。有人认为，雌酮和 E_2 的异常增加与雌三醇（E_3）的缺乏是乳腺肿瘤的发病原因之一，已得到临床检查的支持与动物实验的证明。而且男性乳腺肿瘤患者少见，约为女性患者的1%，此亦说明可能与男性无卵巢激素有关。

10. 饮食习惯

吸烟、饮酒、摄入大量的脂肪可以增加乳腺癌的危险性。

11. 放射线作用

有多次X射线胸部透视或胸片检查史者，或乳腺区域接受过放射治疗者，其乳腺所受射线剂量较大，而放射电离辐射与乳腺癌的发病亦有关。

12. 体重

肥胖可能是绝经期后妇女发生乳腺癌的重要危险因素。

13. 精神因素

焦虑、紧张可抑制抗癌瘤的免疫。

（二）病理

2011年WHO将乳腺癌分为非浸润性癌和浸润性癌，前者包括导管原位癌、小叶原

位癌和伴导管原位癌的 Paget's 病，后者包括浸润性小叶癌和浸润性导管癌，少见类型包括髓样癌、硬癌、腺样囊性癌、黏液腺癌、大汗腺癌、鳞状细胞癌等。

(二)中医

中医认为其发生与正气不足和七情内伤关系较为密切。正气内虚，脏腑阴阳失调，是本病的主要基础；七情内伤郁结伤脾、所愿不遂是形成本病的主要病因。肝主疏泄，郁怒伤肝，肝郁气滞；脾主运化，忧思伤脾，运化失常，内生痰湿。无形之气郁与有形之痰浊相互交凝，结滞乳中而生有形之核。肝肾不足，气虚血弱，冲任二脉空虚，气血运行失常，以至冲任失调，气滞血瘀，久则聚痰酿毒，相互搏结于乳中而成癌瘤。乳岩手术耗伤气血，加之化疗药物乃伤正之口，损伤脾胃，气血生化不足；放疗则热毒伤阴。因此乳腺癌是因虚得病，因虚致实，虚以阴虚、气血不足、气阴两虚多见；实以气滞、血瘀、痰凝、毒聚为主，是一种全身属虚、局部邪实的疾病。

二、诊断

(一)病史采集

(1)询问与乳癌发生的有关病史，如月经情况、婚育史、哺乳史、既往有无乳腺疾患、有无过多的 X 射线胸透或胸片检查史、有无妇科疾病、有无乳癌家族史。

(2)何时发现乳腺肿物，有无疼痛、疼痛与月经期有无关系、生长速度如何。

(3)乳头有无溢液或糜烂。

(4)腋下有无肿块，何时发现。

(5)有无胸痛、咳嗽、骨痛等。

(6)乳腺癌相关检查治疗史，如确诊方式、手术方式、病理类型、放化疗史、内分泌治疗史、相关的主要副作用。

(二)物理检查

(1)望诊：首先检查两侧乳腺外形、大小及位置是否对称，皮肤有无橘皮样改变、水肿、破溃及卫星结节，乳头表皮有无糜烂及脱屑。

(2)肿块触诊：触诊必须轻柔，用手指平触，如发现肿物，要明确部位、外形、边界、大小、个数、表面状况、硬度与活动度。

(3)乳头检查：乳头是否与肿物粘连或固定，有无溢液。

(4)腋窝及锁骨上淋巴结检查。

(三)诊断要点

1. 乳腺 X 射线摄影

有干板照相和钼靶 X 射线照相两种方法。常规体位包括双侧内外侧斜位(MLO)及头足位(CC)。对常规体位显示不佳或未包全乳腺实质者，可根据病灶位置选择补充体位。为使病灶显示效果更佳，必要时可开展一些特殊摄影技术，如局部加压摄影、放大摄影或局部加压放大摄影等。

2. B超检查

用于所有疑诊乳腺病变的人群。可同时进行乳腺和腋窝淋巴结的检查。乳腺超声扫描体位常规取仰卧位，扫描范围自腋窝顶部至双乳下界，包括全乳及腋窝。

3. MRI

MRI不作为乳腺癌诊断的常规检查项目。可用于乳腺癌分期评估，确定同侧乳腺肿瘤范围，判断是否存在多灶或多中心性肿瘤。初诊时可用于筛查对侧乳腺肿瘤。同时，有助于评估新辅助治疗前后肿瘤范围、治疗缓解状况，以及是否可以进行保乳治疗。

4. 病理学诊断

(1)脱落法细胞学检查：早期管内癌有乳头溢液者，可将液体做涂片细胞学检查，乳头糜烂疑Paget's病者可做刮片或印片检查。

(2)针吸细胞学检查：可部分代替冰冻切片检查，阳性可确诊，阴性不能除外，应进一步做活组织检查，操作时应注意避免造成肿瘤的播散。

(3)活组织检查：包括切除及切取活组织检查。除非肿瘤很大，一般均以切除活组织检查为好。最好能同时做冰冻切片检查，如果恶性的则做根治性手术。标本应常规做受体测定。如无冰冻切片检查条件，病理证实后，应在不迟于2周内做手术治疗。

三、分型

乳腺癌分为非浸润性癌、早期浸润性癌和浸润性癌三大类。

1. 非浸润性癌

非浸润性癌又称原位癌，指癌细胞局限在导管基底膜内的肿瘤。按组织来源又分为以下2种。

(1)小叶原位癌：来自乳腺小叶内导管或小叶内末梢导管，约占乳腺癌的1.5%。

(2)导管内癌：来自乳腺中小导管的肿瘤。

2. 早期浸润癌

癌组织开始突破基底膜，刚向间质浸润的时期。根据形态不同分为早期浸润性小叶癌和早期浸润性导管癌。

3. 浸润性癌

癌组织向间质内广泛浸润，形成各种结构的癌组织和间质相混杂的图像。包括以下几种类型。

(1)浸润性小叶癌：小叶内癌的癌细胞突破基底膜及小叶范围，向间质内浸润，癌细

胞常围绕导管呈同心圆结构而形成靶样图像。

(2)浸润性导管癌：导管内癌的癌细胞突破基底膜，向间质内浸润，部分区域内尚可见到导管内癌成分。

(3)单纯癌：是最常见的乳腺癌类型，占80%以上。体积往往较小，形态特点是癌组织中主质和间质的比例相当，其形态复杂、多样，癌细胞常排列成巢、索、腺样或呈片块状。

(4)髓样癌(无淋巴细胞反应者)：镜下特点见癌细胞排列成片块状或巢状，排列紧密，癌巢周围少量纤维组织增生，无淋巴细胞反应。

(5)硬癌：镜下见癌细胞形成小巢状或条索状，细胞异型性显著，核分裂易见，间质多于主质，致密的纤维组织可发生胶原变性、钙化或骨化。

(6)腺癌：癌实质中腺管状结构占1/2以上，癌细胞异型性明显，腺管形状不规则。

(7)浸润性特殊类型乳腺癌：①Paget's 病。②乳头状癌。③伴有大量淋巴细胞浸润的髓样癌。④腺样囊性癌：直径一般不超过3 cm，无皮肤粘连。⑤黏液腺癌。⑥大汗腺样癌。⑦鳞状细胞癌。

四、分期

1. 乳腺癌的TNM国际分期(UICC,2003)

(1)原发肿瘤情况

T：原发肿瘤。

Tx：原发肿瘤大小无法测量；或痰脱落细胞，或支气管冲洗液中找到癌细胞，但影像学检查和支气管镜检查未发现原发肿瘤。

T0：没有原发肿瘤的证据。

Tis：原位癌(导管内癌，小叶原位癌，无肿块的乳头 Paget's 病)。

T1：原发病灶最大径≤2 cm。

T1mis：微小浸润性癌(肿瘤超过基底膜)，最大径≤0.1 cm。

T1a：肿瘤最大径>0.1 cm，但≤0.5 cm。

T1b：肿瘤最大径>0.5 cm，但≤1.0 cm。

T：肿瘤最大径>1.0 cm，但≤2.0 cm

T2：肿瘤最大径>2.0 cm，但≤5.0 cm。

T3：肿瘤最大径>5 cm。

T4：肿瘤大小不论，但直接侵犯胸壁或皮肤。

T4a：肿瘤直接侵犯胸壁，包括肋骨、肋间肌、前锯肌，但不包括胸肌。

T4b：肿瘤表面皮肤水肿(包括橘皮征)，乳房皮肤溃疡或微型结节，限于同侧乳房。

T4c：包括T4和Ta。

T4d:炎性乳腺癌(皮肤广泛浸润,表面红肿,但不一定触摸到其下的肿块)。

注:除了 Ta 和 T 外,皮肤粘连、酒窝症、乳头回缩和其他皮肤改变可以出现在 T1 ~ T2 中,但不影响 T 分期。

(2)淋巴结情况

N:淋巴结转移。

Nx:淋巴结情况不确定(例如,已被手术切除)。

N0:无区域淋巴结肿大。

N1:同侧腋淋巴结肿大、转移,但能活动。

N2a:同侧腋淋巴结肿大、转移,互相融合,或与其他附近组织粘连。

N2b:肿瘤转移至同侧内乳淋巴结,但无同侧腋淋巴结肿大、转移。

N3a:同侧锁骨下窝淋巴结肿大转移。

N3b:同侧内乳淋巴结转移并伴有同侧腋淋巴结肿大转移。

Ns:同侧锁骨上窝淋巴结肿大转移。

(3)远处转移情况

Mx:无法评价有无远处转移。

M0:无远处转移。

M1:有远处转移。

2. TNM 临床分期

TNM 临床分期见表 5-2。

表 5-2　乳腺癌的临床分期表

分期	T	N	M
隐性癌	Tx	N0	M0
0 期	Tis	N0	M0
Ⅰ期	T0	N0	M0
Ⅱa 期	T0 ~ T2	N0 ~ N1	M0
Ⅱb 期	T1 ~ T2	N0 ~ N1	M0
Ⅲa 期	T0	N1 ~ N2	M0
Ⅲb 期	T4	N0 ~ N2	M0
Ⅲc 期	任何 T	N3	M0
Ⅳ	任何 T	任何 N	M

3. 乳腺癌病理学分期

手术是乳腺癌治疗的最基本方法之一,因此由手术标本的组织和病理学检查为基础

的病理分期在乳腺癌的分期中尤为重要。2003 版美国肿瘤联合会乳腺癌病理学分期(pTNM)如下。

(1)原发性肿瘤(pT)分期:同临床分期相同。

(2)对区域淋巴结的(pN)病理分期。

pNx:淋巴结情况不确定(未切除或曾切除淋巴结)。

pN0:无区域淋巴结转移。

pN1:同侧淋巴结转移,可活动。

pN1mic:微小转移>0.2 mm,但≤2.0 mm。

pN1a:转移至 1 ~3 个同侧腋淋巴结。

pN1b:微小同侧内乳淋巴结转移(仅限前哨淋巴结清扫时发现的转移)。

pN1c:包括 pN1a 和 pN1b。

pN2a:转移至同侧 4 ~9 个腋淋巴结(至少 1 枚淋巴结≥2.0 mm)。

pN2b:转移至同侧内乳淋巴结但不伴有同侧腋淋巴结转移。

pN3a:转移至 10 个以上同侧淋巴结(最大径至少>2.0 mm),或转移至锁骨上窝淋巴结。

pN3b:同侧内乳淋巴结并伴有 1 个以上同侧腋淋巴结转移;或前哨淋巴结清扫时发现内乳淋巴结转移并伴有 3 枚以上同侧腋淋巴结转移。

pN3c:同侧锁骨上窝淋巴结转移。

五、中医证型

1. 气郁痰凝证

证候:乳房部肿块皮色不变,经前期乳房作胀或少腹作胀,胸闷胁胀,情志抑郁,性情急躁,心烦易怒,口苦咽干,头晕目眩,苔薄白或薄黄,脉弦滑。

2. 冲任失调证

证候:乳房部肿块,经事紊乱,经前期乳房胀痛。或婚后从未生育,或多次流产史。舌质淡,苔薄,脉弦细。

3. 正虚毒炽证

证候:乳房肿块扩大,溃后愈坚,渗流血水,不痛或剧痛,精神萎靡,面色晦暗或苍白,饮食少进,心悸失眠,舌紫或有瘀斑,苔黄,脉弱无力。

4. 气阴两虚证

证候:乳房肿块,皮色不变,不热少痛,乏力,气短,自汗与盗汗并见,纳少神疲,颧红、午后潮热。舌淡红、苔薄白或少,脉弱而数。

六、鉴别诊断

（一）西医

乳腺癌须与乳腺增生、纤维腺瘤、囊肿、导管内乳头状瘤、乳腺导管扩张症（浆细胞性乳腺炎）、乳腺结核等良性疾病，与乳房恶性淋巴瘤，以及其他部位原发肿瘤转移到乳腺的继发性乳腺恶性肿瘤进行鉴别诊断。鉴别诊断时需要详细地询问病史和仔细地检查体格，并结合影像学检查（乳腺超声、乳腺X射线摄影及乳腺核磁共振等），最后还需要细胞学和（或）病理组织学检查明确诊断。

临床查体可触及肿块的乳腺癌约占80%，可以进行外科手术活组织检查行病理组织学诊断，在有条件的医院可借助穿刺尽快明确诊断。但临床触诊阴性的乳腺癌增加了鉴别诊断的困难，需借助影像学检查定位病灶进行穿刺，或在乳腺X射线技术引导下放置金属定位线，再经外科切除活组织检查明确诊断。

少数乳腺癌患者伴有乳头溢液，须与乳腺增生、导管扩张、乳汁潴留、导管内乳头状瘤及乳头状瘤病等鉴别。有条件的医院可借助乳头溢液细胞学涂片查找癌细胞，通过乳管内镜检查，了解乳管内有无占位性病变，需要时再经活组织检查明确诊断。

（二）中医

1. 乳癖

多见于20～40岁妇女，乳房肿块形状、大小不一，有触痛，边界不清，与周围组织不粘连，经前乳房胀痛，月经后减轻，钼靶X射线摄片和肿块活组织检查有助于鉴别。

2. 乳衄

以乳窍反复溢出血性液体为主症，乳晕部出现肿块，质地柔软，不痛，乳腺导管造影可见肿块在乳腺导管内。

3. 乳核

多见于20岁左右的妇女，病程进展缓慢，肿块呈圆形或卵圆形，表面光滑，质较硬，边界清楚，活动度大，不痛。

4. 粉刺性乳痈

多见于非哺乳期20～40岁妇女，多有先天性乳头凹陷或短小畸形，乳头常有粉渣样物排出，急性发作时，乳晕旁结块红肿疼痛，溃脓带有臭味，久不收口。

5. 乳痨

多继发于肺痨、瘰疬之后，多见于20～40岁的妇女，乳房结块形如梅李，不痛或隐痛，病程进展缓慢，肿块边界不清，质地较硬，与皮肤粘连，日久形成寒性脓肿，脓液中夹有败絮样物质，脓液涂片和组织病理检查有助于鉴别。

七、治疗

（一）治疗原则

乳腺癌是一种全身性或容易发生血行转移的疾病，治疗强调整体与局部兼顾。对可切除的乳腺癌采取以手术为主的综合治疗原则，对不宜手术的患者则采用化疗、放疗、内分泌治疗等综合治疗措施。

1. 非浸润性乳腺癌

（1）小叶原位癌：绝经前他莫昔芬（三苯氧胺）治疗5年；绝经后口服他莫昔芬或雷洛昔芬降低风险；若不能排除多形性小叶原位癌可行全乳切除术，视情况进行乳房重建。

（2）导管原位癌：①局部扩大切除并全乳放射治疗。②全乳切除，视情况进行前哨淋巴结活组织检查和乳房重建。

对于单纯原位癌患者，在未获得浸润性乳腺癌证据或者未证实存在肿瘤转移时，不建议行全腋窝淋巴结清扫。然而，仍有一小部分临床诊断为单纯原位癌的患者在进行手术时被发现为浸润性癌，应按浸润癌处理。单纯小叶原位癌的确诊必须依据手术活组织检查结果。

2. 浸润性乳腺癌

（1）保乳手术加放射治疗。

（2）乳腺癌改良根治术，视情况进行乳房重建。

（3）全乳切除并前哨淋巴结活组织检查，视情况进行乳房重建。

（4）老年人乳腺癌：局部扩大切除或全乳切除，受体阳性患者须进行内分泌治疗，视情况做前哨淋巴结活组织检查。

（二）中医治疗

1. 辨证论治

（1）气郁痰凝证

治则：疏乳解郁，理气化痰。

方药：逍遥散（柴胡、白术、白芍、当归、茯苓、炙甘草、薄荷、煨姜）。

加减：乳房肿痛明显，可加川楝子、青皮、生麦芽、生山楂等；乳房肿块坚韧难消者，酌加三棱、莪术、山慈姑、海藻、桃仁、益母草、王不留行、乳香、没药、穿山甲、水蛭等。

（2）冲任失调证

治则：调摄冲任，理气化痰解毒。

方药：二仙汤（仙茅、淫羊藿、当归、巴戟、知母、黄柏）。

加减：肾阳虚者，加肉苁蓉、鹿角霜、菟丝子、肉桂；乳房痛甚者，加乳香、延胡索、川楝子；肝肾阴虚者，乳房肿块质硬，隐痛窜痛，方中去仙茅、淫羊藿，加枸杞子、女贞子、玄参、

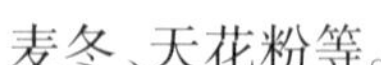

麦冬、天花粉等。

(3)正虚毒炽证

治则:调补气血,解毒化痰。

方药:香贝养荣汤(炒白术、人参、茯苓、陈皮、熟地黄、川芎、当归、贝母、香附、白芍、桔梗、甘草)。

加减:素体虚弱者加黄芪、太子参、党参。

(4)气阴两虚证

治则:益气养阴。

方药:滋阴益气汤(人参、党参、黄芪、麦冬、生地黄、五味子、柴胡、山药、陈皮、云苓、生甘草)。

2. 静脉注射中成药

(1)羟喜树碱注射液:静脉注射,每次 4 ~ 8 mg,用 10 ~ 20 mL 等渗盐水稀释,每日或隔日 1 次,1 疗程 60 ~ 120 mg。羟喜树碱为主与其他化疗药物配合使用,对进展期乳癌有一定疗效。用量因化疗方案的不同而异。主要毒副作用:胃肠道反应如恶心、呕吐;骨髓抑制,主要使白细胞下降;少数患者有脱发、心电图改变及泌尿系统刺激症状。

(2)蟾酥注射液:缓慢静脉滴注,每次 10 ~ 20 mL,每日 1 次,1 ~ 30 天用 5% 葡萄糖注射液 500 mL 稀释后缓慢滴注,联合其他化疗药物使用对进展期乳癌有一定疗效。对化疗药物能起到增强疗效作用。主要副作用有白细胞下降、恶心、呕吐等。

(3)康莱特注射液:缓慢静脉滴注,20 g(200 mL),每日 1 次,1 ~ 21 天(配合化疗药物使用)。有一定的抗肿瘤作用,可提高化疗药物疗效减轻其毒副作用,提高机体免疫能力,改善患者的生活质量。适用于各期乳癌。

(4)榄香烯注射液:静脉滴注,400 mL,每日 1 次,1 ~ 10 天(配合化疗药物使用)。有一定的抗肿瘤作用,有提高化疗药物疗效及减轻其毒副作用,能提高机体免疫能力及改善患者的生活质量。适用于各期乳癌。

(5)复方苦参注射液:成分为苦参、土茯苓。静脉滴注,12 ~ 20 mL 加入 0.9% 生理盐水 200 mL 中,每日 1 次;或 8 ~ 10 mL 加入 100 mL 生理盐水中滴入,每日 2 次,用药总量 200 mL 为 1 个疗程。功能与主治:清热利湿,凉血解毒,散结止痛。适用于癌性疼痛及出血。有一定的抗肿瘤作用;对轻、中度癌痛有一定疗效。适用于各期乳癌。

(6)鸦胆子油乳注射液:静脉滴注,3 g 加入 0.9% 生理盐水 250 mL 中,每日 1 次,30 天为 1 个疗程。细胞周期非特异性抗癌药,抑制肿瘤细胞生长,能提高机体免疫能力,尤其适用于乳癌脑转移。有导致肝功能损害的临床报道。

(7)参芪注射液:静脉滴注,20 ~ 60 mL 加入 5% 葡萄糖注射液 250 mL 中,每日 1 次,5 周为 1 个疗程。有益气健脾、减少化疗药物的消化道反应、骨髓抑制等作用,并能适当提高化疗药物的疗效。适用于脾胃虚寒、气血双亏型乳癌。

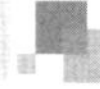

(8)香菇多糖注射液:静脉滴注,1 mg 加入 0.9% 生理盐水或 5% 葡萄糖注射液 250 ~500 mL 中,每周 2 次,8 周为 1 个疗程。能提高肿瘤患者机体免疫能力,改善患者生活质量,对放、化疗有减毒增效的作用。适用于各期乳癌。

(9)人参多糖注射液(百扶欣):静脉滴注,12 ~24 mg 加入 0.9% 生理盐水或 5% 葡萄糖注射液 250 ~500 mL 中,每分钟 40 ~60 滴,每日 1 次,1 ~30 天(可配合化疗药物使用)。有提高化疗药物疗效及减轻其毒副作用,能提高机体免疫能力,适用于各期乳癌。

(10)生脉注射液:每次 30 ~50 mL,加入 5% 葡萄糖注射液 250 ~500 mL 中静脉滴注。益气强心,生津复脉。对术前提高免疫力,术后康复均有效。

(11)康艾注射液:成分为黄芪、人参、苦参素。静脉滴注,40 ~60 mL,用 5% 葡萄糖注射液或 0.9% 生理盐水 250 ~500 mL 稀释后使用,每日 1 ~2 次,30 天为 1 个疗程。功能主治:益气扶正,增强机体免疫功能。

3. 口服中成药

(1)平消胶囊:口服,每次 1.68 g,每日 3 次,3 个月为 1 个疗程。有清热解毒、化瘀散结、抗肿瘤的功效,适用于各期乳癌。

(2)安替可胶囊:软坚散结,解毒定痛,养血活血。可单独应用,也可与放疗合用,以此来增强放疗疗效。口服,每次 0.44 g,每日 3 次,饭后服用;疗程 6 周,或遵医嘱,少数患者使用后可出现恶心、血象降低。过量、连续久服可致心慌。

(3)扶正消瘤汤颗粒剂:适用于各期乳癌。温开水冲服,每日 1 剂,分 2 ~3 次冲服。

(4)小金丹:每次 1 粒,每日 2 次,陈酒送下。孕妇忌服。破瘀通络,祛瘀化湿,消肿止痛。

(5)复方斑蝥胶囊:每次 2 粒,每日 3 次,口服,30 天为 1 个疗程。

(6)安康欣胶囊:每次 5 粒,每日 3 次,口服,30 天为 1 个疗程。活血化瘀,软坚散结,清热解毒,扶正固本等。

(7)抗癌平丸:以半枝莲、香茶菜、蛇莓、蟾酥等为主的 11 味中草药组成,具有清热解毒、消肿止痛的功效,每次 0.5 ~1.0 g,每日 3 次,总量 60 ~90 g。

(8)至灵胶囊:适用于各期乳癌。口服,每次 2 ~3 粒,每日 2 ~3 次,或遵医嘱。

(9)贞芪扶正胶囊:适用于乳癌放、化疗引起的骨髓造血功能抑制、血细胞减少。口服,每日 6 粒,每日 2 次,或遵医嘱。

(10)滋阴益气汤颗粒剂:适用于中医辨证属于气阴两虚型的乳癌患者。温开水冲服,每日 1 剂,分 2 ~3 次冲服。

(11)二至丸:每日服 9 g,分 2 次吞服。益肝肾,补阴血。适用于术后骨髓抑制症,与放、化疗配合应用。

(12)六味地黄丸:每次 9 g,每日 2 次。淡盐汤送下,或水煎服。滋阴补肾。用于乳腺癌患者兼有肝肾阴亏损者。

(13)全蝎蜂蜜露:全蝎 50 g,白糖 100 g,蜂蜜 250 g。先将捕捉的全蝎杀死,晒干或烘干,研成极细末,放入蒸碗中,加白糖、蜂蜜及清水少许,搅拌均匀,加盖,隔水蒸 1.5 小时,离火,晾凉后装瓶,防潮,备用。每日 3 次,每次 10 g,温开水送服。解毒通络,防癌抗癌。本食疗方通治各期乳腺癌。

(14)金水宝胶囊:适用于各期前列腺癌。口服,每次 2 ~ 3 粒,每日 2 ~ 3 次,或遵医嘱。

4. 针灸治疗

(1)毫针疗法:用于正虚毒炽证。

主穴:肩井 GB21、膺窗 ST16、乳根 ST18、膻中 RN17、上脘 RN13、大椎 DU14、心俞 BL15、脾俞 BL20、乳俞 BL13、膈俞 BL17、肩贞 SI9、少泽 SI1、三阴交 SP6、消块穴(两手下垂,位于前缝的尖端)。

配穴:肩外俞 SI14、秉风 SI12、附分 BL41、魄户 BL42、神堂 BL44、胆俞 BL19、意舍 BL49。

(2)术后针刺治疗主穴:大椎 DU14、足三里 ST36、身柱 DU12、三阴交 SP6。

5. 中药外治法

(1)初期用太乙膏掺阿魏粉或黑退消贴之;即将溃烂用红灵丹油膏外敷;溃后掺海浮散或九黄丹,并以红油膏敷贴。

(2)如用于乳腺癌术后创面愈合欠佳者,予生肌散、白玉膏助其愈合;溃后创面出血者,则以棉花球蘸桃花散紧塞创口并予加压包扎。

(3)延胡索、红花、王不留行、冰片、麝香等经现代制剂方法制成霜剂;治疗采取以乳房局部用药和皮肤与穴位按摩相结合外治方法,使药物直接作用于病变部位,通过透皮吸收和对经络穴位刺激作用,改善乳房血运,产生止痛、消肿散结功效,并反射性调节内分泌。

(4)中药离子导入:根据该病不同病因、病理,选择柴胡、当归、海藻、昆布、三棱、莪术、半夏、橘核、白芥子、鹿角霜、蒲公英拟订了 3 种不同的中药离子导入系列方剂,每日 1 次,每次 30 分钟,10 天为 1 个疗程。

(5)中药足浴外治法治疗化疗后的神经损害:桂枝 5 g,红花 5 g,乳香 10 g,没药 10 g,细辛 5 g,姜黄 5 g,透骨草 10 g,伸筋草 15 g,鸡血藤 10 g。先将上药加入清水 500 ~ 1 000 mL 浸泡 20 ~ 30 分钟,然后取浓煎取药汁 400 mL;将药汁加温水稀释至 2 000 mL 左右,然后置入恒温桶中,温度设置为 40 ℃,然后足浴或手浴 20 ~ 30 分钟;每日 2 次,2 周为 1 个疗程。

有手术禁忌证,或已远处广泛转移、不适宜手术治疗者可采用中药外治。

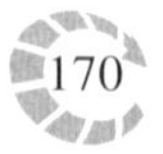

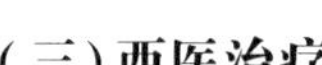

（三）西医治疗

1. 外科手术治疗

手术治疗仍为乳腺癌的主要治疗手段之一。近十年来，Ⅰ、Ⅱ期乳腺癌外科治疗的手术范围明显缩小，经典的 Halsted 乳腺癌概治术在Ⅰ、Ⅱ期乳腺癌治疗中已很少应用。国外多个研究证实保留乳房治疗与根治性乳房切除术比较，两组的无瘤生存率和无复发生存率与总生存率均无统计学差异。因而保留乳房治疗已成为西方国家Ⅰ、Ⅱ期乳腺癌的主要治疗方式。在国内限于患者的接受能力及设备和技术条件（如放射治疗设备），保留乳房的治疗方案仍无法广泛推广。

（1）手术治疗的适应证。符合国际临床分期的Ⅰ、Ⅱ期及部分Ⅲ期首次治疗乳腺癌患者。

（2）手术治疗的禁忌证。①肿瘤远处转移。②年老体衰不能耐受大手术。③呈现恶病质者。④重要脏器功能障碍。⑤Ⅲ期患者出现下列情况之一者：乳房皮肤橘皮样水肿超过乳房面积的一半；乳房皮肤出现卫星结节；乳腺癌侵犯胸壁；临床检查胸骨旁淋巴结肿大且证实为转移；患侧上肢水肿；锁骨上淋巴结病证实为转移癌；炎性乳腺癌。⑥有下列情况之一者：肿瘤破溃；乳房皮肤橘皮样水肿占全乳房面积 1/3 以上；肿瘤与胸大肌固定；腋淋巴结最大直径超过 2.5 cm；腋淋巴结彼此融合或与皮肤深部组织粘连。

（3）手术方式。①乳癌根治术：将病变乳房、腋下的淋巴结以及一些胸腔壁的肌肉切除，这种手术的创伤较大，术后对上肢功能会有影响。②改良乳癌根治术：这类手术是将乳房和一些腋下的淋巴结切除，而不切除胸壁的肌肉。由于胸壁的肌肉受到完整保留，因此胸腔壁和手臂肌肉的形体均不受影响，可以迅速复原。这是目前最常采用的标准乳癌手术方式。③保留乳房手术：又称“保乳手术”，所谓保乳是指保留乳房的基本形状，仅切除病变的部分。其中包括象限切除、区段切除、局部切除，加上腋窝淋巴结清扫；术后辅以放疗、化疗及内分泌治疗等综合治疗。研究表明，保乳手术加放射治疗与同期根治性乳房切除手术的患者效果相似。④乳房重建术：从形体改善方面考虑，有些妇女会要求乳房重建术（整形术），通常可以在手术期间同时进行，或数月后再另外进行乳房重建手术。⑤前哨淋巴结活组织检查：很多乳腺癌患者的腋窝淋巴结是阴性的，如果对这类患者施行腋窝淋巴结清扫术不仅不会带来任何好处，还白白遭受了痛苦。乳腺癌的淋巴结转移是遵循一定解剖学规律的。把肿瘤转移所必经的第一个淋巴结称为前哨淋巴结。⑥腋窝淋巴结清扫：在切除乳房的同时，切除部分腋窝淋巴结。这些淋巴结嵌在脂肪组织中很难用肉眼看到，所以外科医生会将部分脂肪组织连同淋巴结一同切除下来，病理科的医生会对切除下来的淋巴结和脂肪组织在显微镜下进行病理检查，以了解其内是否存在癌细胞。这种方法可以帮助医生判断癌细胞是否转移到淋巴结，以及是否需要化疗、内分泌治疗等。

2. 化学治疗

乳腺癌血行转移是治疗失败的主要原因，全身化疗可控制血行转移，无疑是提高乳腺癌远期疗效的合理性措施。此外，乳腺癌血行转移在早期即可发生，推断乳腺癌在临床确诊时 50%～60% 已经发生了血行转移，以微小癌灶隐藏于体内，故应将乳腺癌视为全身性疾病以加强全身治疗如全身化疗。

（1）适应证：①绝经前患者，凡腋淋巴结阳性，无论 ER 结果如何，均须化疗。②绝经前患者，腋淋巴结阴性，一般不考虑辅助化疗，但高危患者可考虑。③绝经后患者，腋淋巴结阳性，ER 阴性，须化疗。④绝经后，腋淋巴结阴性，无论 ER 水平高低，无须常规化疗，但高危患者可考虑。化疗应尽早开始，一般于术后 2 周内，不宜超过 4 周，剂量要足够，化疗期限以 6 个周期为宜。

（2）常用化疗方案：化疗方案甚多，目前还不能肯定哪种方案最有效，国内推荐以下 3 种术后辅助化疗方案。①CMF 方案：环磷酰胺 600 mg/m^2，氨甲蝶呤 30～40 mg/m^2，氟尿嘧啶 600 mg/m^2，静脉注射。以上 3 种药物皆可用于第 1 日，每 3 周重复，亦可 3 种药在第 1 日及第 8 日各用 1 次，每 4 周重复。②CAF 方案：环磷酰胺 40 mg/m^2，阿霉素 50 mg/m^2，氟尿嘧啶 500 mg/m^2，静脉注射第 1 日。以上 3 种药物每 3 周重复 1 次，每用 2 次，休息 1 月。③CF 方案：环磷酰胺 50 mg/m^2，口服，第 1 日；氟尿嘧啶 50 mg/m^2，静脉注射，第 1、3、5 日。以上 2 种药物每 3 周重复，每用 2 次，休息 1 个月。

化疗除上述大多在术后开始用药外，沿有围手术辅助化疗，目的在于减少术后复发及转移，即在术前确诊为乳癌后即行化疗，一般为术前 3 周，术中 1 次，术后 4 周，即所谓新辅助化疗，可进一步提高乳癌的治疗效果（约 20%）。术前化疗方案仍常用 CMF 方案或 CAF 方案。

3. 放射治疗

术后辅助放疗具有减少局部复发的效果，属局部治疗手段之一。

（1）术后辅助性放疗：符合下列条件之一者，应给予辅助性放疗。①病变位于乳房中央区或内象限。②腋窝中群或上群淋巴结有转移。③腋窝淋巴结转移 50% 以上或有 4 个或 4 个以上淋巴结转移。④内乳淋巴结有转移。⑤术前原发灶为 T3～T4 的高危患者。⑤早期乳癌区段切除术后的根治性放疗。

（2）针对具体病灶的姑息性放疗：包括局部晚期的原发性乳癌、术后胸壁及淋巴引流区的复发病灶和远隔转移的局部病灶。术后放疗原则及剂量如下。①乳腺癌保留乳房切除术后应常规放疗，一般采用超高能射线行全乳切线照射。对局部广泛切除者，放射总量为 45～50 Gy/5 周；对原发癌行局部切除者，完成上述剂量后，原发癌区再补加电子红 10 Gy。如已行全腋下淋巴结清除，术后不再对腋下进行放射治疗。②Ⅰ、Ⅱ期乳腺癌根治术或改良根治术后，原发灶在乳腺外上象限，腋淋巴结病检阴性者，术后不放疗；腋淋巴结阳性时，术后照射内乳区及锁骨上下区；原发灶在乳腺中央区或内象限，腋淋巴结检查阴性时，术后仅照射内乳区，而腋淋巴结阳性时，加照锁骨上下区。③Ⅲ期乳腺癌根治术后，无论腋淋巴结阳性或阴性，一律照射内乳区及锁骨上、下区。根据腋淋巴结阳性数目的多少，可考虑加或不加胸壁照射。④乳腺癌根治术后，腋淋巴结已经清除，一般不再照射腋区，除非手术清除不彻底，或有病灶残留时，才考虑补加腋区放疗。⑤放疗宜在术后4～6周内开始，有植皮者可根据具体情况再适当延后。⑥乳房区照射可采用^{60}CO或8MV直线加速器，每日照射两野，中线肿瘤照射剂量2 Gy/天，每周5次，总量50 Gy/5周，然后改用6～10 MeV电子线，缩野垂直照射局部肿瘤区10～20 Gy 1～2周。⑦内乳区照射可给予混合射线照射，给肿瘤量50 Gy/5周，^{60}CO和电子束各半，深度以3 cm计算。⑧锁骨上下区照射，照射量50 Gy/5周，先用60CO及10～12 MV电子束各半，照射深度按前、后体层厚度的1/3深处计算，每日照射2 Gy，每周5次。

（四）乳腺癌的内分泌治疗

正常乳腺上皮细胞含有多种激素受体，乳腺的发育有赖于多种激素的协调作用，如果乳腺癌细胞保留全部或部分激素受体，其生长受激素环境影响的，称为激素依赖性乳腺癌，激素依赖性肿瘤约占全部乳腺癌的50%～70%。乳腺及乳腺癌细胞内除ER，还有其他激素受体，如PR、AR、催乳素受体（Rrolactin Receptor，RR）、糖皮质酮受体（Glucocorfical Receptor，GR）等，其中最重要者为ER和PR。促进激素依赖性乳腺癌生长的主要激素为雌激素，但无论雌激素还是孕激素，只有与相应激素受体结合，才能影响靶基因的转录，从而促进癌细胞增殖。另外，雌激素还可以直接和其他转录因子相互作用或者激活细胞膜的生长因子，并通过其他生物信号途径影响癌细胞的增殖和分化。对未知激素受体情况的乳腺癌患者，内分泌治疗有效率为30%，而受体阳性者有效率达55%～60%，受体阴性者有效率只有5%～8%。因此内分泌治疗前必须明确受体情况，同时受体情况也可以预测内分泌治疗效果。但是当*ER*基因出现突变和变异时，可使ER蛋白的结构发生改变，失去正常功能，而导致部分ER检测阳性者对内分泌治疗无效。在同一乳腺癌的病灶中ER的分布和水平基本上是一致的，因此标本取样具有一定代表性。但在复发或转移的乳腺癌病灶，可能出现与原发灶ER状况不一致，据统计，有20%～25%出现差异，其中多数是原发灶阳性而复发、转移灶阴性，且很少出现相反情况，这可能与分化差的ER阴性细胞较容易复发、转移有关。PR的形成直接受ER的控制和调节，故PR阳性的乳腺癌，ER大多为阳性。激素受体阴性的患者不适于选用内分泌治疗，资料显示中国妇女激素受体阳性率仅为50%左右。

1．常用内分泌治疗药物

（1）雌激素受体拮抗剂

1）他莫昔芬：是应用最早、最常用的非甾体类雌激素受体拮抗剂。其化学结构与雌激素相似，能与 E_2 竞争性结合 ER，但不激活受体，从而使雌激素活性降低，使乳腺癌细胞停滞在 G 期，而抑制肿瘤细胞的增殖。他莫昔芬一直是绝经前后各期乳腺癌 ER 阳性患者的首选内分泌治疗药物。大量资料显示，乳腺癌术后给予他莫昔芬治疗 5 年，复发率和病死率可分别减少 25%～47% 和 26%，对侧乳腺癌发生率减少 37%～47%，5 年和 10 年无病生存率分别提高 8.3% 和 6.5%。而对于转移性乳腺癌则只能提高无进展生存率而对总生存率并无改善。他莫昔芬已成为一线内分泌药物用于辅助治疗，推荐剂量每次 10 mg，每日 2 次，术后服药持续 5 年。使用他莫昔芬除了出现类似于绝经期症状，如潮红、肌肉关节酸痛、阴道分泌物增多、乏力和脂肪肝等副作用外，他莫昔芬与子宫内膜细胞表面的 ER 结合并产生弱雌激素样作用，长期使用可增加子宫内膜癌发生的风险。因此对服药超过 6 个月，尤其是剂量大于每日 30 mg、ER 阳性、绝经后的高危患者，至少每年行 1 次子宫超声检查；如内膜厚度大于 5～8 mm（正常上限 5 mm），应予子宫内膜活组织检查，必要时可配合宫腔镜检查。

2）氟维司群：是一个新的甾体类抗雌激素药物，与 ER 的亲和力明显高于 TAM，与 ER 结合后减少 ER 二聚化的发生以及 ER 从细胞质到细胞核的穿梭，还能显著降低细胞膜上 ER 的数量，没有雌激素样作用。因此，被称为“纯”抗雌激素药物。

（2）芳香化酶抑制剂：绝经后妇女的雌激素主要来源于肾上腺分泌的胆固醇转化，芳香化酶是这种转化过程的限速酶。芳香化酶抑剂（AIs）通过抑制肿瘤细胞内芳香化酶的活性从而减少雌激素的合成，抑制肿瘤细胞的生长。第一代芳香化酶抑制剂是非选择性的，代表药物为非甾体类的氨鲁米特，第二代芳香化酶抑制剂包括非甾体类的法曲唑和甾体类的福美坦。第三代芳香化酶抑制剂包括非甾体类的来曲唑、阿那曲唑及甾体类的依西美坦，这类药物的作用机制主要是通过抑制芳香化酶的活性，阻断雄激素转化为雌激素。由于绝经后妇女体内雌激素主要来源于雄激素的转化，故尤其适用于绝经后激素依赖性乳腺癌的治疗。与第一、第二代芳香化酶抑制剂相比，具有高选择性、高效性、低毒性等优点，疗效亦优于他莫昔芬，可以明显降低乳腺癌复发和转移的风险，且耐受性好，没有子宫内膜癌等远期并发症的风险，因此第三代芳香化酶抑制剂已成为绝经后 ER 阳性的转移性乳腺癌患者的一线治疗，也可用于早期乳腺癌的术后辅助治疗。

1）来曲唑：是目前活性最高、选择性最强的新一代芳香化酶抑制剂。国际乳腺组的 BIG1-98 研究结果显示：来曲唑对 ER 的绝经后早期乳腺癌患者降低术后复发的作用优于他莫昔芬；与他莫昔芬相比，其总复发率下降 19%，远处转移率下降 27%，5 年无病生存率提高 2.6%。

对 ER 阳性绝经后转移性乳腺癌，与他莫昔芬相比，至疾病进展时间（TTP）分别为 9.4 个月和 6.0 个月，客观缓解率（ORR）分别为 32% 和 21%，临床受益率（CB）分别为 50% 和 38%，到治疗失败时间（TTF）分别为 9.0 个月和 5.7 个月，均显著优于他莫昔芬；ER 阳性或不明的转移性乳腺癌的有效率亦明显高于他莫昔芬，且不论任何年龄、任何转移部位；对年龄>70 岁（80% ER 阳性）的患者效果更好。在另一项研究中，5 187 例术后口服他莫昔芬 5 年的绝经后受体阳性乳腺癌患者，随机分入试验组（2 593 例）每日口服来曲唑 2.5 mg，对照组（2 594 例）应用安慰剂，平均随访 2.4 年，研究结果表明，来曲唑组局部复发、转移及对侧乳腺癌发生率明显低于安慰剂组（75 例比 132 例），复发危险性降低 43%；4 年无病生存率分别为 93% 和 87%，提高 6%。该研究证明术后口服他莫昔芬 5 年的绝经后乳腺癌患者，仍可继续使用来曲唑。

2）阿那曲唑：也是新一代的非甾类芳香化酶抑制剂。在一项国际多中心、随机、双盲Ⅲ期临床研究 ATAC，总共 9 366 例绝经后早期乳腺癌术后患者被随机分为 3 组，阿那曲唑组（每日口服 1 mg）、他莫昔芬组（每日口服 20 mg）和他莫昔芬/阿那曲唑联合组，3 个组均设安慰剂对照组，中位随访 36 个月，结果显示，阿那曲唑组与他莫昔芬组相比乳腺癌的复发率降低 17%，绝对受益率为 2%。阿那曲唑组 3 年无病生存率明显优于他莫昔芬组（89.4% 比 87.4%）。对侧乳腺癌发生率阿那曲唑组与他莫昔芬组分别为 0.5%、1.1%（OR 值 0.42，95% CI 0.22～0.79）；与他莫昔芬组相比，阿那曲唑可使对侧乳腺癌的发生率降低 58%。基于此项研究结果，美国 FDA 已批准阿那曲唑用于绝经后早期乳腺癌的术后辅助治疗。ABCSG-8 和 ARNO95 研究中，对已经接受他莫昔芬治疗 2 年的绝经后患者，随机分入阿那曲唑或他莫昔芬组完成以后 3 年的内分泌治疗，中位随访 28 个月，结果显示，阿那曲唑组与他莫昔芬组相比，可降低复发风险 40%。此外，2007 年，美国《NCCN 乳腺癌治疗指南》推荐阿那曲唑作为绝经后激素受体阳性的晚期患者的一线内分泌治疗药物。

3）依西美坦（Exemestane）：其结构与芳香化酶的自然底物雄烯二酮相似，为芳香化酶的伪底物。该药通过与芳香化酶活性位点不可逆结合而使其失活。依西美坦与他莫昔芬作为一线治疗进行比较，其有效率分别为 42% 和 16%，临床获益率分别为 58% 和 31%，TTP 分别为 8.9 个月和 5.2 个月。在依西美坦协作组（IES）的研究 IES-031 中将接受 2 年、3 年他莫昔芬治疗的患者随机分入依西美坦或他莫昔芬组，完成以后 3 年、2 年的内分泌治疗，中位随访 30.6 个月，依西美坦组和他莫昔芬组的 3 年 DFS 分别为 91.5% 和 86.8%，前者的复发风险降低 32%，远处转移风险降低 34%，但两组的 OS 差异无统计学意义。有学者认为，对大多数早期乳腺癌的患者，服用他莫昔芬 2～3 年后改用依西美坦是一项很合适的策略。2006 年，《NCCN 乳腺癌治疗指南》也推荐对绝经后受体阳性者使用他莫昔芬 2 年和 3 年后改用依西美坦 3 年和 2 年。

（3）GnRHa：代表药物为戈舍瑞林，常用于药物去势。卵巢分泌激素受垂体产生的 FSH 和 LH 调控，后者的产生又受下丘脑的 GnRH 控制。GnRHa 可以和垂体的 GnRH 受体结合，负反馈抑制下丘脑产生 GnRH，同时又直接抑制垂体产生 FSH 和 LH，使绝经前妇女的雌激素水平下降到绝经后的水平，这就是药物去势，其效果和手术去势相当，但对卵巢功能的抑制作用是可逆的。

临床试验显示对绝经前激素受体阳性的高危复发病例，卵巢切除能提高生存率，但由于手术的副作用以及对患者心理造成的影响，目前临床上已普遍采用药物去势取代手术去势。在绝经前 ER 阳性晚期乳腺癌的患者中，单用 GnRHa 治疗临床反应率可达 33%，联合他莫昔芬后临床反应率可提高到 42%。ABCSG05 研究比较绝经前患者术后随机接受戈舍瑞林 3 年+他莫昔芬 5 年或接受 CMF 方案（环磷酰胺+甲氨蝶呤+氟尿嘧啶）6 个疗程化疗的疗效，中位随访 5 年结果显示，戈舍瑞林+他莫昔芬在提高无病生存（DFS）方面优于 CMF 化疗，前者的无复发生存率和无局部复发生率存均优于后者，但 OS 的差异无统计学意义。另一项 INT-0101 研究结果显示对 ER 阳性、淋巴结阳性的绝经前患者，术后 6 个疗程 CAF 方案化疗并用 5 年戈舍瑞林+他莫昔芬的序贯治疗，与单纯 CAF 方案化疗或 CAF 化疗联合 5 年戈舍瑞林治疗相比，可明显降低复发，DFS 差异有统计学意义。

（4）孕酮类药物：主要通过负反馈作用抑制尿 FSH 和 LH 的分泌，减少卵巢雌激素的产生，通过抑制促肾上腺皮质激素的分泌，减少肾上腺皮质中雌激素的产生；与 PR 结合后竞争性抑制雌二醇与 ER 结合，阻断了雌激素对乳腺癌细胞的作用。常用的药物有甲羟孕酮和甲地孕酮。

2. 乳腺癌内分泌治疗的原则

（1）复发转移乳腺癌的内分泌治疗：复发转移晚期乳腺癌的治疗是以改善患者生活质量，延长患者生存期为目的。复发转移乳腺癌是否选择内分泌治疗，要考虑患者肿瘤组织的激素受体状况、年龄、月经状态以及疾病进展是否缓慢。原则上对疾病进展迅速的复发转移患者应首选化疗，而进展缓慢的激素反应性乳腺癌患者可以首选内分泌治疗。

1）进展缓慢复发转移乳腺癌的特点：原发和（或）复发转移灶肿瘤组织 ER 阳性和（或）PR 阳性；术后无病生存期较长，如手术 2 年后出现复发转移；仅有软组织和骨转移，或无明显症状的内脏转移，如非弥散性的肺转移和肝转移，或肿瘤负荷不大、不危及生命的其他内脏转移。

2）激素反应性乳腺癌：从内分泌治疗能否获益的角度界定适合内分泌治疗的患者。满足下列条件中的一项以上的患者有可能从内分泌治疗中获益：原发灶和（或）复发转移灶 ER 和（或）PR 阳性；老年患者；术后无病间期较长；既往内分泌治疗曾获益。

3）复发转移乳腺癌内分泌治疗的基本原则：尽量避免不必要的强烈化疗，以便在控制疾病进展的同时，保证患者的生存质量；激素受体阳性、进展缓慢的复发转移乳腺癌，绝经后患者可以首选内分泌治疗，绝经前患者可以考虑药物性卵巢去势联合内分泌药物治疗；首选化疗的激素受体阳性患者，在化疗无效、肿瘤未控的治疗间隙，或患者因任何原因不能耐受继续化疗时，应及时给予内分泌治疗；治疗过程可化疗和内分泌治疗序贯使用，疾病发展相对缓慢的可以序贯应用不同类型的内分泌治疗药物；晚期患者疾病长

期保持稳定应视为临床获益，持续稳定 6 个月以上的患者，生存期与完全缓解（CR）、部分缓解（PR）患者相同。基于内分泌治疗更适合长期用药的特点，应该尽量延长治疗用药时间，尽可能用到疾病进展，以延长患者的生存期。

4）药物选择：对于绝经后复发转移乳腺癌，一线内分泌治疗药物首选第三代芳香化酶抑制剂，包括阿那曲唑、来曲唑和依西美坦。在复发转移乳腺癌的一线内分泌治疗中，新一代芳香化酶抑制剂明显优于三苯氧胺，在三苯氧胺治疗失败的复发转移乳腺癌的二线治疗中，第三代芳香化酶抑制剂比甲地孕酮更有效。绝经前复发转移乳腺癌患者应首选化疗，适合或需要内分泌治疗时，可以采取药物性卵巢去势联合芳香化酶抑制剂。一般认为，绝经的判定需要符合下列条件之一：年龄≥60 岁；年龄在 45 ~60 岁之间，自然停经 1 年以上；双侧卵巢切除术后；双侧卵巢放疗去势后。以下情况需要根据血 E_2、FSH、LH 的水平，判断患者是否达到了绝经后水平：年龄在 45 ~60 岁，自然停经不足 1 年；年龄在 45 岁以下，因化疗等其他原因停经；曾接受单纯子宫切除术而保留卵巢。但应注意，有时化疗可使患者的血激素水平发生暂时的改变，所以必须慎重判定这部分患者是否绝经，需要动态检测激素水平。复发转移乳腺癌首选芳香化酶抑制剂，治疗失败后，可以考虑化疗。适合继续采用内分泌治疗时，可以选择孕激素或氟维司群。目前尚无证据证实第三代芳香化酶抑制剂之间不存在交叉耐药，当某一芳香化酶抑制剂治疗失败后，应慎重选择另一种第三代芳香化酶抑制剂。

除了绝经前患者，目前大多数专家不主张不同类别内分泌药物之间联合应用，因为尚无临床试验的证据表明联合用药比单药治疗效果更好。内分泌治疗药物和化疗药物联合使用是否提高疗效也未有定论。尽管有三苯氧胺联合化疗可能逆转化疗耐药的实验和小样本临床研究报告，以及孕激素联合化疗增加疗效、减轻化疗副作用的临床报告，但目前并不主张内分泌药物和化疗药物联合应用，尤其是第三代芳香化酶抑制剂，还没有与化疗药物联合的成功经验。孕激素可以改善转移晚期乳腺癌患者的一般状况，与化疗药物合用可以增强患者对化疗的耐受性。

（2）术前新辅助内分泌治疗：术前新辅助内分泌治疗，可以作为绝经后激素受体阳性患者术前治疗的另一选择，尤其是不适合化疗的老年患者，可经过新辅助内分泌治疗缩小肿瘤，再考虑手术切除。术前内分泌治疗有效的患者，手术后可以采用同样的药物作为术后辅助内分泌治疗。临床研究结果表明，第三代芳香化酶抑制剂用于绝经后患者的新辅助治疗，疗效优于三苯氧胺。新辅助内分泌治疗的最佳治疗疗程，可根据治疗 1 ~2 个月后的疗效进行确定，肿瘤缩小的患者可以在治疗 3 ~4 个月后考虑手术，甚至 4 ~6 个月后再手术。

（3）术后辅助内分泌治疗：三苯氧胺是早期乳腺癌术后辅助内分泌治疗的基本药物。目前，关于三苯氧胺在乳腺癌术后辅助治疗中的应用有以下基本共识。①辅助内分泌治疗的决定因素为激素受体状况，ER 阳性者效果最好，部分 ER 阴性但 PR 阳性的患者也可以使用三苯氧胺;②三苯氧胺合适的服药时间为5年,再延长用药时间不能提高疗效;③三苯氧胺的疗效与患者的年龄关系不大,绝经前后均可使用;④服用三苯氧胺能显著降低ER阳性患者对侧乳腺癌的发生风险;⑤长期服用三苯氧胺将明显增加罹患子宫内膜癌的风险;⑥ER阳性患者化疗后加用三苯氧胺,比单用化疗或单用三苯氧胺效果好,且化疗后序贯三苯氧胺的效果优于同时联用。对绝经后早期乳腺癌患者行术后辅助治疗,第三代芳香化酶抑制剂的疗效优于三苯氧胺。绝经后患者不同阶段加用第三代芳香化酶抑制剂,疗效优于单用三苯氧胺5年。药物性卵巢去势联合芳香化酶抑制剂治疗绝经前晚期乳腺癌疗效明确,对激素受体阳性的绝经前早期乳腺癌患者行术后辅助治疗,药物性卵巢去势与CMF方案(环磷酰胺、氨甲蝶呤、5-氟尿嘧啶)化疗等效,而在标准化疗后再加卵巢去势是否提高疗效尚无结论。对绝经后激素受体阳性患者,术后辅助内分泌治疗可以选择①术后5年使用阿那曲唑或来曲唑。②服用三苯氧胺2~3年后,再序贯使用2~3年依西美坦或阿那曲唑;使用三苯氧胺5年后,再加用来曲唑5年。③不能承受芳香化酶抑制剂治疗的患者,仍然可用三苯氧胺5年。对绝经前激素受体阳性的患者,可先给予三苯氧胺2~3年,届时再根据患者的月经状况以及是否复发转移的高危因素,参照绝经后激素受体阳性患者的治疗原则,决定是否继续使用三苯氧胺,还是改用芳香化酶抑制剂或药物性卵巢去势联合芳香化酶抑制剂。

(五)靶向治疗

针对HER-2阳性的乳腺癌患者可进行靶向治疗,主要药物是曲妥珠单克隆抗体。

1. HER-2阳性的定义

(1)HER-2基因过表达:免疫组化染色3+、荧光原位杂交(FISH)阳性或者色素原位杂交(CISH)阳性。

(2)HER-2免疫组化染色(2+)的患者,需进一步行FISH或CISH检测HER-2基因是否扩增。

2. 注意事项

(1)治疗前必须获得HER-2阳性的病理学证据。

(2)曲妥珠单克隆抗体6 mg/kg(首剂8 mg/kg)每3周方案,或2 mg/kg(首剂4 mg/kg)每周方案。

(3)首次治疗后观察4~8小时。

(4)一般不与阿霉素化疗同期使用,但可以序贯使用。

(5)与非蒽环类化疗、内分泌治疗及放射治疗可同期应用。

(6)曲妥珠单克隆抗体开始治疗前应检测左心室射血分数(LVEF),使用期间每3个月监测一次LVEF。出现以下情况时,应停止曲妥珠单克隆抗体治疗至少4周,并每4周检测一次LVEF:①LVEF较治疗前绝对数值下降≥16%;②LVEF低于该检测中心正常值

范围并且 LVEF 较治疗前绝对数值下降≥10%；③4～8 周内 LVEF 回升至正常范围或 LVEF 较治疗前绝对数值下降≤15%，可恢复使用曲妥珠单克隆抗体；④LVEF 持续下降超过 8 周，或者 3 次以上因心肌病而停止曲妥珠单克隆抗体治疗，应永久停止使用曲妥珠单克隆抗体。

3. 晚期 HER-2 阳性乳腺癌的靶向治疗

(1)曲妥珠单克隆抗体联合化疗方案：①紫杉醇(每周方案)；②多西他赛；③长春瑞滨；④卡培他滨；⑤其他药物或联合方案也可以考虑。

(2)注意事项：①晚期患者建议使用曲妥珠单克隆抗体的联合化疗；②ER 和(或)PR 阳性的患者，曲妥珠单克隆抗体可以与内分泌治疗同期进行。

4. HER-2 阳性乳腺癌术后辅助靶向治疗

(1)适应证：①浸润癌部分检测到 *HER* 基因扩增或过表达；②浸润癌部分最长径大于 1 cm 或腋窝淋巴结阳性；③不存在曲妥珠单克隆抗体的禁忌证。

(2)注意事项：①不与蒽环类药物同时使用，但可以与紫杉类药物同时使用。紫杉类辅助化疗期间或化疗后开始使用曲妥珠单克隆抗体。②曲妥珠单克隆抗体辅助治疗期限为 1 年。③曲妥珠单克隆抗体治疗期间可以进行辅助放射治疗和辅助内分泌治疗。

(六)疗效标准

(1)临床治愈：乳癌经治疗后，原发肿瘤及转移病灶均消失，且连续随访 5 年，用现有的临床检查手段(X 射线、B 超等)未能发现肿瘤有任何局部复发或远处转移现象。

(2)近期治愈：乳癌患者经手术根治切除，或用其他治疗手段治疗后，检查原发病灶已消失，也未能用现有的临床检查手段发现有转移病灶者。

(3)好转或有效：乳癌经姑息性切除或用化疗等其他治疗方法治疗后，不但临床症状有改善，而且原发病灶或转移病变有好转且持续 2 个月以上者。

(4)无效：恶化、死亡。

第六章　腹部肿瘤

第一节　原发性肝癌的中西医结合治疗

原发性肝癌指发生于肝细胞和肝内胆管细胞的恶性肿瘤，是我国常见恶性肿瘤之一，死亡率在我国恶性肿瘤中排名第3。统计显示，原发性肝癌的发病年龄段多在中年以后，男性多于女性。农村发病率高于城市，其原因可能是由于农村对饮食知识的缺乏和生活条件及就医观念较差，而不注意食物中的致癌因素和对致癌疾病认识不足（如乙型肝炎、丙型肝炎、肝硬化等），治疗不积极造成的。随着蔬菜水果的农药污染和生活的环境污染，原发性肝癌在世界上的发病率也呈上升趋势。

原发性肝癌与中医文献中“玄癖”“癖黄”“痞气”的描述相似，各个不同阶段可分别表现为“癥积黄疸”“臌胀”“胁痛”等中医病证，晚期可出现血癥昏迷等严重并发症。

一、病因病理

本病的致病因素多而杂，病机变化多隐匿而进展甚快。长期情志抑郁，肝气郁滞，气滞血瘀而致癥积，此其一。引用陈腐之水，常进霉变食物，湿浊内蕴，困阻中焦，郁热生毒，湿聚为痰，是以湿浊、痰瘀热毒交阻，日久而成癥积，此其二。癥积既成，阻滞肝之脉络而右胁下肿胀疼痛，触之如“玄癖”；横逆脾胃而纳运俱差，阻塞胆道则面目一身尽黄。壅塞水道则浊水不得宣泄，腹大如鼓；若瘀著腑络破损，上蒙心窍，还可见呕血、便血、昏迷等危重症。

二、诊断

肝癌重在预防，积极开展普查，争取早期发现、早期治疗。

（一）临床表现

（1）消化道症状：常表现为胃纳减退、饭后上腹饱胀，甚或恶心、呕吐或腹泻。消化道症状常由肝脏病理性改变，致门静脉压力升高，消化道功能失调；或增大的肿瘤压迫，或累及胃所致。

（2）消瘦与乏力：常出现于肝癌的中晚期。可能是肿瘤代谢产物引起机体生化代谢

改变,加之进食减少所致。严重时出现恶病质。血氨增高造成昏迷。

(3)发热:肝癌所致发热一般在37.5～38.0 ℃,偶可达39 ℃以上,呈不规则热型,多不伴寒战,午后发热较常见,有时也可见弛张型高热。发热可因肿瘤坏死或其代谢产物引起。

(4)肝硬化病史或肿瘤浸润性生长较大,致肝脏功能失代偿者,可有出血倾向,如牙龈、鼻出血及皮下瘀斑,严重的可出现呕血、便血等;也可出现低蛋白血症,致水肿、腹水、腹胀等。

(二)实验室检查

(1)甲胎蛋白:AFP>400 μg/L,对诊断原发性肝癌有重要意义,须排除活动性肝病、妊娠、生殖系胚胎源性肿瘤。肝癌患者β2微球蛋白含量高于正常人。

(2)血清碱性磷酸酶、乳酸脱氢酶及其同工酶、转肽酶升高对诊断有参考意义。

(三)X射线检查

透视或腹平片可见肝区密度增高阴影,肝脏影像增大,右肝叶的癌肿可发现右侧膈肌抬高。左肝叶肝癌在行胃肠钡餐造影时可见肿瘤邻近之胃或肠道受压推移。选择性肝动脉造影(DSA)及数字减影造影,是一种灵敏的检查方法,可显示直径在1 cm以内的肝癌。

(四)B超检查

获得肝脏及邻近脏器切面影图,可发现2～3 cm以下的微小肝癌。

(五)CT、PET-CT及MRI

CT有利于肝癌的诊断。当肝癌直径小于2 cm或密度近似正常肝实质,CT难以显示。肝癌呈弥漫性,CT不易发现。CT区别原发性或继发性肝癌有困难。肝增强CT可显示直径在1～2 cm的病灶。PET-CT具有一定的优势,能区别良性和恶性肿瘤,显示具体部位。MRI能更清楚地显示肝癌的转移性病灶,可作不同方位的层面扫描。

(六)组织学检查

通过肝穿组织学检查证实为原发性肝癌者,通过抽腹水找到肝癌细胞者,均能明确诊断。

三、鉴别诊断

(一)原发性肝癌与转移性肝癌的鉴别

继发性肝癌病情发展缓慢,AFP检测一般为阴性。原发性肝癌发展快,AFP多为阳性,临床上易于鉴别。

(二)原发性肝癌与肝包囊虫的鉴别

肝包虫病多见于牧区,有牛、羊、犬等接触史或B超检查为液性暗区或AFP为阴性的人群。

(三)原发性肝癌与肝血管瘤的鉴别

肝脏良性肿瘤如肝海绵状血管瘤借助B超、CT、肝血管扫描以及肝动脉造影可以鉴别。

(四)肝脓肿

肝脓肿一般都有化脓性感染或阿米巴肠病病史,和寒战发热等临床表现。肿大肝脏表面无结节,但多有压痛。超声检查肝区内有液性暗区。AFP阴性。

四、并发症

(一)肝性脑病

常为终末期的并发症,占死亡原因的34.9%。

(二)消化道出血

占死亡原因的15.1%。合并肝硬化或门静脉、肝静脉癌栓者可因门静脉高压而引起食管或胃底静脉曲张破裂出血,也可因胃肠黏膜糜烂、凝血机制障碍等而出血。

(三)肝癌结节破裂出血

发生率9%~14%。肝癌组织坏死液化可致自发破裂,或因外力而破裂,如限于包膜下可有急骤疼痛,肝迅速增大;若破入腹腔引起急腹痛,出现腹膜刺激征。出血严重者可致出血性休克或死亡。轻者经数天出血停止后疼痛渐减轻。

(四)血性胸腹水

膈面肝癌可直接浸润或经血流或淋巴转移引起血性胸腔积液,常见于右侧。

(五)肝肾综合征

即出现氮质血症,可为肝癌晚期的严重并发症。多见于消化道大量出血以后,由于休克引起肾动脉灌注不足,引起肾功能损伤。亦可见于大量抽腹水以后及手术后。肝肾综合征是原发性肝癌死亡原因之一。

五、中医治疗

(一)中医证治概要

原发性肝癌的病位在肝,与肝、脾、胃、肾等脏腑有关,系由正气不足、气滞、痰凝、血瘀日久而致。外感湿热疫毒之邪,加之情志不舒、饮食所伤、胃素虚等,这些病因导致肝脾损伤;或为热毒炽盛,熏蒸肝胆,胆汁外溢而成黄疸;或为气滞血瘀而成积聚;或为气血水停聚腹内而成臌胀;久病及肾而成全身衰竭之虚劳。本病为本虚标实之证,本虚在肝、脾、胃、肾等脏腑;标实为热毒、气滞、血瘀、水停。治疗应从以下几个方面入手。

1. 健运中焦

《金匮要略》云:“见肝之病……当先实脾。”健运中焦,不仅可以维持水谷精微充养全身,而且在一定程度上能收扶土抑木、化湿消癥之效。对延缓生机有所补益。

2. 疏肝气、祛湿浊、化痰瘀、清热毒

本病多由气滞、湿浊、痰瘀、热毒交阻留着于肝而为肝积,所以治疗多从疏肝气、祛湿浊、化痰瘀、清热毒入手。

3. 补虚扶正与疏肝健脾或清热解毒法合用

补虚扶正与疏肝健脾或清热解毒法合用,对一些患者临床症状的改善有较好的疗效,而活血化瘀尤其是桃仁、红花、三棱、莪术等峻烈之品,从理论上讲能活血软坚消积,但是临床上用之往往适得其反,易致大出血或肝破裂,只能稍予活血软坚之品,采用强烈的攻逐药物并非上策。

(二)辨证施治

1. 肝郁脾虚

主症:胁痛腹胀,食少便溏,形体消瘦,下肢浮肿或腹水。舌淡胖,苔白腻,脉弦滑。

治法:疏肝解郁,益气健脾。

处方:逍遥散加减。

柴胡 10 g,当归 10 g,杭芍 15 g,白术 10 g,茯苓 10 g,郁金 10 g,香附 10 g,八月札 30 g,青皮 10 g,甘草 6 g。

方解:早期原发性肝癌本证多见。缘由肝郁不舒,气机失畅,阻于胁络,横逆乘脾所致。方中柴胡、郁金、香附疏肝理气,解郁止痛;当归、杭芍柔肝养血;八月札理气活血;白术、茯苓、甘草健脾和中。

2. 肝胆湿热

主症:右胁疼痛,心烦易怒,食少恶心,身目俱黄,时有发热,口干口苦,腹部胀满,便干,溲赤。舌质红,苔黄腻,脉弦滑数。

治法:清肝利湿,消肿散结。

处方:茵陈蒿汤加减。

茵陈 30 g,姜黄 15 g,金钱草 15 g,栀子 15 g,牡丹皮 10 g,白英 15 g,龙葵 15 g,半枝莲 30 g,羊蹄根 20 g,虎杖 15 g,厚朴 10 g,大腹皮 10 g,莱菔子 10 g。

方解:本证多属病情进展期。为肝郁气滞日久,气有余便是火,气郁化热酿毒,瘀浊阻滞所致。方中金钱草、茵陈清利湿热退黄;姜黄疏肝利胆而行血;虎杖、栀子、牡丹皮、龙葵、白英、羊蹄根凉血解毒,清热泻火。厚朴、大腹皮、莱菔子行气、导滞、消胀。

3. 气滞血瘀

主症:胁下痞块坚满,推之不动,拒按,胁胀加重,入夜尤甚,腹部青筋暴露,可放射至背，倦怠无力，纳呆少食，嗳气呃逆，便结或便溏。舌质正常或暗，边有瘀斑，苔薄或薄黄，脉沉或弦细或涩。

治法：理气疏肝，散血消癥。

处方：柴胡疏肝散加减。

柴胡6 g，香附5 g，枳壳5 g，白芍15 g，甘草3 g，川芎5 g，陈皮6 g，炮山甲15 g，土鳖虫5 g，生牡蛎30 g，胡黄连30 g，八月札15 g，延胡素15 g，赤芍10 g。

方解：本证是多为上证进一步发展所致，病情更为严重，肿瘤明显增大，气郁日久，必生瘀血，阻于肝络不通则痛。治宜行气活血，化瘀消积。方中赤芍、土鳖虫活血化瘀；延胡素、郁金、八月札、胡黄连理气行血止痛；当归、白芍养血柔肝；山甲、生牡蛎软坚消积。若本证脾虚明显应减少土鳖虫、穿山甲的用量，加用太子参、白术、茯苓；若气滞明显可适量加入厚朴、大腹皮、枳实；痞块较大可加用大黄䗪虫丸6 g，每日2次；体虚者可加鳖甲煎丸，每次1丸，每日2次。

4. 肝肾阴虚

主症：面色晦暗，腹大胀满，形体羸瘦，腰膝酸软，耳鸣目眩，盗汗低热，口干舌燥，皮下紫癜，甚者便血、呕血，小便短赤。舌红少苔，脉弦细数。

治法：滋阴柔肝，软坚消结。

处方：一贯煎加减。

北沙参30 g，麦冬15 g，地黄20 g，当归10 g，杞子10 g，川楝子6 g，当归10 g，半枝莲30 g，生鳖甲15 g，生龟甲15 g，牡丹皮10 g，生黄芪20 g，青蒿15 g。

方解：此证多属于肝癌晚期，病情急剧进展。肝肾同源，肝病及肾。本证特点是正虚邪盛。病程日久既有肝血亏耗、气阴两虚、肝不藏血、脾失统血等虚像，又有邪毒内蕴、肝热水结等实候。方中生地黄、生龟甲、生鳖甲、沙参、麦冬、枸杞子滋阴软坚；杭芍、当归养血柔肝；牡丹皮、青蒿清虚热；生黄芪健脾益气；半枝莲清热利湿；稍佐川楝子理气通络。本证治疗以补虚为主，若有腹水加大腹皮、猪苓、抽葫芦等利水消臌之品。出血时当加摄血止血之药。切忌见到实邪明显而攻伐太过，以免损伤正气，进一步耗伤肝肾之阴，或损络动血，造成大出血。

（三）特色经验探要

1. 关于肝癌腹水的中医治疗

肝癌腹水多因肝癌合并肝硬化门静脉高压而引起，常呈血性，宜疏肝健脾、补肾利水为主。破瘀、逐水的药物往往疗效不佳，同时有诱发出现肝破裂内出血肝性脑病的可能。西医对部分肝癌腹水有采用抽去腹水后加腹腔给化疗药物，但不宜频繁大量地抽液放水，以免丢失大量蛋白、电解质而诱发肝性脑病，腹水发生的病机是脾肾两虚，所以治疗重点是脾肾。临床上以脾阳不振、肾阳不足为多，故常用实脾饮（脾肾阳虚偏脾虚用之）、

真武汤(脾肾阳虚偏肾虚者用之)为主。临床上也可见某些肝癌腹水患者,既有脾肾阳虚之征,又有真阴亏虚之象,表现为腹大如鼓、腹胀、尿少、腹壁青筋暴露、腹壁绷急、咽干口渴而不欲饮、舌嫩红、少苔等。此时可加栀柏地黄汤,苦寒以坚肾阴,清热利水与温补肾阳之肉桂配伍用,往往起到一定的利水、消胀之功。

2. 关于肝癌发热及化疗时的中医治疗

原发性肝癌出现发热多为弛张热,顽固不退。中医辨证施治常用清热解毒、滋阴凉血、化湿利胆或甘温除热等法。如气分湿热用三仁汤;湿热弥漫三焦用三石汤;湿热化火,郁于肝胆用龙胆泻肝汤;热入阴分用青蒿鳖甲汤;气虚发热用补中益气汤加减。这些治法方药仅提供退热的途径和方法,临床上使用还需不断探索。

目前化疗与中药结合治疗肝癌为提高疗效提供途径。具体方案是在化疗的同时,使用有疏肝健脾、益气养阴及滋补肝肾作用的中药,以保护肝功能,减轻化疗时因剂量大而出现的毒副作用。

3. 黄疸与肝区疼痛的治疗

原发性肝癌由于肝硬化或肝细胞破坏,可引起轻度黄疸,中药治疗有一定的疗效,常用健脾理气,疏肝利胆之法。多选用具有活血退黄作用的药物,如茵陈、栀子、姜黄、郁金、小叶金钱草、虎杖、田鸡黄等。如肿瘤肝内广泛弥漫、肝功能严重受损或肝门压迫导致重度黄疸,则大多无效。

肝区疼痛是原发性肝癌的常见而又最痛苦的症状。中医治疗除了疏肝理气,活血镇痛药物如香附、川楝子、郁金、延胡素、五灵脂、徐长卿、八月札、降香、胡黄连等内服外,还可外用止痛蟾蜍膏,其也有一定疗效。

六、西医治疗

(一)手术治疗

原发性肝癌手术治疗的适应证如下。

(1)患者需全身状况良好,无心、肺、肾功能严重损害,能耐受手术者。

(2)肝功能代偿良好、转氨酶无异常、凝血酶原活动度不低于50%者。

(3)肝脏肿瘤病变局限于肝的一叶或半肝以内且第一、第二肝门及下腔静脉未受侵犯者。

(4)未出现严重的肝硬化表现,如无明显黄疸、胸腹水、下肢水肿或肝外转移病灶者。

(二)放射治疗

放射治疗已成为原发性肝癌治疗的主要方法之一。

1. 三维适形放疗(3DCRT)

近10年来在国内外已报道了10多篇肝癌3DCRT的结果。3DCRT技术提高了肝癌的放射剂量，使肿瘤的局部控制改善，从而使生存率有明显提高，已有临床报道的中位生存期在7～17个月，3年生存率15%～33%，这个疗效已经大大超过了预期的生存率，虽然疗效还远不如手术治疗，但是这些都是生长在局部、晚期不适合手术治疗的患者，因而3DCRT可为这些患者提供一种非手术治疗的新方法，比传统放疗技术优越。

2. 伽马刀治疗

特点是肿瘤局部剂量高，周围正常组织耐受量低，能更好地保护正常组织，能使肿瘤中心区的剂量增加，能对乏氧细胞产生更强的杀灭作用。而一般的放射治疗对乏氧细胞是不敏感的。

（三）原发性肝癌的化疗

（1）常用药物：5-氟尿嘧啶（5-FU）、丝裂霉素（mitomycin，MMC）、顺铂（cisplatin，DDP）、奥沙利铂（oxaliplatin，OXA）、表柔比星（epirubicin，EPI）、吉西他滨（gemcitabine，GEM）、伊立替康（iri-notecan，CPT-11）、依托泊苷（etoposide，VP-16）和紫杉醇（paclitaxel，PTX）等化疗药物。

（2）化疗的主要适应证：①合并有肝外转移的晚期患者。②虽表现为局部病变，但不适合手术治疗和经动脉介入栓塞化疗者。③合并门静脉主干癌栓者。

（3）常用的联合方案：①PF方案：顺铂，20 mg，静脉注射，第1～5天，每月1次。5-氟尿嘧啶，750～1 000 mg，静脉滴注，第1～5天，每月1次。②AF方案：多柔比星，40～60 mg，第1天。5-氟尿嘧啶，500～750 mg，静脉滴注，连续5天，每月1次，连续3～4次为1个疗程。

（4）介入治疗：肝动脉门静脉双介入化疗栓塞治疗技术是通过超声引导下经皮穿肝至门脉造影同时进行股动脉穿刺肝动脉置管造影，依据肿瘤所属肝动脉、门静脉分支的范围，数目及血流情况选择适当化疗药物和栓塞剂对肿瘤进行治疗。对于已经无法或不愿接受手术治疗，或是肿瘤局限于一个肝段内或一个肝叶内，可以更有效地控制肿瘤发展，延缓肿瘤进展速度，在延长患者生存期方面起到积极的作用。

（四）原发性肝癌的其他治疗

最近临床上开展了有射频消融、微波消融及^{125}I放射性粒子的植入术等，临床上取得了良好的治疗效果。本法治疗以肝动脉栓塞化疗术（TACE）为基础，采用TACE术联合应用。

原发性肝癌的生物靶向治疗，目前临床上使用的有贝伐单抗、索拉非尼、抗肝细胞生长因子（HGF）等药物，但是确切的疗效还在不断探索中。

七、中西医优化选择

原发性肝癌的治疗，随着科技的进步，近年来生存期有了明显延长。但是大多数患

者目前尚难完全治愈。原发性肝癌的治疗;一是根治性切除仍是提高长期生存率的最有效手段;二是单一的方法难以达到最好的效果,需进行综合治疗。临床上早期肝癌,若肿瘤局限均应选择手术。亦可选用伽马刀治疗,手术后、伽马刀治疗后是否化疗目前意见不一,有学者建议手术后采用中医治疗及支持治疗。中医治疗可以尽快恢复胃肠功能。对于失去手术机会的中晚期患者的肝功能损坏不很严重、肾功能基本正常、血细胞基本正常的,近年来多采用肝动脉栓塞化疗术(TACE术),一般可间隔45天施行1次,可视病情施行2～7次,对控制肿瘤进展、减轻痛苦、延长生命,可起到积极的治疗作用。

第二节　胃癌的中西医结合治疗

胃癌是发生在胃部的恶性肿瘤。是一种严重威胁健康的疾病。我国的胃癌发病率以西北最高,东北及内蒙古次之,华东及沿海又次之,中南及西南最低。胃癌可发生于任何年龄,但以40～60岁多见,男性多于女性,约为2∶1。胃癌的病理类型主要是腺癌,其他类型的胃癌有鳞状细胞癌、腺鳞癌、类癌、小细胞癌等,后几种类型较少见。早期胃癌多无症状或仅有轻微症状。当临床症状明显时,病变已属晚期。因此,要十分警惕胃癌的早期症状,做到早发现、早诊断、早治疗。

胃癌由于生长部位及病程长短不一,临床上可出现相应的不同症状和体征;早期症状往往不明显或仅有轻度胃脘不适,进展期如生长在胃体部的肿瘤可出现胃脘疼痛、进食减少、消瘦等症。生长在贲门的肿瘤可出现进食发噎,饮食难下。生长在幽门区的肿瘤可出现幽门梗阻症状:朝食暮吐、暮食朝吐。胃癌晚期肿瘤增大,上腹部可能触及肿块。

胃癌分属于中医的“胃脘痛”“反胃”“噎膈”“心下痞”“伏梁”“癥积”等范围。

一、病因病理

胃癌的病因较为复杂,中医认为是饮食不洁、忧思伤脾,饮食不化精微而生浊痰,气滞痰凝则血行阻滞,形成瘀血。浊痰、瘀血互阻互结,加之内外之因侵袭,血分蕴毒,与痰瘀互结,痰火毒瘀不散,人体正虚之际壅积结聚而成肿瘤。肿瘤一旦形成,病邪随血流、经络播散,可侵害全身多个组织器官,进一步耗伤正气,邪愈盛,正愈耗,终至气血阴津匮乏,病邪难以遏制,毒瘀蕴结愈盛,以致危及生命。

二、诊断

胃癌早期诊断比较困难,其主要原因是患者在早期多无明显的异常感觉,如果患者能在最初有轻微症状时就引起重视并进行进一步检查和治疗,则基本上可达到满意效果。

（一）临床表现

1. 早期表现

临床上常被忽视，有的在普查中发现早期胃癌可无任何症状和体征，早期胃癌主要症状为上腹胀痛，有少量出血，多数为粪便隐血阳性，内科治疗不易转阴，或即使转阴，以后又呈阳性反应。

2. 中期表现

较为明显，上腹部疼痛，腹胀，时有呕吐，粪便隐血持续阳性。

3. 晚期表现

病情严重时表现为上腹部疼痛，顽固持续，不易为制酸剂所缓解，并出现顽固的恶心呕吐和脱水征、乏力、贫血、恶病质等症状。如果出现肝、卵巢、腹腔转移，可产生相应的临床表现。

（二）实验室检查

半数以上粪便隐血持续阳性，粪便隐血检查对胃癌诊断有一定的帮助。血常规检查，胃癌发展期可产生贫血，多为低血色素性，不明原因贫血伴胃脘不适者应想到胃癌的可能。胃液分析，多数患者胃酸低下或缺乏，用五肽胃泌素刺激仍无胃酸分泌，考虑胃癌可能。胃液检查也可检测是否存在出血。

（三）X 射线钡餐造影

X 射线上消化道钡餐造影有较高的诊断价值，特别是气钡双重造影，可清楚显示胃轮廓、蠕动情况、黏膜形态、排空时间、有无充盈缺损龛影等，检查准确率近 80%。

（四）纤维内镜检查

纤维内镜检查是诊断胃癌最直接准确有效的诊断方法，可以直接观察病灶大小、部位、形态、范围，可取活组织进行病理诊断。

（五）组织细胞检查

组织细胞检查是胃癌确诊的最主要方法，除胃镜活组织检查以外，还有胃脱落细胞检查，晚期胃癌出现锁骨上淋巴结肿大，可行淋巴结活组织检查。如有腹膜转移及卵巢转移出现腹水，可抽腹水找癌细胞以明确诊断。

（六）早期胃癌诊断要点

用纤维胃镜可直接观察胃内形态变化，并能取病变组织行活组织检查，是诊断早期胃癌的首选方法。胃镜检查加病变组织活组织检查能使早期胃癌的诊断率达 90% 以上。提高早期胃癌检出率的关键在于提高临床检查技能及医患双方对胃癌的警觉性。对 40 岁以上出现不明原因上腹部症状者，可常规行内镜检查，对慢性胃病患者应定期复查

胃镜。胃镜下活组织检查病理报告为中重度不典型增生的患者，应重复多次胃镜及活组织检查，以免延误诊断。积极开展普查是发现早期胃癌的关键。

三、鉴别诊断

(1)胃癌与胃部其他疾病相鉴别，如萎缩性胃炎、胃溃疡、胃息肉、胃部其他良、恶性肿瘤、平滑肌瘤及平滑肌肉瘤、胃的恶性淋巴瘤等相鉴别。

(2)胃癌肝转移应与原发性肝癌相鉴别，肝脏出现多发性转移应与肝囊肿相鉴别，与其他部位肿瘤肝转移相鉴别。

(3)胃癌出现卵巢转移和腹膜转移出现腹水，要与卵巢肿瘤相鉴别。

(4)胃癌腹膜转移出现癌性腹膜炎与感染性腹膜炎相鉴别。

四、并发症

(一)出血

消化道出血表现为呕血和(或)黑便，偶为首发症状。约5%患者可发生大出血，表现为呕血和(或)黑便，偶为首发症状。可出现头晕、心悸、柏油样大便、呕吐咖啡色物。

(二)梗阻

决定于胃癌的部位。邻近幽门的肿瘤易致幽门梗阻。可出现呕吐，上腹部见扩张之胃型、闻及震水声。

(三)胃穿孔

比良性溃疡少见，可见于溃疡型胃癌，多发生于幽门前区的溃疡型胃癌，穿孔无粘连覆盖时，可引起腹膜炎，出现腹肌板样僵硬、腹部压痛等腹膜刺激征。

(四)继发性贫血

由于胃癌细胞可分泌一种贫血因子。部分患者虽然没有出血，但表现为贫血貌。

五、中医治疗

(一)中医证治枢要

胃癌的基本病机是正气虚损，邪气内实。正气虚是指脾胃虚弱，故扶正治疗的重点是健脾和胃。邪气实主要是指痰瘀内结和毒热蕴结，故祛痰化瘀、清热解毒亦是本病的重要治疗法则，常需要相互兼顾。

本病初期正虚而邪不盛，仅显示脾胃功能不足，治疗当以祛邪为主，适当扶助脾气。晚期则正不胜邪，邪毒内窜，病变可累及肺、肾、肝等诸脏器。而邪毒久羁又使机体阴阳气血进一步亏损，呈现出一派正虚邪实之象，临床上常用扶正为主兼以祛邪的治疗法则。在灵活运用温补脾肾、大补气血的基础上适当给予解毒散结、活血化瘀之品，力求恢复正气,稳中求效。

(二)辨证施治

1. 痰湿凝结

主症:胃脘闷胀,或隐隐作痛,呕吐痰涎,面黄虚胖,腹胀便溏,纳呆食少。舌淡,苔白腻、脉细濡或滑。

治法:燥湿化痰,健脾和胃。

处方:宽中消积汤(自拟方)。

柴胡10 g,香附10 g,枳壳10 g,法半夏10 g,陈皮10 g,党参15 g,白术10 g,砂仁3 g,瓜蒌15 g,胡黄连15 g,茯苓10 g,老刀豆30 g,八月札15 g,藤梨根15 g。

方解:此证多见于生长在贲门胃底等部位的早期患者,由于脾胃虚弱,而致痰湿凝滞,阻碍气机。方中党参、白术、茯苓益气健脾;陈皮、半夏、柴胡、香附、枳壳等理气化痰散结;胡黄连、八月札缓急止痛,行气散结;老刀豆具有扩张食管贲门的作用。若呕吐较重可加旋覆花、代赭石以降逆止呕;胃脘疼痛较重者加杭芍、延胡素以缓急止痛。若脾胃功能尚可,方中可辨证加2~3味抗癌的中草药。

2. 气滞血瘀

主症:胃脘部刺痛或拒按,痛有定处,或可扪及肿块,腹胀满不欲食,呕吐宿食或如赤豆汁,或见柏油样大便。舌紫暗或有瘀斑、瘀点,脉涩细。

治法:行气活血,化瘀止痛。

处方:膈下逐瘀汤加减。

生蒲黄10 g,五灵脂10 g,三棱10 g,莪术10 g,桃仁10 g,红花10 g,白花蛇舌草30 g,半枝莲30 g,延胡素15 g,大黄10 g,沙参30 g,玉竹10 g,赤茯苓15 g,龙葵15 g,黄精10 g。

方解:此证表现血瘀毒热并存,多属于胃癌进展期,正气盛而邪气实,治疗以祛邪为主。方中半枝莲、白花蛇舌草、龙葵有清热解毒作用,又是用于胃癌的常用抗肿瘤药物,选用于本证最为合适。桃仁、红花、三棱、莪术化瘀以止痛,其中三棱、莪术具有一定的抗肿瘤作用。本证病情进展迅速而多变,临床上应注意。由于肿瘤侵及大血管可引起大出血,出现休克,危及生命,此时应及时采取中西医措施给予止血,停用活血化瘀药物。

3. 脾胃虚寒

主症:面色㿠白,神倦无力,胃脘部隐痛,喜温喜按,呕吐清水,或朝食暮吐,暮食朝吐,四肢欠温,浮肿便溏。舌淡胖,有齿痕,苔白润,脉沉缓或细弱。

治法:温中散寒,健脾和胃。

处方:附子理中汤加减。

党参15 g,白术10 g,茯苓10 g,良姜10 g,陈皮10 g,附片10 g,半夏10 g,荜茇10 g,

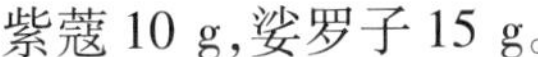

紫蔻 10 g,娑罗子 15 g。

方解:本证主要特征为脾胃虚寒,运化迟缓。多见于肿瘤晚期或久有脾胃虚寒者。以温中散寒、健脾温胃为主法。方中党参、白术、茯苓、陈皮、半夏健脾和胃;良姜、附片、紫蔻温中散寒。其中荜茇具有温中、抗肿瘤作用,用于此证最宜。其他用于抗肿瘤药物,一般性味偏凉,于此证应少用或不用,以免加重患者症状。

4. 胃热伤阴

主症:胃脘灼热,时有隐痛,口干欲饮,喜冷饮,或胃脘嘈杂,饥不欲食,纳差,五心烦热,大便干燥。舌质红或绛,或舌见裂纹,舌苔少或花剥,脉细数。

治法:养阴清热解毒。

处方:养胃汤加减。

沙参 30 g,玉竹 15 g,黄精 10 g,白术 10 g,白芍 10 g,茯苓 10 g,姜半夏 10 g,生地黄 15 g,玄参 15 g,陈皮 10 g,神曲 15 g,麦冬 15 g,藤梨根 15 g,肿节风 15 g。

方解:本证为胃热伤阴,方中沙参、玉竹、黄精以养胃阴,白术、茯苓、陈皮、半夏和胃醒脾,生地黄、麦冬、玄参可增液润便,藤梨根、肿节风清热解毒,并有抗癌的作用,陈皮、神曲和胃助消化。

5. 气血双亏

主症:神疲乏力,面色无华,唇甲色淡,自汗盗汗,或见低热,纳呆食少,胃脘疼痛或有肿块,食后胃胀,形体消瘦。舌淡白,苔薄白,脉细弱无力。

治法:益气补血,健脾和胃。

处方:八珍汤加减。

潞党参 15 g,生黄芪 30 g,生白术 15 g,生薏仁 15 g,仙鹤草 30 g,白英 15 g,白花蛇舌草 30 g,七叶一枝花 15 g,石见穿 15 g,陈皮 10 g,姜半夏 9 g,内金 10 g。

方解:此证特征为正虚邪实,虚多实多,体弱难以攻邪,攻邪又虑伤正。治疗时应注意侧重于用扶正之品。方中党参、黄芪、生薏仁、白术益气健脾,如患者出现元气大伤之象,可重用黄芪 30 ~60 g,并以人参易党参;白花蛇舌草、七叶一枝花、石见穿、白英、仙鹤草均具有抗癌散结的作用。此类药物不宜多用重用,否则肿瘤未消,而正气徒伤,反而可促使肿瘤进一步恶化,以重补缓攻、缓缓图治为要。

(三)特色经验探要

1. 胃癌各阶段的中医治疗原则

脾气虚弱是胃癌的特点,在胃癌的早期即可出现,并贯穿于各个阶段,故属于胃癌患者共有的临床特征。因此,益气健脾法是中医治疗胃癌最常用的治法。常用方剂有四君子汤、参苓白术散、补中益气汤等。此类药物多为甘缓之品,柔而不烈,可大剂量使用。一般来说,胃癌初期治以辛开苦降,寒温并用;中期治以补虚降逆,消痰涤饮;晚期治以补虚升提为主。

2. 关于胃癌化疗期间中医药的配合治疗

胃癌患者在化疗期间，由于化疗药物在杀伤癌细胞的同时，也往往损伤患者机体的正常细胞和组织，特别是机体增殖活跃的细胞，如消化道黏膜细胞、骨髓造血细胞等。化疗还可导致脏腑气血津液受损，这不仅影响化疗药物作用的发挥，而且使部分患者不得不中断治疗，有时由于患者对化疗药物不敏感，正气严重受损，反而促使病情恶化，因此，在化疗的同时需要密切配合中药治疗。中医根据辨证施治能很好地缓解化疗的毒副作用，保护患者的胃肠功能、骨髓造血功能和免疫功能，使机体免受过大的损伤，从而使化疗得以顺利进行，并提高化疗的治疗效果。这种化疗与中药的有机结合，实际上是扶正与祛邪的有机结合，应该积极提倡。胃癌化疗中常常采用益气健脾、滋补肝肾等治疗法则。

3. 关于抗癌中草药的选择

常用于胃癌的中草药有数十种之多，每一种中药又具有不同的性味和功效，因此，在选用抗癌中草药时要根据药物的性味辨证选择药物，做到辨病与辨证相结合，方臻完善。如果热证可选用藤梨根、肿节风、半枝莲、白花蛇舌草、白英、蛇莓等；寒证可选用乌头、菝葜、蛇六谷、喜树果等；虚证可选用黄芪、党参、陈皮、枳实、半夏、砂仁、内金、焦三仙（焦山楂、焦神曲、焦麦芽）等药物。

4. 关于胃癌术后化疗后的中药维持性治疗

胃癌术后的药物治疗包括化疗、免疫治疗和中药治疗，目的是提高远期治疗效果，提高 5 ~ 10 年的生存率，防止肿瘤的复发和转移。化疗药物由于其毒性不能长期使用，免疫治疗又具有一定的局限性，因而中医中药在维持阶段显得尤为重要。常用的原则是扶正与祛邪相结合，益气健脾与解毒抗癌相结合，基本方：生黄芪 30 g、太子参 30 g、白术 10 g、茯苓 10 g、陈皮 10 g、姜半夏 10 g、鸡内金 15 g、焦三仙 30 g、半枝莲 30 g、白花蛇舌草 30 g、肿节风 15 g、草河车 15 g。维持性的中药治疗，对于维持机体内环境的稳定、提高患者的生存期有重要意义。

六、西医治疗

（一）手术治疗

手术是目前治疗胃癌的主要方法，其中包括如下。

1. 胃癌根治术

胃癌根治术指除了切除肿瘤病灶，还要清扫淋巴结。

2. 姑息性手术

患者病期较晚，已无法清扫淋巴结，只能单纯切除肿瘤病灶。

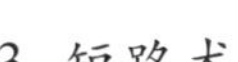

3. 短路术

胃癌晚期,肿瘤巨大或出现转移,并有梗阻时所采取的一种手术方式,如幽门梗阻出现呕吐无法进食,病程很晚又不能切除病灶,也不能清扫淋巴结,只能行胃空肠吻合术,此种手术可以缓解患者症状,使消化道重新开通,暂时解决患者进食问题和改善患者营养状况,有利于争取下一步治疗机会。

(二)化学药物治疗

胃癌对化疗药物有一定的敏感性,近年来新的抗癌药物不断涌现,使得不少新的联合化疗方案在临床应用。单一化疗药物疗效低,临床上多采用联合化疗。胃癌化疗广泛运用于术后的辅助性治疗,术后复发转移及晚期不能切除病灶的病例的姑息性治疗,也有用于术前化疗,以提高手术切除肿瘤的成功率。

胃癌常用的化疗药物:多西他赛(TAT)、5-氟尿嘧啶(5-FU)、顺铂(DDP)、伊立替康(CPT-11)。胃癌有不少常用化疗方案,现提供以下方案,供参考。

1. DF 方案

多西他赛,175 mg/m^2,静脉滴注(3 小时输注),第 1 天。5-氟尿嘧啶(5-FU),750 mg/m^2,静脉滴注(24 小时连续输注),第 1 ~5 天。每 3 周重复。

2. ECF 方案

表柔比星(Epi-ADM),50 mg/m^2,静脉滴注(3 小时输注),第 1 天。卡铂(CBP),300 mg/m^2,静脉滴注,第 1 天。5-氟尿嘧啶(5-FU),200 mg/m^2,静脉滴注,第 1 ~5 天。每 21 天重复。

3. PF 方案

顺铂(DDP),30 mg/m^2,静脉滴注 3 小时,第 1 天。5-氟尿嘧啶(5-FU),500 mg/m^2,静脉滴注,第 1 天。本方案顺铂可以改用卡铂或奥沙利铂,5-氟尿嘧啶改用希罗达口服,副作用相对减少,适用于身体弱和年纪较大的患者。4 周后重复。

4. ELF

依托泊苷(VP-16),20 mg/m^2,静脉滴注(50 分钟输注),第 1 ~3 天。四氢叶酸(CF),300 mg/m^2,静脉滴注(10 分钟输注),第 1 ~3 天。5-氟尿嘧啶(5-FU),500 mg/m^2,静脉滴注(10 分钟输注),第 1 ~3 天。每 3 ~4 周重复。

5. CP 方案

伊立替康(CPT-11),350 mg/m^2,静脉滴注,第 1 天。顺铂(DDP),30 mg/m^2,静脉滴注 3 小时,第 1 天。每 3 周重复。本方案为胃癌的二线治疗用药,对 5-氟尿嘧啶耐药的胃癌患者有效。

（三）胃癌的其他治疗

1. 胃癌的放射治疗

胃癌对放疗不敏感，胃癌的术前放疗、术中放疗可降低局部肿瘤的复发率，提高生存期。

2. 胃癌的免疫治疗

目前尚未见成功的免疫制剂。临床上常用的免疫药物有香菇多糖、胸腺素、白细胞介素等。生物免疫治疗，有的单位已经开展。具体是把手术的癌细胞在体外培养与免疫细胞结合产生“抗体”。把这种抗体再注射到患者体内。确切疗效未见文献报道。

3. 晚期患者的支持治疗和对症治疗

（1）补液：胃癌患者出现高烧或进食困难，摄入量不足者，必须静脉补液及补充营养，其中包括输鲜血及血液制品、氨基酸、脂肪乳、葡萄糖、维生素、电解质等。出现梗阻或根本不能进食的患者可以考虑胃肠外营养治疗。

（2）止血：胃癌出血，可用氨甲苯酸、酚磺乙胺加入静脉滴入。局部止血可用冰水加入肾上腺素或孟氏液局部止血。亦可通过内镜下进行电凝止血。

（3）止痛：胃癌晚期出现脏器转移可出现疼痛，药物可选择阿托品、布桂嗪、曲马多等，后期疼痛剧烈可考虑用吗啡类强镇痛药物。

七、中西医优化选择

胃癌目前尚无特殊治疗办法，其自然生存期为12.9个月。早期胃癌，病变在胃黏膜层手术治疗效果好，5年生存率在90%以上。病灶超过黏膜层，手术治疗后的5年生存率在30%以下。临床上大多数患者均属于中晚期，治疗效果差。所以胃癌必须采用综合治疗手段，其中包括中西医结合的综合治疗。各期患者，首先考虑手术，尽可能行根治性手术，不能行根治性手术的行姑息性手术，尽量切除肿瘤病灶，对于姑息性手术也不能采用的患者如果出现严重梗阻，根据情况可做短路术。胃癌患者即使做了根治性手术，术后2年内复发率仍为50%~60%。虽然胃癌的辅助性化疗的远期疗效仍在探索中，但是目前主张病灶超过黏膜下层者，应该术后进行最少6个周期的维持性化疗。

具体原则：Ⅰ期，根治性手术切除，术后定期复查，一般不需化疗，应加中药维持治疗2年。Ⅱ、Ⅲ期，行根治性手术切除，术后应加化疗，必要时加局部放疗。在术后、化疗及放疗期间及以后采用中药治疗。Ⅳ期，以化疗和中药治疗为主，手术和放疗均为姑息性治疗手段。对于各期术后需要化疗的病例以及不能手术切除癌瘤的病例，如出现严重的肝肾功能损害、白细胞低下、体弱不能耐受化疗的病例均以中医中药治疗为主，这是中医中药治疗胃癌的优势所在。中医治疗强调整体观，能很好地调理机体的胃肠功能、骨髓造血功能和免疫功能，对于改善患者的营养状况、减轻症状、促进精神体力的恢复、预防胃癌术后的复发和转移具有重要作用。

第三节　胰腺癌的中西医结合治疗

胰腺癌约90%起源于腺管上皮的导管，是一种恶性程度很高、预后最差的恶性肿瘤之一。胰腺癌早期的确诊率不高，手术死亡率较高，而治愈率很低。50～59岁年龄组发病率最高，其次为60～69岁组，最低年龄24岁，最高年龄79岁，平均为53.5岁，40～69岁占86.2%。本病发病率男性高于女性，男女之比为(1.5～2)：1，男性患者远较绝经前的妇女多见，绝经后妇女的发病率与男性相仿。其发病率和死亡率近年来明显上升。病理有腺癌，癌细胞来自导管上皮。单纯癌和鳞状细胞癌少见。

胰腺癌中医临床多属于“积聚”“黄疸”“伏梁”“痞块”等范畴。按“积聚黄疸”辨证治疗。

一、病因病理

中医学认为，忧思郁闷，引起肝气郁结，气机不畅，故见腹痛，脘腹不适，胀满；肝气横逆，脾胃受伤，脾气虚弱，故见食欲减退，消瘦乏力，腹泻；脾虚生湿，湿郁化热，热毒内蓄，则发为黄疸。还有七情内伤，饮食不洁而使脾胃受损，脏腑失和，湿浊内生，久而化热，湿热内蕴发为黄疸。病程迁延日久，气滞血瘀，热毒内结，则见腹块。胰腺癌大多数病例确诊时已是晚期。现代研究认为与饮酒、吸烟、喝咖啡、高蛋白食物和糖尿病、慢性胰腺炎有关。

二、诊断

（一）临床表现

（1）上腹部不适及隐痛是胰腺癌最常见的首发症状。肿瘤常致胰管或胆管梗阻，尽管尚未引起黄疸，但胆汁排泄不畅，胆道内压力升高，胆管及胆囊均有不同程度的扩张，患者可觉腹部不适及隐痛。以往强调胰头癌的典型症状是无痛性黄疸，实际上无痛性黄疸作为首发症状仅出现于10%～30%的患者。腹痛在胰头癌患者中还是很常见的症状。至于胰体尾部癌，腹痛发生率更高，且可由于累及腹腔神经丛而呈显著的上腹痛和腰背痛。这种症状的出现，常提示病变已进入晚期。

（2）食欲减退和消瘦是胰腺癌的常见表现。肿瘤常使胰液及胆汁排泄受阻，因此影响患者食欲，且有消化吸收不良，致体重明显减轻。

（3）梗阻性黄疸是胰头癌的突出表现。肿瘤部位若靠近壶腹周围，黄疸可较早出现。黄疸常呈持续且进行性加深。大便色泽变淡，甚至呈陶土色。皮肤黄染呈棕色或古铜色，有皮肤瘙痒症。

（4）胰头癌除致梗阻性黄疸外，亦常致胆囊肿大，可在右上腹清楚扪及。梗阻性黄疸伴胆囊肿大常提示壶腹周围肿瘤的可能。

(5)晚期胰腺癌者可出现上腹固定的肿块,腹水征阳性。进一步可有恶病质及肝、肺或骨骼转移等表现。

(二)实验室检查

血清胆红素明显升高,其中以直接胆红素升高为主。血碱性磷酸酶值升高。尿胆红素试验呈阳性或强阳性。血淀粉酶测定,在少数早期胰腺癌,因胰管梗阻可有一过性升高;后期胰腺组织萎缩,血淀粉酶值不会有变化。胰腺癌患者可能有空腹血糖升高,糖耐量试验阳性率高。CEA 测定约 70% 胰腺癌患者可升高,但亦无特异性。消化道癌相关抗原 CA19-9 为胰腺癌最敏感的肿瘤标志物,≥1 000 U/mL 有诊断价值。

(三)超声检查

胰腺癌的直接影像可见到低回声的肿瘤,间接的所见往往成为发现小胰癌的线索,如扩张的胰管、胆管等。除主胰管外,还要仔细观察胰管的分支。有些小胰癌可首先引起胰管分支的局限性扩张,如钩突部胰管扩张。超声内镜因超声探头仅隔胃、十二指肠壁对胰腺体尾和头部扫描,不受胃肠道气体干扰,可清晰地描出胰内结构,发现早期病变。

(四)CT 及 PET-CT 扫描

CT 扫描可以显示胰腺肿块的正确位置、大小及其与周围血管的关系,但<2 cm 的胰腺肿块约 1/3 不能发现影像学改变,除费用昂贵的因素外,CT 扫描应该列为目前诊断胰腺癌的主要方法。胰腺癌的 CT 图像为:①胰腺肿块呈普遍性或局限性,肿块中心可有不规则的轮廓模糊的低密度区,若低密度区较大,可为肿瘤坏死或液化表现。②癌肿侵入或压迫胆管或胰管时可使其扩张。③癌肿可侵及胰脂肪层及包绕肠系膜上血管或下腔静脉。PET-CT 检查除了 CT 检查的优势以外,还可用于鉴别胰腺的良性恶性肿瘤。

(五)MRI 检查

MRI 可显示胰腺轮廓异常,根据 T1 加权像的信号高低,可以判断早期局部侵犯和转移,对判断胰腺癌,尤其是对局限在胰腺内的小胰癌以及在判断有无胰周扩散和血管侵犯方面,MRI 优于 CT 扫描,是胰腺癌手术前预测的较好方法。

(六)内镜逆行胰胆管造影

内镜逆行胰胆管造影(ERCP)能同时显示胰管、胆管和壶腹部,对不明原因的阻塞性黄疸很有价值,此外还能直接观察十二指肠乳头,并收集胰液行细胞学检查。但在已有阻塞性黄疸的情况下行 ERCP 有引发胆道感染的危险,应控制好注入造影剂的数量、速度和压力。

胰腺癌的 ERCP 影像所见为:①主胰管不规则性狭窄、梗阻,其末端呈鼠尾状截断影。②主胰管侧支破坏、断裂、稀疏和移位。③造影剂外溢入肿瘤区。④胆总管可有包绕狭

窄和梗阻表现,如同时有胰管的狭窄和梗阻,则呈“双管征”。

(七)细胞学检查

目前多主张术前在B超或CT引导下经皮细针穿刺抽吸胰腺肿块行细胞学检查,对胰腺癌有很高的诊断价值,是一种简单、安全而有效的方法。

三、鉴别诊断

(一)各种慢性胃部疾病

胃部疾患可有腹部疼痛,但腹痛多与饮食有关,黄疸少见,利用X射线钡餐检查及纤维胃镜检查不难作出鉴别。

(二)黄疸型肝炎

两者初起易混淆,但肝炎有接触史,经动态观察,黄疸初起时血清转氨酶增高,黄疸多在2~3周后逐渐消退,血清碱性磷酸酶多不高。

(三)胆石症、胆囊炎

腹痛呈阵发性绞痛,急性发作时常有发热和白细胞增高,黄疸多在短期内消退或有波动,无明显体重减轻。

原发性肝癌常有肝炎或肝硬化病史,血清甲胎蛋白阳性,先有肝大,黄疸在后期出现,腹痛不因体位改变而变化,超声和放射性核素扫描可发现肝占位性病变。

(四)急、慢性胰腺炎

急性胰腺炎多有暴饮暴食史,病情发作急骤,血白细胞以及血、尿淀粉酶升高。慢性胰腺炎可以出现胰腺肿块(假囊肿),酷似胰腺癌,而胰腺深部癌压迫胰管也可以引起胰腺周围组织的慢性炎症。腹部X射线平片可发现胰腺钙化点对诊断慢性胰腺炎有帮助,但有些病例经各种检查有时也难鉴别。慢性胰腺炎CA19-9在正常范围,胰腺癌CA19-9则显著升高。也可在剖腹探查手术中用极细穿刺针作胰腺穿刺活组织检查,以助鉴别。

四、并发症

(一)体重减轻

胰腺癌造成的体重减轻最为突出,发病后短期内即出现明显消瘦,体重减轻可达15 kg以上,伴有衰弱乏力等。

(二)糖尿病

少数患者起病时最初表现为糖尿病的症状,因此若糖尿病患者出现持续性腹痛,或老年人突然出现糖尿病,或原有糖尿病而近期突然病情加重时,应警惕发生胰腺癌的可能。

（三）血栓性静脉炎

晚期胰腺癌患者出现游走性血栓性静脉炎或动脉血栓形成。

（四）精神症状

部分胰腺癌患者可表现焦虑、急躁、抑郁、个性改变等精神症状。

五、中医治疗

（一）中医证治概要

1. 清肝利胆、健脾和胃，清利湿热、活血化瘀，是本病的基本治疗大法

本病虽在胰腺，实则与肝胆脾胃有关。湿热内蕴、瘀毒内结是本病实证的主要病机。所以清肝利胆，健脾和胃，清利湿热，活血化瘀，是本病的基本治疗大法，根据病情的具体情况选用。患者体质好，病程较早，可以采用攻法，佐以扶正。病程较晚、体质差者，以扶正为主，佐以攻邪。虚实夹杂，原则上攻补兼施，所用药物需根据病情及患者的状况灵活掌握使用。

2. 中药配合手术、放疗治疗胰腺癌

临床上多采用综合治疗手段，胰腺癌术后中药治疗需用益气健脾为主，尽快恢复胃肠功能，增强体质。患者在放射治疗时，需要健脾和胃，同时需加用滋补肝肾的药物，以减少放疗引起的副作用，如果出现口干，需加用益气生津的药物，临床上随证加减。

3. 健脾照顾后天之本，应贯彻于治疗的整个过程中

消除肿瘤、预防肿瘤复发和转移是治疗胰腺癌的根本。中药消除肿瘤难度很大，但需要不断探索。治疗胰腺癌应着眼局部胰腺肿瘤，同时要照顾全身，根据患者体质、气血津液、脏腑功能状况在疾病中的作用，一方面探讨消除肿瘤的基本药物，同时充分调动机体的抗病能力也至关重要。而且调动机体的抗病能力，对于预防肿瘤的复发和转移有非常重要的作用。所以胰腺癌的治疗，健脾照顾后天之本，应贯彻于治疗的整个过程中。

（二）辨证施治

1. 肝郁脾湿

主症：恶心，呕吐，嗳气，胸胁胀满，腹痛拒按，心烦易怒，发热，黄疸，大便干结，小便黄赤。舌质红，苔黄腻或燥，脉弦数或滑数。

治法：疏肝解郁，健脾利湿。

处方：加味柴胡疏肝散。

白术 10 g，茵陈 15 g，薏苡仁 60 g，白花蛇舌草 30 g，茯苓 15 g，香附 15 g，延胡索 15 g，柴胡 9 g，枳壳 10 g，郁金 10 g，焦三仙各 15 g，菝葜 30 g，陈皮 10 g，姜半夏 9 g。

方解：本证为肝木克脾土。由肝郁引起脾虚，运化失职，水湿内蕴，久郁化热，湿热内

蕴而为黄疸,本证虽有湿热内蕴,但还不严重。气机不畅而出现疼痛。所以治疗宜疏肝解郁,健脾利湿。方中郁金、枳壳、香附、柴胡疏肝解郁,理气止痛;茵陈、郁金、白术、茯苓、生薏仁健脾利湿,退黄;陈皮、半夏、焦三仙和胃助消化;白花蛇舌草、菝葜有抗癌作用。根据临床状况还可选用一些抗癌药物如龙葵、蛇莓、白英等。

2. 湿浊内蕴

主症:胸脘痞闷,头身困重,恶心欲吐,纳呆,腹部隐痛,身目俱黄,黄色晦暗,口干不欲饮,大便溏薄。舌质淡,苔白腻,脉沉细或沉迟。

治法:健脾利湿,化浊解毒。

处方:茵陈五苓散加减。

茵陈 30 g,姜黄 10 g,猪苓 12 g,茯苓 12 g,白术 10 g,八月札 15 g,厚朴 10 g,砂仁 3 g,泽泻 15 g,菝葜 20 g,陈皮 10 g,法半夏 10 g,石见穿 30 g,山慈菇 30 g。

方解:本证是上一个证型的发展,病情已严重,湿邪侵及全身,内脏功能严重受损,邪实尚未形成。患者恶心欲吐,纳呆不思饮食,因此本证恢复内脏功能与祛邪两者均应该考虑,首先应该恢复后天之本脾胃功能,因此健脾和胃为首选。方中猪苓、茯苓、泽泻健脾渗湿;陈皮、半夏和胃止呕;厚朴、砂仁醒脾化湿,恢复后天之本;菝葜、八月札解毒缓急止痛;山慈菇软坚散结消肿。

3. 气滞血瘀

主症:上脘疼痛,饱胀气急,黄疸,大便或结,上腹可触及包块,面色黧黑或瘀暗,舌质紫暗,多瘀点,脉细弦涩。

治法:行气化瘀,软坚散结。

处方:膈下逐瘀汤加减。

生地黄 10 g,桃仁 10 g,红花 10 g,枳壳 10 g,川芎 10 g,香附 10 g,延胡素 15 g,菝葜 20 g,藤梨根 15 g,炮山甲 15 g,陈皮 10 g,姜半夏 10 g,鸡内金 15 g。

方解:本证邪实正气尚存,邪实主要是表现瘀毒内结、气滞血瘀,患者出现剧痛或定点刺痛,腹中痞块,治疗以行气化瘀、软坚散结为主。方中桃仁、红花、川芎活血化瘀;枳壳、香附、延胡素行气助活血,气行则血行,气血通畅则疼痛化解;菝葜、藤梨根、炮山甲软坚散结解毒;陈皮、半夏、鸡内金照顾脾胃。

4. 气血双亏

主症:面色苍白,消瘦,倦怠无力,爪甲色淡,腹胀,胸腹隐痛,腹部包块。左上腹隐痛,多伴低热,腹泻质清稀,小便清长,或伴下肢浮肿。舌质淡胖,苔白,脉沉细。

治法:化湿健脾,养脾益肾。

处方:十全大补汤加减。

生黄芪 30 g,太子参 30 g,白术 10 g,茯苓 15 g,猪苓 30 g,大腹皮 15 g,肉桂 10 g,附

片10 g,鸡血藤30 g,炙鳖甲9 g,枸杞子12 g,浙贝母15 g,炮山甲9 g。

方解:病情进一步发展,患者已极度衰弱,虚多实多,体弱已难以攻邪,只能扶正治疗。所以治疗时侧重补虚,方中生黄芪、太子参、白术、茯苓、猪苓健脾;鸡血藤、枸杞子养血补肾;肉桂、附片温补肾阳;炙鳖甲、炮山甲、浙贝母软坚。如果血虚较重可适当加用紫河车、阿胶、鹿角胶等血肉有情之品。

(三)特色经验探要

1. 中医采用健脾理气、化痰行瘀治疗胰腺癌

胰腺癌多见气滞、湿困、郁热,湿热毒三者交阻的症状,治疗中强调理气、通下、消导、化痰、散结;胰腺癌发病的根本是脾虚气滞、痰瘀交阻,故治疗的基本点是扶脾开结,不宜专事攻下,宜扶正祛邪;根据胰腺癌的发病机制和病理改变,中医采用健脾理气、化痰行瘀,即扶正和祛邪相结合,对于改善患者临床症状有较好的疗效。

2. 胰腺癌消除黄疸的中药治疗

胰腺癌,特别是在胰头部的肿瘤,压迫胆管造成黄疸。很多患者往往合并有局部的炎症。中医通过清肝利胆可能使黄疸减轻。常用药物有茵陈、姜黄、栀子、郁金、厚朴、金钱草、黄芩、赤茯苓、陈皮、半夏等。

3. 胰腺癌疼痛的中医治疗

胰腺癌疼痛的患者,在很多时候,除了食欲不太好外,最难以忍受的是上腹部疼痛。这直接影响患者的生存质量。中医认为不通则痛,不通主要指气血不通,气滞血瘀。有学者运用中医的清热解毒和行气活血化瘀的中药配方,对胰腺癌疼痛患者进行治疗有一定的疗效,既能抑制肿瘤生长又能缓解肿瘤疼痛。常用药物生黄芪、太子参、白术、茯苓、桃仁、红花、三棱、莪术、延胡索、厚朴、枳实、蛰虫、白花蛇舌草、八月札、龙葵、蛇莓、白英等。红花、莪术、桃仁、蟾酥泡酒,外敷痛处可使部分患者疼痛缓解。

4. 关于胰腺癌化疗时的中药治疗

胰腺为消化器官,胰腺癌患者本来就会出现食欲不好,加上化疗益加挫伤脾胃功能,因此胰腺癌在化疗时应特别注意保护患者的胃肠功能,一般采用益气健脾和胃的治疗原则,如生黄芪、白术、茯苓、陈皮、姜半夏、竹茹、内金、焦三仙等药物。也可用健脾益肾颗粒(中成药)。在化疗时中医扶正,西医祛邪,既是中西医结合,同时也是扶正和祛邪相结合。

六、西医治疗

(一)手术治疗

胰腺癌的根治方法为手术切除。由于胰腺癌的早期诊断不易,患者出现首发症状至

确立诊断的时间为 4～9 个月，手术切除率在 24% 以下，但能接受根治性手术者仅占全部病例的 5%。故多数报道的 5 年生存率在 10% 以下。胰腺切除术分为：①胰十二指肠切除术。适用于胰头癌和壶腹部癌。②保留胃和幽门的胰十二指肠切除术。③全胰腺切除术。近年来，胰腺癌的多中心发病学说越来越受到人们的重视，胰头部癌除位于胰头的主癌灶外，在整个胰组织的其他部位也可发现多发性小癌灶，这一发现为全胰腺切除术提供了重要的理论依据。④局限性胰切除术。多用于早期的胰体尾部癌。⑤不能切除的胰腺癌的转流术。施行胆总管与空肠 Roux-Y 襻的端侧吻合，黄疸消除。可采用更简单的胆肠内引流术——肝总管 T 管架桥空肠内引流术，方法是将置入肝总管的 T 管通过横结肠系膜放入距屈氏韧带下 20 cm 的空肠内，同样消除黄疸。

（二）化学药物治疗

由于胰腺癌生物学特性对化疗不敏感、治疗中没有理想的观察指标、副作用大等原因，胰腺癌化疗效果并不太令人满意，多年来未受到临床医生的重视。迄今为止没有明确的证据说明胰腺癌化疗能提高患者的总体生存率。

1. 常用的单一药物

5-氟尿嘧啶、顺铂、奥沙利铂、吉西他滨（健择）、链佐星等。

2. 常用的联合化疗方案

（1）5-FU+ADM+MMC：丝裂霉素（MMC），10 mg/m^2，静脉注射，第 1 日。5-氟尿嘧啶（5-FU），600 mg/m^2，静脉滴注，第 1、8、29、36 日。多柔比星（ADM），30 mg/m^2，静脉注射，第 1、29 日。第 9 周重复。疗效：CR+PR 为 39%。

（2）5-FU+MMC+S：丝裂霉素（MMC），10 mg/m^2，静脉注射第 1 日。5-氟尿嘧啶（5-FU），600 mg/m^2，静脉滴注，第 1、8、29、36 日。链佐星（streptozotocin），每次 1.5～4 g，静脉注射，每周 2 次。第 9 周重复。疗效同上。

（3）吉西他滨+5-氟尿嘧啶：吉西他滨（DFDC），700 mg/m^2，静脉注射，第 1、8、15 日。5-氟尿嘧啶（5-FU），600 mg/m^2，静脉滴注，第 1～5 天。每 28 天重复。

胰腺癌的区域性化疗，就是通过胰腺主要的供血动脉给予高剂量的化疗药物，提高了化疗的效果，同时可明显减少化疗药物的毒副作用。现在临床上正在采用。

（三）放射治疗

胰腺癌本身的生物学行为对放射治疗不敏感。因此普通外照射放疗始终未能达到满意疗效。近年来，放射治疗技术的进展，特别是立体定向三维适形放射治疗技术的问世，大大改善了中晚期胰腺癌患者的生存质量，生存率亦明显提高。对无法根治性切除者可行术中放疗（组织间插植放疗、氩氦刀、放疗及粒子植入术等）。近来体部伽马刀治疗胰腺癌已在临床应用，体部伽马刀在放射剂量分布上有明显优势，周围组织剂量低而肿瘤剂量高，肿瘤在 4 cm 以下疗效好；相当于不手术的手术治疗，有广阔的前景。

七、中西医优化选择

胰腺癌一旦明确诊断，能手术的应该立即手术，术后中医调理以健脾补肾扶正治疗，一般需要 2 年时间，以增进免疫功能，保护内脏功能，调理气血运行，预防肿瘤复发和转移。不能手术的病例可考虑伽马刀治疗，没有条件的可考虑放射治疗和试用化疗；均应该合并中医治疗，主要减轻化疗和放疗的副作用，最大限度保护患者的胃肠功能，保护后天之本。中医治则根据病情，在化疗时采用益气健脾、滋补肝肾、养血为主，放疗治疗时，因为中医认为放疗是毒热之气，易伤人体阴液，治疗时需要益气养阴、生津。放疗化疗均应考虑患者的后天之本，适当加用和胃止呕中药。对于既不能手术也不能放化疗的患者只能用中药治疗，以辨证施治的原则，改善患者的一般状况，提高生活质量，延长生存期。

第四节　胆囊癌的中西医结合治疗

胆囊是肝外胆道癌的好发部位，西方国家发病率相对较高。虽然其发病率仅排在胃肠道恶性肿瘤的第 5 位，但其一种高度恶性、预后极差肿瘤，5 年生存率不到 5%。胆囊癌发病高峰在 50 岁以上，与肝脏和胆管癌不同的是，其在女性中的发病率较高，男女比例约为 1∶3。

一、病因病理

（一）现代医学病因病理

1. 病因

胆囊结石与胆囊癌有很强的相关性，约 85% 的胆囊癌患者合并有胆囊结石，随着胆囊结石的增大，发生胆囊癌的风险也不断增高。结石直径大于 3 cm，则发生胆囊癌的风险较常人高 10 倍。可能由于胆囊结石长期刺激致胆囊发生慢性炎症、感染、胆囊壁钙化及胆汁瘀滞，潴留的胆汁含有较多的脱氧胆酸降解产物胆蒽或甲基胆蒽，可诱发癌变。同时胆囊黏膜的慢性炎症致胆囊黏膜上皮分化异常、非典型性增生而致癌变。胆囊钙化的患者中，22% 有胆囊癌。有证据表明胆囊腺瘤为癌前病变。胆囊炎和胆石症多发于女性，这可能是胆囊癌在女性中高发的原因之一。

2. 病理

胆囊癌多发生于胆囊底部，颈部次之，体部较少。90% 以上为腺癌，常可见到黏液和印戒细胞，分为浸润型、黏液型和乳头状型三型。浸润型胆囊壁呈弥漫性增厚、变硬，高低不平，常向邻近组织浸润，有时与慢性胆囊炎的纤维组织增生很难鉴别；黏液型在胆囊

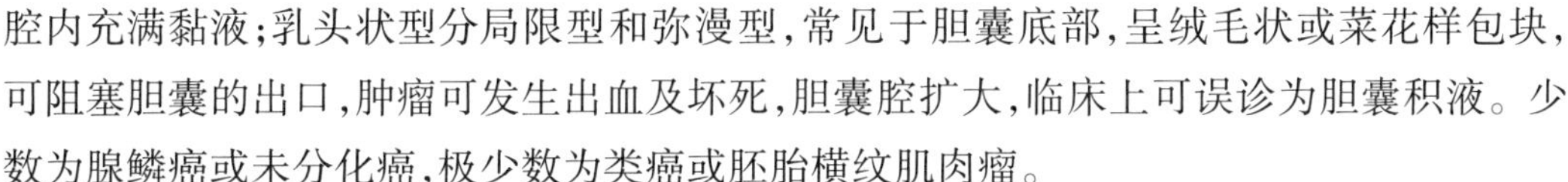

腔内充满黏液;乳头状型分局限型和弥漫型,常见于胆囊底部,呈绒毛状或菜花样包块,可阻塞胆囊的出口,肿瘤可发生出血及坏死,胆囊腔扩大,临床上可误诊为胆囊积液。少数为腺鳞癌或未分化癌,极少数为类癌或胚胎横纹肌肉瘤。

胆囊癌恶性程度较高,通常在得到确诊时已为晚期,仅10%患者的病变限于胆囊壁。胆囊癌淋巴转移发生较早,当肿瘤位于黏膜层时约有60%的患者已发生转移,其发生率随肿瘤侵犯深度增加而上升。首先累及胆囊颈淋巴结和胆总管周围淋巴结(为第1站),其次累及胰十二指肠后上淋巴结、肠系膜上动脉周围淋巴结、门静脉后和腹腔动脉周围淋巴结(为第2站),最后累及腹主动脉和下腔静脉间淋巴结(为第3站)。胆囊淋巴回流一般不上行至肝门部,只有在淋巴回流受阻后才逆流到肝门部淋巴结。胆囊癌的预后与病期的关系密切,常用的胆囊癌的分期方法有两种:①Nevin分期法。Ⅰ期,肿瘤局限于胆囊黏膜内的原位癌;Ⅱ期,肿瘤侵及黏膜下层和肌层;Ⅲ期,肿瘤侵及胆囊壁全层但尚无淋巴结转移;Ⅳ期,肿瘤侵及胆囊壁全层合并胆囊管周围淋巴转移;Ⅴ期,肿瘤侵及肝或邻近其他脏器伴胆总管周围淋巴结或远处转移。

(二)传统医学病因病机

胆囊、胆道肿瘤依据其临床表现当属中医黄疸、癥瘕、积聚、胁痛等病的范畴,其病因不外乎外感六淫(尤其是湿、热)、内伤七情(情志抑郁或暴怒伤肝)、饮食失调及正气虚损,其病位主要在肝、胆、脾,多为实证或本虚标实之证,实证以气滞、血瘀、湿热为主,多以气滞为先,虚证多为脾虚。

1. 情志所伤

多因七情所伤,或因情志抑郁,或为暴怒伤肝,使肝气郁结,疏泄不利,日久郁而化火,灼津为痰而发为本病。

2. 饮食失调

由于饮酒过度,或嗜食肥甘厚味、辛辣之品,使脾失健运,以致湿浊内停,进一步影响气血的正常运行,形成气机郁滞、血脉瘀阻,气、血、湿浊互相搏结而发为本病。

3. 湿热内蕴

湿热毒邪长时间作用于人体,可致受病脏腑失和,气血运行不畅,气滞血瘀;或湿热遏阻中焦,清阳不升,疏泄失权致脾失健运,均可演变为本病。

4. 正气虚损

劳伤过度,损伤脾胃,脾气虚弱,运化失司,水湿不化,致痰湿互结,郁而化热,湿热交蒸,瘀毒内阻,日久而发为本病。

总之,正虚、气滞、血瘀、湿热为胰腺癌发病的基本病理因素,而形成这四大病理因素主要归因于肝脾功能的失调,其中以中焦脾胃功能失调最为关键。初期以邪实为主,可见湿热毒盛、气滞血瘀等;后期以正虚为主,或虚实夹杂。

二、临床表现

胆囊癌早期无典型的、特异性的症状,有的因胆囊结石行胆囊手术时发现。合并有胆囊结石者病史较长,不合并胆囊结石者病程多较短。胆囊癌最常见的症状为右上腹痛,出现右上腹包块、黄疸、发热、体重下降。腹痛在脂餐后可加重或不加重,部分患者表现恶心、呕吐、厌食。一旦出现右上腹包块、黄疸、腹水、体重下降等症状,常提示癌肿已进入进展期或晚期。当癌肿阻塞胆囊管,或累及肝脏,或侵犯十二指肠、结肠肝曲,可扪及右上腹包块。黄疸常为肿瘤压迫浸润胆总管,或肝十二指肠韧带转移淋巴结压迫胆总管或肝总管所致,但有时因合并胆总管内结石梗阻,虽癌肿处于早期,也可出现黄疸。发热多为低热,合并严重感染时,可有高热。当癌肿直接扩散侵犯胃幽门部或十二指肠时,可引起胃幽门梗阻。肝脏的转移很常见,发生率为65%~90%,胆囊癌可经胆囊床直接侵犯肝实质,或肿瘤细胞经胆囊静脉回流至肝方叶,表现为近原发病灶处肝内局部肿瘤形成,伴有或不伴有卫星结节。胆囊癌尚可经神经转移、腹膜腔内种植或向更远处转移。

三、辅助检查

(一)实验室检查

可见部分患者血清总胆红素升高、AKP升高以及血清转氨酶升高。晚期胆囊癌患者CEA升高,多数患者CA199水平升高。

(二)影像学检查

主要依靠B超和CT检查。B超可发现5mm左右的早期肿瘤,显示为突入胆囊腔的息肉样病变或胆囊壁的局部增厚,进展期胆囊癌则显示为肝内外胆道梗阻、区域淋巴结肿大、肿瘤直接浸润肝或/和肝转移灶。胆囊癌CT的特征包括胆囊壁弥漫性或局部增厚,胆囊腔内肿块,肿瘤直接侵犯肝,区域淋巴结肿大或肝内外胆管扩张,部分患者存在胆囊壁钙化。MRI和PET-CT对分期和治疗有帮助。

四、诊断与鉴别诊断

(一)诊断

1. 西医诊断要点

胆囊癌的早期诊断常比较困难,当临床上已能在胆囊区摸到硬块时,病程多已是晚期。故对40岁以上、女性、长期患胆囊结石或慢性胆囊炎者,近期疼痛规律发生变化,胆囊区触及包块,肝功能表现异常时,应提高警惕进一步检查,以求早期诊断。

2. 中医辨证要点

胆囊、胆道肿瘤依据其临床症候多可辨为实证或本虚标实之证。实证以气滞、血瘀、

湿热为主，多以气滞为先，脘腹胀满，嗳气纳差，其胁痛多随情志变化而增减；血瘀者多右胁胀痛或刺痛，痛有定处，胁肋下或见积块；湿热者则身目俱黄，腹胀纳少，恶心呕吐，口苦，小便黄赤，大便不畅。虚证多为脾虚，黄色较淡，右胁隐痛或胀痛绵绵，脘闷腹胀，纳差肢软，大便溏薄。临床常分为下述5型予以辨证治疗。

(1)肝郁气滞型：脘腹胀满，嗳气纳差，或有胁痛，多随情志变化而增减，或口干苦、目黄、身黄、尿黄，苔厚，脉弦。

(2)痰瘀互结型：右胁胀痛或刺痛，痛有定处，胸闷纳呆，恶心呕吐，胁肋下或见积块，或身、目黄，舌紫暗或有瘀斑，苔白腻，脉弦滑。

(3)肝胆湿热型：身、目俱黄，右胁胀痛，腹胀纳少，恶心呕吐，口苦，小便黄赤，大便不畅，苔黄腻，脉弦滑。

(4)肝胆实火型：黄疸胁痛，高热烦躁，口苦口干，胃纳呆滞，腹部胀满，恶心呕吐，大便秘结，小便黄赤，苔黄糙，脉弦滑数。

(5)脾虚湿阻型：面目及肌肤发黄，黄色较淡，右胁隐痛或胀痛绵绵，脘闷腹胀，纳差肢软，大便溏薄，苔白腻，舌淡体胖，脉沉细或濡细。

(二)鉴别诊断

须与胆囊良性肿瘤、胆管癌等鉴别。

五、中医治疗

1. 肝郁气滞

治法：疏肝理气，软坚化痰。

方药：柴胡疏肝散加减。

方解：柴胡、白芍、川芎各15 g，白术、枳壳、香附、法半夏、甘草、陈皮各10 g，薏苡仁、生牡蛎、半枝莲各30 g。痛甚者加川楝子、延胡索各10 g；肠鸣腹泻者加茯苓、薏苡仁各15 g；黄疸加茵陈30 g，车前子15 g；恶心呕吐者加藿香10 g，砂仁5 g。

2. 痰瘀互结

治法：健脾化痰，祛瘀散结。

方药：鳖甲煎丸加减。

方解：鳖甲、白术、柴胡各15 g，露蜂房、郁金、干姜、赤芍、牡丹皮、川芎、姜半夏各10 g，三棱、莪术、生牡蛎、茯苓各30 g。黄疸者加茵陈30 g，泽泻10 g；纳呆肢软者加党参、薏苡仁各15 g，砂仁5 g；出血者加生地黄、三七粉、白芨粉各15 g；腹水、肢肿者加猪苓30 g，泽泻10 g，车前子15 g。

3. 肝胆湿热型

治法：清热化湿，利胆退黄。

方药：茵陈蒿汤和五苓散加减。

方解：茵陈、茯苓、金钱草各 30 g，山栀、大黄、猪苓、泽泻、藿香各 10 g，虎杖、郁金各 15 g。胁痛较甚者加柴胡、郁金、延胡各 10 g；发热者加黄芩、黄柏各 10 g，鱼腥草 30 g；小便短少者加白茅根 30 g，车前草 15 g。

4. 肝胆实火型

治法：清肝解毒，凉血退黄。

方药：龙胆泻肝汤合黄连解毒汤加减。

方解：茵陈 30 g，赤芍 20 g，黄芩、黄柏、柴胡、栀子、龙胆草、泽泻、木通、当归、牡丹皮各 10 g，车前子、过路黄各 15 g。发热甚者加犀角 3 g，生地黄 15 g；痛甚者加川楝子、延胡索各 15 g；出血者加大蓟、地榆、茜草各 15 g。

5. 脾虚湿阻型

治法：健脾和胃，利胆退黄。

方药：茵陈五苓散合香砂六君子汤加减。

方解：茵陈、茯苓、薏苡仁各 30 g，党参、白术各 15 g，木香、陈皮、半夏、桂枝、泽泻各 10 g，砂仁 5 g。贫血者加当归 10 g，川芎 10 g，熟地黄 15 g，鸡血藤 30 g；神疲困倦者加黄芪 30 g，人参 5 g；出血者加黄芪 30 g，仙鹤草 30 g；腹水肢肿者加木通 10 g，泽泻 10 g，车前子 15 g；肢膝酸软、头昏者加熟地黄 15 g，山茱萸 10 g，枸杞子 15 g。

六、西医治疗

胆囊癌的治疗方式有手术、放疗、化疗、介入和中医治疗等，手术根治性切除后的患者有可能获得长期生存，因而是胆囊癌的首选治疗方法。文献上报道的极少数手术后长期生存的病例多属于病变仍局限于胆囊的Ⅰ、Ⅱ期病例，约占 10%。

（1）对因急性胆囊炎、胆囊结石而施行胆囊切除术，术后病理报告为胆囊癌，而癌灶局限于黏膜层者，或虽累及肌层，但癌灶处于胆囊底、体部游离缘者，可随诊观察；对位于胆囊颈、胆囊管的早期胆囊癌，或累及肌层位于胆囊床部位者，应再次手术，将胆囊床上残留的胆囊壁、纤维脂肪组织清除，同时实施胆囊三角区和肝十二指肠韧带周围淋巴结清扫术。

（2）对于肿瘤侵及肌层以上的胆囊癌应行胆囊癌根治术。手术范围包括胆囊切除，2～3 cm 正常胆囊窝的肝组织切除，肝十二指肠韧带中三管（肝胆总管、肝动脉、门静脉）的“骨骼化”淋巴结清扫，以及肝胃韧带、胰十二指肠和主动脉周围淋巴结清扫。

（3）对行腹腔镜或开腹胆囊切除术的患者，术中应将切下的胆囊剖视，对黏膜的可疑部行冰冻切片检查。若发现了未曾预料到的胆囊癌，且属于 T1N0 以上者，宜立即行胆囊癌根治术。

(4)对于已侵透浆膜的Ⅲ、Ⅳ期胆囊癌,如癌肿累及肝、胆总管,且能与门静脉、肝固有动脉分开者,行胆囊癌根治术时,应在十二指肠上缘处横断胆总管,远端胆总管结扎旷置,肝总管、胆总管、胆囊及周围淋巴结作整块切除,行肝门胆管空肠RouX-en-Y吻合,吻合口用肝圆韧带环绕固定,以预防吻合口瘘,并在小网膜孔处放置引流;如癌肿侵犯肝实质或有邻近胆囊床肝转移病灶,可根据具体程度附加施行Ⅳ、Ⅴ段肝叶部分切除或右半肝切除;如癌肿累及胰腺且患者全身情况较好,必要时可附加施行胰十二指肠切除术;如癌肿累及十二指肠,可将十二指肠前壁、外侧壁切除,缺损较小时,可横形缝合修补十二指肠,如缺损较大,可修补关闭十二指肠,并行胃空肠吻合;如癌肿累及结肠肝曲,可连同受累结肠肝曲整块切除,最后施行结肠对端吻合。

(5)手术要点和术后处理:①术前护肝治疗和肠道准备。②全麻及右肋缘下斜切口,利于置肝拉钩行肝部分切除、肝门部及肝十二指肠韧带周围淋巴结清扫。③进腹后,脐上1 cm断扎肝圆韧带及镰状韧带以利暴露术野。④探查按无瘤原则进行。⑤手术按无瘤操作原则进行,先清扫肝门部及肝十二指肠韧带周围淋巴结,再分离胆囊及清除胆囊三角区淋巴脂肪组织,最后切除胆囊床处肝组织。⑥肝下间隙放置充分有效的引流。⑦术后并发症主要为胆瘘、出血、肝下间隙感染等,建立通畅的引流通道是防止并发症的关键,胆瘘在引流通畅的情况下2周可愈合。

(6)姑息性手术治疗适用于手术探查证实已不能施行胆囊癌切除者,可行肝内胆管空肠吻合或术中植入胆道内支架等短路手术,动脉插管皮下药泵埋植术后实施区域动脉灌注化疗,以解除黄疸,保护肝功,提高生存质量。

(7)姑息性非手术治疗适用于已证实不能切除或有远处转移者,可行经皮经肝胆道置管或ERCP胆道支架植入,放射性粒子植入、射频消融、微波热疗等物理疗法与化疗、中药、免疫的综合应用,可以减轻疼痛、黄疸症状。对于术后局部复发者,可以通过外照射姑息放疗。

(8)目前对术后辅助治疗尚缺乏循证医学的结果。

七、中西医优化选择

中医治疗胆囊、胆道肿瘤对改善症状有较好作用,对肿瘤有一定控制作用,但在胆道梗阻严重时多难奏效。胆囊癌术后辅以中药治疗,在预防肿瘤复发、加速身体康复、提高机体免疫力、延长生存期方面可有一定作用。术后早期以健脾益气、养血柔肝扶正为主,身体恢复后予健脾和胃、疏肝理气、软坚化痰、攻补兼施为宜,以香砂六君子汤、柴胡疏肝散、鳖甲煎丸、大黄䗪虫丸等方剂化裁。化疗时中药当健脾益气或健脾补肾,放疗时当健脾理气、活血清热以减轻放疗副作用,提高免疫力。常用的健脾益气药有党参、人参、白术、茯苓、黄芪、扁豆、薏苡仁、猪苓、山药等;常用的疏肝理气药有柴胡、郁金、陈皮、青皮、枳壳、香附、川楝子、八月札、绿萼梅等;补益肝肾药有枸杞子、女贞子、黄精、熟地黄等;常用的活血化瘀药有川芎、延胡索、莪术、虎杖、穿山甲、蛰虫、郁金、丹参、桃仁、红花等;常用的软坚散结药有鳖甲、牡蛎、半夏、海藻、昆布、山慈菇、地龙等;常用的清热解毒药有龙葵、仙鹤草、山豆根、蛇舌草、冬凌草、半枝莲、半边莲、苦参、夏枯草、栀子、黄芩、黄柏、藤梨根、白茅根、荜茇、七叶一枝花等。

第五节　大肠癌的中西医结合治疗

大肠癌为结肠癌和直肠癌的总称。大肠癌是指大肠黏膜上皮的恶性肿瘤,是常见的恶性肿瘤之一。结肠癌超过直肠癌,占大肠癌的59.39%,男性多于女性。发病年龄半数以上是高龄,中位年龄在45岁左右。而大于70岁的高龄大肠癌高达51.2%。大肠癌大多数为腺癌,少数为鳞癌,鳞癌一般在直肠。大肠癌相当于中医文献中的“肠覃”“积聚”“脏毒”“癥瘕”“锁肛痣”“肠风”“肠澼”等。

一、病因病理

大肠癌的致病因素:一是饮食结构失当,恣啖甘肥油腻、醇酒厚味,湿浊偏盛而困阻脾胃,以致运化乏权,湿浊蕴热,日久化毒,湿毒下注大肠,使大肠传导失司,蕴毒结于脏腑,火热流注肛门,结为肿毒。肿块阻塞肠道,排便艰难或粪便变细变形;湿毒久蕴,化热灼伤血络,则见便血;热毒炽盛,肉腐络伤,则便下脓血。二是情志失调,忧思抑郁,气滞而致血瘀,血瘀与大肠内湿滞胶着而为肿瘤。三是久泻久痢,湿热余邪,留恋脏腑,久则脾虚受损,正气渐耗,正虚则邪胜,邪毒内结而成为肿瘤。癌瘤既成,则耗损脾胃肾气。故后期除了脏腑传导失常以外,还表现脾肾亏虚之象。

二、诊断

大肠癌的主要症状为血便、排便异常(便秘、腹泻)、腹痛。

(一)临床表现

1.早期症状

结肠癌起病隐匿,早期仅见粪便隐血阳性,逐步为血便,最早期可有腹胀不适、消化不良样症状,而后出现排便习惯的改变,如便次增多、腹泻或便秘、便前腹痛,稍后即可有黏液便或黏液脓性血便。

2.中期症状

肿瘤发生溃烂出血和毒素吸收,常可导致贫血、低热、乏力、消瘦、水肿等表现,其中尤以贫血、消瘦为著。

3.肠梗阻表现

为不全性或完全性低位肠梗阻症状,如腹胀、腹痛(胀痛或绞痛)、便秘或便闭,体检

可见腹部隆起肠型，局部有压痛。

4. 腹部包块

为瘤体或与网膜、周围组织浸润，粘连的肿块质硬、形体不规则，有的可随肠管有一定的活动度，晚期时肿瘤浸润较甚，肿块可固定。

5. 晚期表现

黄疸、腹水、水肿等肝转移征象，以及有恶病质、直肠前凹肿块、锁骨上淋巴结肿大等肿瘤远处扩散转移等表现。

（二）肛门指诊

我国下段的直肠癌远比国外多见，约 70%，因此绝大部分直肠癌可在直肠指诊时触及。指诊要注意肿块的形态、大小、部位、质地以及肿瘤与肛门的距离。

（三）实验室检查

1. 纤维结肠镜检查

可清晰地观察全部结肠，并可在直视下钳取可疑病变进行病理学检查，有利于早期及微小结肠癌的发现与癌的确诊，进一步提高了本病的诊断正确率，是大肠癌最重要的检查手段。

2. X 射线检查

通过 X 射线钡剂灌肠检查。普通钡灌肠 X 征象表现为钡剂充盈缺损、肠壁僵硬、肠管变窄、黏膜破坏等。对较小的大肠癌容易漏诊，最好采用气钡双重造影，可提高诊断的正确率，并显示癌肿的部位与范围。

3. 血清癌胚抗原（CEA）测定

在大肠癌患者血清中，可以检测到癌胚抗原（CEA），但并非大肠癌的特异相关抗原，故血清 CEA 测定对本病的诊断不具有特异性，不能作为大肠癌的诊断指标。但用放射免疫法检测 CEA，作定量动态观察，对判断大肠癌治疗效果与监测术后复发有一定意义。

4. 其他检查

直肠内超声扫描可清晰显示直肠肿块范围、大小、深度及周围组织情况，并可分辨直肠壁各层的微细结构，检查方法简单，可迅速提供图像，对选择手术方式、术后随访有一定帮助。CT 检查对了解肿瘤肠管外浸润程度以及有无淋巴结或肝脏转移有重要意义，对直肠癌复发的诊断较为准确。

三、鉴别诊断

（一）痔疮与直肠癌鉴别

直肠癌常被误为痔，一般内痔多为无痛性出血，色鲜不与大便相混，而肠癌患者的便血常伴有黏液和直肠刺激症状,直肠指检和乙状结肠镜检可资鉴别。

(二)结肠癌与慢性肠炎、阿米巴痢疾、溃疡性结肠炎相鉴别

鉴别要点是病期的长短、粪便检查寄生虫、钡灌肠检查所见病变形态和范围等,最可靠的鉴别是通过结肠镜取活组织检查。

(三)盲肠癌与阑尾炎和阑尾脓肿的鉴别

阑尾炎和阑尾脓肿血象中白细胞及中性粒细胞增高,无贫血、消瘦等恶病质,作钡灌肠检查或结肠镜可明确诊断。

四、并发症

(一)肠梗阻

肿瘤增大可致肠腔狭窄,肠内容物通过障碍,而导致机械性肠梗阻。但在临床上肿瘤性急性肠梗阻并非因肿瘤增生完全阻塞肠腔所致,在很多情况下是在肿瘤造成严重狭窄的基础上,局部发生炎性水肿、食物堵塞或肠道准备给予甘露醇等诱发。主要表现为腹痛、腹胀、无排气排便、呕吐等。大肠癌性梗阻70%位于左半结肠,右半结肠梗阻仅占大肠癌性梗阻的20%~30%。

(二)肠穿孔

有典型的急腹症表现,腹肌紧张、压痛、反跳痛,X射线平片见膈下新月状游离气体等。

(三)消化道出血

急性大出血是大肠癌较少见的并发症。临床短时间内一次或反复多次大量鲜红或暗红色血便。大量出血,可导致心率增快、血压下降、肢冷、尿量减少甚至休克等一系列症状,常危及生命。

(四)腹水

由于肿瘤腹腔广泛转移,可引起癌性腹水,多为血性。大肠癌肝转移出现门脉癌栓,亦可出现腹水、尿量减少、腹胀。严重可引起肝肾综合征,造成死亡。

五、中医治疗

(一)中医证治枢要

湿毒久蕴化热、灼伤血络是大肠癌的基本病机,因湿毒蕴结,使肠腑传导失司,故清热化湿、行气化滞、避秽解毒是本病常用的治疗大法。但晚期亦可出现气血双亏,正气虚损,致正虚邪实,此时除驱邪以外尚需补虚扶正。

邪毒瘀滞肠道,日久积聚成块,肿块阻塞肠道,严重时出现肠道梗阻,造成腑气不通。

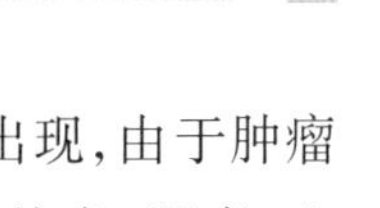

因此泻下通腑也是本病的主要治疗手段，而腑气不通往往是在肿瘤晚期出现，由于肿瘤扩散转移，临床上可表现为多种证候，归结为邪实而正虚。邪实多表现为热毒、湿毒、血瘀。正虚表现为气虚、血虚、阴虚、津亏等。治疗时要求做到通腑驱邪而不伤正，补虚扶正而不恋邪。

（二）辨证施治

1. 湿热蕴结

主症：腹部阵痛，大便脓血，里急后重，肛门灼热，或有发热。舌质红，苔黄腻，脉滑数。

治法：清热化湿，宽肠散结。

处方：白头翁汤加减。

白头翁 30 g，黄柏 12 g，黄连 5 g，秦皮 15 g，广木香 15 g，厚朴 15 g，苍术 15 g，赤芍 12 g，槐花 20 g，甘草 5 g，败酱草 30 g，薏苡仁 30 g，白花蛇舌草 30 g。

方解：本证多为大肠癌的进展期，湿滞肠道，正气尚未衰败，故用清热化湿，宽肠散结法。药用白头翁、黄连、黄柏、半枝莲、苍术清导湿热毒邪；木香、厚朴等理气化湿。痛引两胁者，加柴胡、郁金；热结便秘者，加大黄；便血多者，加地榆炭、炒荆芥、三七粉（冲服）。

2. 湿热瘀毒

主症：烦热口渴，腹痛腹胀，大便脓血，血色紫暗，里急后重。舌质紫暗或有瘀点，脉滞涩或细数。

治法：祛瘀解毒，化湿攻积。

处方：木香槟榔丸加减。

广木香 15 g，厚朴 15 g，败酱草 30 g，红藤 30 g，半枝莲 30 g，藤梨根 15 g，三棱 10 g，莪术 10 g，黄连 10 g，黄柏 10 g，大黄 10 g，乳香 5 g，没药 5 g。

方解：方中败酱草、黄连、黄柏、大黄、藤梨根、半枝莲清热解毒；三棱、莪术、红藤、败酱草、乳香、没药活血祛瘀散结。腹硬满痛甚者，加枳实、槟榔；排便困难者，加大黄、桃仁；发热偏甚者，加牡丹皮、生地黄、水牛角、青蒿、鳖甲等。

3. 脾胃虚寒

主症：腹胀隐痛，大便夹血，血色暗淡，久泻不止，面色萎黄，四肢不温。舌质淡，苔薄白，脉沉细无力。

治法：温阳健脾，止血散结。

处方：参苓白术散合四神丸加减。

党参 15 g，白术 10 g，吴萸 3 g，肉蔻 10 g，五味子 10 g，干姜 10 g，老鹳草 20 g，黄芩 10 g，阿胶 12 g（烊化），陈皮 10 g，甘草 5 g，蚤休 20 g，夏枯草 30 g。

方解：本证为肠癌的晚期，邪气盛而正气衰。特别是在最晚期可出现脾气虚弱，命门火衰，湿毒仍有内蕴。治疗需温肾健脾，在补先天和后天之本的同时兼祛湿解毒。但是因机体衰弱，总以补虚为主，驱邪为辅。若攻伐太过，伤人正气，会使体虚的患者更虚，使病情反而恶化。方中党参、黄芪、白术、茯苓益气健脾；吴茱萸、肉蔻、干姜温阳；阿胶养血止血。若伴血虚者加当归、白芍、鸡血藤、何首乌；气虚下陷、肛门下坠加柴胡、葛根、升麻；里急后重者，可加广木香、巴戟天；便血暗红、量多者，加炒艾叶、地榆炭；大便泻下无度者，加诃子、罂粟壳。

4. 气血双亏

主症：患者久泻久痢，面色苍白，肌肤甲错，头昏眼花，心悸气短，体瘦腹满，腹胀硬满拒按。舌淡红，苔薄白，脉细弱。

治法：益气健脾，养血补心。

处方：归脾汤加减。

黄芪 60 g，党参 20 g，白术 12 g，茯苓 12 g，广木香 15 g，陈皮 10 g，当归 10 g，龙眼肉 10 g，酸枣仁 12 g，甘草 5 g，枳实 10 g，蚤休 20 g。

方解：本证为肠癌的后期，病情发展已经严重进入垂危。绝不能攻伐，所以治疗只能益气健脾，养血补心。方中重用黄芪、党参益气；白术、茯苓健脾；当归、龙眼肉、酸枣仁养血宁心；枳实、木香、蚤休行气消胀。气虚甚者，加红参；大便秘结者，加大黄、桃仁；便血不止者，加炮姜炭、伏龙肝；腹胀甚者，加厚朴、沉香粉。

（三）特色经验探要

1. 关于抗癌中药的选用

治疗大肠癌的中药大部分为清热解毒化湿，活血化瘀类的药物，如藤梨根、白头翁、水杨梅根、地榆、黄柏、苦参、半枝莲、石见穿、三棱、莪术、败酱草、薏苡仁、野葡萄根等，这些药物多加入辨证治疗处方中使用，但需要审证选用，一般来说，体质壮实者，可多选几味，用量大；体质虚弱者，宜药少量轻。

2. 关于肠梗阻的治疗

肠梗阻是大肠癌常见并发症，一般应及时外科手术，但对于晚期无法手术及手术后复发的病例，可试用中药治疗，从癌瘤阻塞肠道、腑气不通论治，以行气通腑为法，常用大承气汤加减：生大黄 10 ~ 15 g、芒硝 10 ~ 20 g、枳实 15 g、厚朴 10 g、广木香 10 g、元明粉 10 g、槟榔 15 g、娑罗子 15 g。也可以加局部灌肠剂：大黄粉 5 ~ 10 g、元明粉 5 ~ 10 g，温开水冲调匀，约 200 mL 保留灌肠，可以使部分患者的肠梗阻获得缓解，减轻患者痛苦。

3. 关于灌肠疗法

大肠癌位于消化道末端，口服药物经过胃、小肠各种酶的作用，加之小肠的吸收作用，其达大肠肿瘤部位的直接作用将远远小于原先想象的结果。目前的研究表明，某些中药有直接杀伤癌细胞的作用，因此，不少单位改变中药的给药途径，除口服汤剂以外，试用中药保留灌肠，使药物直达病所，现在用得比较多的鸦胆子乳 10～20 mL 保留灌肠，每日 1 次，治疗大肠癌收到一定的效果。内服与保留灌肠配合运用大肠癌的治疗是值得进一步验证和探讨的。

4. 关于放射性直肠炎的中药治疗

直肠癌放疗以后可产生放射性直肠炎，其主要表现为便血、严重的腹泻、大便带黏液、肛门下坠。中医采用清热祛湿、凉血解毒为主。处方如地榆炭、槐花、苍白术、石榴皮、羊蹄根、仙鹤草、儿茶、老鹳草、苦参、血余炭、升麻、葛根等。也可用血余蛋黄油（主要由鸡蛋黄、血余炭煎炒而成）保留灌肠，每日 1 次，每次 30 mL。冬天蛋黄油容易凝固，可加甘草油调和血余蛋黄油灌肠。

六、西医治疗

（一）手术治疗

手术是治疗大肠癌的主要方法，其中包括如下。

1. 根治性手术

将肉眼所见及扪及的肿瘤，包括原发灶及引流区淋巴结全部清除者为根治性切除。

2. 姑息性手术

指手术时虽能切除病灶，但肉眼或扪及的肿瘤有残留者或种种原因不能清扫肠周淋巴结者，属于姑息性手术。已有远处转移如肝转移或其他内脏转移，而原发灶尚能切除者可根据病员具体情况考虑是否同时切除，当然此亦属于姑息性手术。

3. 造瘘术

指病灶广泛、粘连、固定，已无法切除，可以作捷径手术，或造瘘术以解除症状。

（二）化学药物治疗

一般用于术前化疗提高手术切除率和术后化疗以巩固疗效及不能手术的晚期患者。

1. 常用的化疗药

5-氟尿嘧啶（5-FU）、甲酰四氢叶酸（folinicacid/leucovorin，LV）、羟喜树碱（hydroxycamptothecin，HCPT）、伊立替康、奥沙利铂（oxaliplatin，OXA）、卡培他滨。

2. 常用的联合化疗方案

（1）Mayo 方案：Mayo 方案是普遍公认的一线方案。四氢叶酸（CF），200 mg/m^2，静脉滴注。5-氟尿嘧啶（5-FU），425 mg/m^2，静脉滴注，第 1～5 天。21 天为一周期。

（2）FOLFOX4 方案：奥沙利铂（OXA），150 mg/m^2，静脉滴注，第 1 天。甲酰四氢叶酸（LV），200 mg/m^2，静脉滴注，第 1～5 天。5-氟尿嘧啶（5-FU），500 mg/m^2，第 1～5 天。21 天为一周期。

关于动脉插管化疗:晚期直肠癌无法行根治术或在姑息性肿瘤切除后短期内出现复发转移,经动脉插管化疗可为其治疗提供一条较好的途径。同时,采用动脉插管化疗药物毒性反应轻,减少了全身毒性反应,缩短了治疗时间,如在术前应用还可提高手术切除率。

(三)放射治疗

大肠癌的放疗有根治性放疗和姑息性放疗。单纯根治性放疗主要适用于少数早期及细胞类型特别敏感的患者。对因全身情况差等原因而不能耐受手术治疗者,可应用放射治疗作为姑息性治疗的手段。

1. 直肠癌术前放疗

一般认为,术前放疗可使生存率提高10%~15%,局部复发率降低10%~15%。术前放疗可防止手术时癌细胞的播散,减少局部和盆腔种植,使肿瘤瘤体减小,扩大手术的适应证,松解癌性粘连,提高手术切除率。

2. 术中放射治疗

可进一步杀灭术后残存的肿瘤细胞,减少局部复发率,提高生存率和减少正常组织的放射性损伤。

3. 术后放疗

术后放疗是辅助性放疗,是对手术治疗很重要的一种补充治疗手段。

(四)大肠癌的其他治疗

1. 内分泌治疗

不少学者认为大肠癌也有部分患者属于激素依赖性肿瘤。亦可表现为ER和PR阳性。对于受体阳性的患者可以服用他莫昔芬。

2. 免疫治疗

临床上常用有胸腺喷丁、白细胞介素-2、香菇多糖、IFN、TNF等。从理论上讲癌细胞数在10^6以上免疫治疗无效。目前无特异性的免疫治疗。近几年来生物免疫方面开展的有肿瘤疫苗和CKT,均在进一步研究之中。

七、中西医优化选择

本病一旦确诊,原则上应行根治性手术,对于不能行根治性手术的患者则行姑息性手术,对于一时不能手术的患者可考虑动脉插管化疗,肿瘤缩小有条件仍应该手术。并配合中医中药治疗,适当加用生物免疫治疗。

具体原则大肠癌目前国际上多采用:① Ⅰ期(Dukes' A)。根治性手术切除,手术后中药调理,中药以扶正为主,祛邪为辅,主要通过中药提高免疫功能,维护患者内脏功能,

调理气血运行。可不用化疗。②Ⅱ期(Dukes'B)、Ⅲ期(Dukes'C)。根治性手术,术后辅以化疗,化疗一般用6～12个周期。化疗中配合中药治疗,治则益气健脾,滋补肝肾,以减轻化疗的毒副作用,保护患者的造血功能、免疫功能、脏腑功能。化疗后仍需中药调理,扶正和祛邪相结合,以巩固疗效,预防肿瘤复发和转移。对于晚期既不能手术也没有条件化疗的患者,位于直肠的病灶可以考虑放射治疗。放射治疗也不能实行,可结合中药治疗,改善患者的基本状况,提高生活质量及延长生存期。治则以扶正为主,祛邪为辅。常用的方药有八珍汤、当归补血汤、六味地黄丸等方药随证选用。祛邪可加用清热解毒和化瘀药物,根据病情及患者体质可适当加用行气通腑的药物。

出现肠梗阻应首先考虑外科处理,不能耐受手术患者以中医中药治疗,采用软坚散结,通腑攻下法则。正气大伤不宜攻下者以益气补血为主,但仍可用行气通腑药物灌肠以缓解梗阻症状,减轻患者痛苦。

第七章　盆腔肿瘤

第一节　恶性淋巴瘤的中西医结合治疗

恶性淋巴瘤是发生于淋巴结和淋巴结外淋巴网状组织的恶性肿瘤。发病率占小儿恶性实体瘤的第一位，多发于5～12岁儿童。病因至今未明，病毒感染、免疫缺陷及遗传因素异常是发病的重要因素。接受肾移植并用免疫抑制可诱发，或可因淋巴结长期反复发作非特异性反应性增生而激发。临床以浅表淋巴结无痛性进行性肿大或伴发热、消瘦及肝脾肿大为特征。根据瘤组织细胞特点可分为霍奇金病和非霍奇金淋巴瘤两大类。

根据淋巴瘤的表现，相当于中医“痰核”“恶核”“石荣”“石疽”“瘰疬”的范畴。

一、病因病理

中医认为淋巴瘤的病机是寒湿之邪内侵，久郁化火，灼津为痰，痰火交织结为肿块。或肝郁气滞，脾虚生湿，日久化热，湿热焦灼成痰，停留经络血脉之中，故临床上见瘰疬成串。病情发展毒陷阴分侵入脏腑，在不同的脏腑久而出现不同的症状；侵及肠胃表现为食少便溏，腹部疼痛多表现为隐痛，严重可有便血。侵及肺脏可出现咳嗽或痰血。侵及肾脏有尿血，甚至水肿。侵及脑部表现神志异常，甚至昏迷。本病耗伤气血津液可出现发热、贫血、多汗、皮肤瘙痒。本病初期在表多见实证，日久侵及阴及内多为虚证。

二、诊断

（一）详细询问病史

包括首发症状、淋巴结肿大出现的时间与以后的增大速度、有无全身症状，如发热、盗汗、皮肤瘙痒、消瘦等，非霍奇金淋巴瘤，应询问有无消化道症状等。

（二）症状

以发热、消瘦（体重减轻10%以上）、盗汗等较为常见，其次有食欲减退、易疲劳、瘙痒等。全身症状和发病年龄、肿瘤范围、机体免疫力等有关。老年患者免疫功能差或多灶性起病者，全身症状显著。在病变相应处可呈现多样化的临床症状；如纵隔淋巴瘤出现上腔静脉压迫综合征，胸膜浸润，可出现胸腔积液，患者胸闷、憋气。发生在咽喉部位的

淋巴瘤可出现咽痛、吞咽困难。发生在鼻腔,可有鼻出血、鼻塞、头痛、耳鸣等症状。发生在胃肠道的淋巴瘤可出现腹痛、腹胀、胃脘部疼痛不适、恶心、呕吐、出血、便秘或梗阻症状。

(三)体征

1. 淋巴结肿大

由于病变部位及范围的不同,淋巴瘤的体征表现变化多端。原发病变可见于淋巴结也可见于淋巴结以外的器官,如扁桃体、鼻咽部、胃肠部、脾脏、骨骼及皮肤等处结外病变,尤多发于非霍奇金淋巴瘤。淋巴结肿大为本病特征,浅表淋巴结的无痛性、进行性肿大常是首发表现,尤以颈部淋巴结为多见,其次为腋下,首发于腹股沟或滑车上的较少。淋巴瘤有的表现为深部淋巴结肿大,如纵隔、腹膜后及腹腔淋巴结肿大。

2. 肝脾肿大

多见于霍奇金病,其他淋巴瘤晚期亦可见肝脾肿大。

(四)实验室检查

1. 外周血象

贫血见于晚期或合并溶血性贫血者。白细胞除骨髓受累之外一般正常,嗜酸性粒细胞增多,以 HD 常见。约有 1/3 HD 患者淋巴细胞绝对值减少。浆细胞和 Reed Sternberg 细胞偶可见于周围血。血小板下降提示有骨髓受累,或继发于脾功能亢进。有部分淋巴瘤合并白血病,有急性淋巴细胞白血病样血象,外周血白细胞计数和分类计数、血 LDH、血 β2 微球蛋白升高有一定的相关性。

2. 骨髓象检查

淋巴瘤患者进行骨髓细胞学检查对其临床分期和预后判断有重要意义。淋巴瘤骨髓象增生活跃,粒细胞与巨核细胞增生,嗜酸性粒细胞有轻度增生,浆细胞增生显著,3%患者可见特征性的巨网细胞(Reed Sternberg 细胞)。如果并发白血病,有急性淋巴细胞白血病样骨髓象。

(五)CT 及 PET-CT 检查

CT 能精确小肠淋巴瘤,肠壁浸润及与邻近结构的关系;肠壁增厚伴有肠腔的动脉瘤样扩张是淋巴瘤的主要特征性表现,可作为定性或高度提示淋巴瘤的指标;准确辨认淋巴瘤的 CT 表现,不仅有助于病变的定位、定性及鉴别诊断,而且在临床术前分期、疗效判断等方面有着重要的作用,CT 是一种有价值的检查方法。如肠系膜、腹膜后、胰周、肝门、腹主动脉等处的淋巴结。CT 还能发现脏器等病变,特别是肾实质病变,更易发现直接的结外侵犯。胸部 CT,有时对膈脚、纵隔病变以及气管旁、肺门和主动脉窗旁等淋巴结肿大的诊断也有裨益。PET-CT 能看出病灶的具体位置及病变性质。

（六）X 射线检查

通过 X 检查可以发现肺门、纵隔及肺内有无病变，骨骼有无受损及破坏。消化道造影及肾盂造影可了解消化道及泌尿系统的病变。现在临床上以 CT 检查为多。

（七）B 超检查

可检查浅表淋巴结如颈部、腋窝、腹股沟淋巴结，查有无融合、血流状况。了解腹腔淋巴结的大小、肝脾大小、有无浸润性病变。

（八）病理检查

病理检查是明确诊断的唯一方法，可以取浅表淋巴结活组织检查或淋巴结穿刺获得活组织进行病理检查。也可通过破腹探查取得活组织进行病理检查。

三、鉴别诊断

（一）恶性淋巴瘤与淋巴反应性增生的鉴别

淋巴结组织良性反应性增生（RH）与恶性淋巴瘤（ML）的组织学鉴别诊断一直是临床病理诊断中的难题，误诊率高达 10%～30%，尤其是在基层医院病理工作者更为严重。免疫组化有助于鉴别。

（二）与淋巴结核、淋巴结转移癌、传染性单核细胞增多症相鉴别

恶性淋巴瘤出现淋巴结肿大应与淋巴结核、淋巴结转移癌、传染性单核细胞增多症相鉴别。主要靠病理检查明确诊断。

（三）淋巴瘤与慢性淋巴结炎相鉴别

慢性淋巴结炎多有明显的感染灶，且常为局灶性淋巴结肿大，有疼痛及压痛，一般不超过 2～3 cm，抗感染治疗后可缩小。临床上易误诊为恶性淋巴瘤的是有些儿童反复扁桃体炎发作，因菌血症而致全身浅表淋巴结肿大，用手触诊时，扁桃体常较恶性淋巴瘤侵犯的扁桃体质地略软，有时可挤出脓栓。这些儿童的淋巴结常因发热而肿大，热退后又有缩小，可存在多年而不发展。但这些都不能看作绝对的，某些恶性淋巴瘤特别是霍奇金淋巴瘤，也可有周期性发热和淋巴结增大、缩小的历史，所以应当全面考虑。

（四）其他

小肠淋巴瘤发热应与肠伤寒相鉴别。淋巴瘤出现高烧应与败血症相鉴别。

胃肠道淋巴瘤应与胃肠癌相鉴别。

四、并发症

（一）胃肠穿孔

见于胃及小肠淋巴瘤患者，因化疗后肿瘤组织坏死引起穿孔。出现急腹症，造成休克甚至死亡。

(二)感染

由于肿瘤广泛转移或多次化疗粒细胞减少,免疫功能下降,患者易反复感染发高烧,引起败血症而危及生命。

(三)出血

肿瘤晚期侵及骨髓、脾脏,加上脾功能亢进,出现血小板减少可发生全身多处出血,如皮下出血、黏膜出血、鼻血、便血等,恶性淋巴瘤晚期常合并弥散性血管内凝血(DIC)。

(四)巨脾症

淋巴瘤晚期的患者,出现巨脾症、造成脾破裂大出血而危及生命。

(五)其他并发症

有皮肤非特异性损害,常见的有皮肤瘙痒症及痒疹。瘙痒症在霍奇金病较为多见(占85%)。儿童非霍奇金淋巴瘤常有中枢神经系统合并症。少数合并有胸腹水。

五、中医治疗

(一)中医证治枢要

痰毒内结是恶性淋巴瘤的基本病理特性,其病机转变是外窜筋经,内伤脏腑。所以中医治疗原则每以软坚散结、化痰解毒为基本大法。化痰有温阳化痰或疏化皮里膜外之痰,或清化热痰。淋巴瘤为全身广泛性疾病,且病情复杂多变,痰毒内结后极易化热伤阴,耗气伤血,病程日久必致脏腑功能损伤,累及肝肾或心包。所以本病的中医治疗,要善于动态了解病情变化。随机采用不同的治疗法则,包括化痰散结、清热解毒、养血润燥、滋补肝肾等,以策两全。

(二)辨证施治

1. 痰湿凝聚

主症:颈项部及腋下硬结,不痛不痒,皮色不变,难消难溃,神疲乏力,面色少华,小便清长,大便溏。舌质略淡,苔白腻,脉沉细。

治法:化痰散结,化湿解毒。

处方:阳和汤加减。

熟地黄15 g,肉桂5 g,白芥子15 g,党参、鹿角片、炮姜各5 g,贝母10 g,夏枯草10 g,海藻10 g,牡蛎30 g,鹿角胶10 g,天南星6 g。

方解:本证为淋巴瘤的早、中期患者,治疗以化痰散结为主,其痰多为寒湿所为,当此之时非麻黄不能开其腠理,非肉桂、炮姜,不能解其寒凝。腠理一开,寒凝一解,气血乃行,毒随之见消。化痰浊非白芥子、皂角刺、天南星等不能驱逐消散。更用夏枯草以增消肿散结之功。鹿角胶、熟地黄养精血以助温化之力。如肿物较大可加用土贝母、土茯苓、穿山甲以加重化痰解毒、散结消肿之作用。如气虚明显可加生黄芪、党参、白术、茯苓益气健脾之品。

2. 气郁痰结

主症:胸闷不舒,两胁作胀,脘腹结块,颈、腋下、腹股沟等处痰核累累,皮下硬结,形体消瘦。舌质淡红,苔薄白,脉沉弦或弦滑。

治法:疏肝解郁,化痰散结。

处方:舒肝溃坚汤加减。

夏枯草 10 g,浙贝 10 g,香附 10 g,石决明 15 g,当归 10 g,白芍 15 g,青皮 10 g,柴胡 10 g,川芎 10 g,姜黄 10 g,穿山甲 15 g,僵蚕 10 g。

方解:此证为肝郁气滞、夹痰阻滞之象,多见于Ⅲ期淋巴瘤,常伴有肝脾肿大。方中香附、柴胡、青皮等疏肝解郁,当归、芍药、川芎、红花、姜黄养血柔肝,活血通络。若欲加强化痰软坚之力,可加黄药子、山慈菇、生半夏、海藻、猫爪草等。

3. 痰瘀互结

主症:胸闷胸痛,或局部有固定性疼痛,心悸气短,面浮唇青,脘腹结痛,颈腋及腹股沟等处结块累累。舌有瘀斑,苔薄黄,脉弦滑。

治法:活血祛瘀,化痰散结。

处方:血府逐瘀汤加减。

夏枯草 30 g,浙贝 10 g,连翘 10 g,生地黄 9 g,当归 9 g,桃仁 12 g,红花 9 g,枳壳 6 g,牛膝 9 g,川芎 5 g,赤芍 6 g,甘草 3 g,桔梗 5 g。

方解:方中桃仁、红花、川芎、赤芍、当归活血祛瘀;当归又补血,使祛瘀不伤好血;柴胡、枳壳、桔梗、牛膝升降并用,调畅气机,使气行则血行,活血祛瘀,桔梗不仅开宣肺气,还可载药上行至胸中;夏枯草、浙贝化痰散结。胸痛较重加延胡索、生蒲黄、五灵脂;气短加生黄芪、太子参;心悸加柏子仁。

4. 血燥风热

主症:咽痛,口干舌燥,尿黄,大便干结,皮下红斑硬结,皮肤瘙痒。舌红,苔黄,脉沉细数或弦数。

治法:养血润燥,疏风解毒。

处方:清肝芦荟丸加减。

生地黄 15 g,当归 10 g,杭白芍 15 g,川芎 10 g,青皮 10 g,海蛤粉 15 g,昆布 10 g,牙皂 10 g,芦荟 10 g,天花粉 30 g,沙参 30 g,女贞子 15 g,牡丹皮 10 g,牛蒡子 10 g,刺蒺藜 15 g。

方解:此证多见于皮肤的 T 细胞淋巴瘤,但其他类型的淋巴瘤所表现的皮肤症状亦

可见到此证，主要表现为血虚内燥，风热瘀毒。方中生地黄、当归、白芍、川芎养血补血；沙参、天花粉、女贞子生津润燥；蛤粉、昆布、牙皂化痰散结；方中芦荟、牡丹皮凉血解毒，恰到好处；牛蒡、刺蒺藜清热祛风。如血热皮痒较重可适当加白鲜皮、地肤子、紫草、赤芍等凉血解毒，祛风止痒。

5. 肝肾阴虚

主症：潮热盗汗，五心烦热，腰酸腿软，纳呆乏力，形体消瘦，面色无华，全身多处淋巴结肿大，质硬。舌质淡红，苔薄白，脉细数无力。

治法：补养气血，健脾补身。

处方：和荣散坚丸加减。

人参 10 g，白术 10 g，茯苓 10 g，甘草 10 g，当归 10 g，白芍 15 g，熟地黄 15 g，红枣 10 g，黄芪 20 g，女贞子 15 g，菟丝子 15 g，山萸肉 15 g，补骨脂 15 g，生山药 15 g，海蛤粉 30 g，浙贝 10 g。

方解：本证为晚期淋巴瘤的常见证候，治疗不宜过于攻伐，以免伤正。方中当归、白芍养血；生黄芪、人参、白术、茯苓、山药益气健脾；女贞子、菟丝子、补骨脂、熟地黄、山萸肉滋补肝肾；海蛤粉、浙贝化痰散结。补法也应根据患者所表现的不同证候，本着辨证的原则灵活应用。气血亏虚加八珍汤；阴虚盗汗用六味地黄丸加煅龙骨、煅牡蛎、浮小麦、五倍子等；阴虚内热加青蒿、鳖甲、地骨皮；血虚加鹿角胶、紫河车、阿胶、何首乌、鸡血藤等。

（三）特色经验探要

1. 关于消肿散结

恶性淋巴瘤的硬核既是症状特征也是病理产物。从病因病机来看，总责于痰湿凝滞，因此消核多从痰湿入手，选用药物随病程而有不同的配伍。初用温阳开结，化痰降浊之药，如白芥子、天南星、半夏、商陆之类以温化寒痰。随症情的发展，肿瘤渐大，质地趋坚硬，治疗宜选用软坚散结之品，如夏枯草、猫爪草、昆布、海藻、穿山甲、土贝母、土茯苓。病程日久，痰毒化热，此时在化痰软坚的基础上加清热解毒之剂，如七叶一枝花、白花蛇舌草、半枝莲、石上柏、羊蹄根、芦荟、狗舌草等。若热毒伤阴、阴津亏乏可加用天花粉、天冬、石斛、生地黄等。此等系列用药，既辨证又辨病，用之确切，每可获效。

2. 关于化疗时的中药治疗

恶性淋巴瘤是对化疗敏感的肿瘤，首次化疗疗效较好。但是在化疗的同时也影响正常细胞和组织，首先是消化道的反应，因此在化疗的同时依靠中药保护胃肠功能，随着化疗的疗程增加，还会引起血细胞的减少、乏力、内脏功能损伤，所以中药治疗以扶正为主，在辨证的基础上保护胃肠功能、维持血象、保护免疫功能；健脾和胃、滋补肝肾为中医治疗的主要法则。

3. 关于放射治疗的中药治疗

恶性淋巴瘤对放疗也同样非常敏感，而且放射范围大，剂量也大。所以副作用也比较大。中医认为放疗是毒热之气，易伤人的阴液，耗损脾气。中医治疗宜益气养阴，健脾和胃。常用药物有生黄芪、沙参、玄参、麦冬、石斛、天花粉、女贞子、墨旱莲、陈皮、竹茹、姜半夏等。

关于放疗，如果出现放射性肺炎，表现咳嗽少痰、发烧、气短、胸闷等症状，中医宜用养阴清肺，润肺止咳，常用药物有沙参、麦冬、天冬、石斛、杏仁、桔梗、百部、百合、枇杷叶、银花、连翘、黄芩、贝母、锦灯笼等。

六、西医治疗

（一）手术治疗

局限在体表结外病变，可以考虑手术。原发性胃肠道恶性淋巴瘤应强调手术治疗，可明确病变部位、切除病变组织和制订治疗计划，淋巴瘤的切除率较癌肿要高；胃淋巴瘤可行胃部次全切术，全胃切除应慎用。肠道淋巴瘤则可切除局部病灶肠管及相应系膜。对于切除不尽的瘤体，可于术中加银夹固定，以便术后放疗。原发于肾脏、膀胱、睾丸、卵巢和子宫等器官的恶性淋巴瘤均宜早期手术切除，脾脏恶性淋巴瘤应手术治疗。手术后再考虑化疗或放射治疗。

（二）放射治疗

Ⅰ、Ⅱ期 HD 单纯放疗时可行斗蓬野，预后好的临床Ⅰ、Ⅱ期 HD 则应考虑次全淋巴结照射。如行综合治疗应在 2～4 周期联合化疗后仅行受累野或斗蓬野照射，预后好。Ⅲ、Ⅳ期大多采用化疗。若治疗前病灶大于 7～10 cm 或化疗后病灶不能全消的患者，可以加用局部放疗，预后不良。用 ABVD 化疗后对局部或残留病灶放疗。

儿童的 HD Ⅱ、Ⅲ、Ⅳ期化疗后有残留病灶应加放疗。

（三）化学药物治疗

化学治疗对淋巴瘤患者是非常重要且有效的治疗方法。常用的化疗药物有环磷酰胺、氮芥和苯丁酸氮芥、甲氨蝶呤、阿糖胞苷、依托泊苷（VP-16）、长春新碱和长春碱、多柔比星、表柔比星、博来霉素、顺铂、丙卡巴肼、盐酸米托蒽醌、泼尼松、甲泼尼龙、地塞米松等，常用联合化疗方案如下。

1. 霍奇金病的化疗方案

目前常用方案有 CHOP、ABVD 等。

（1）CHOP 方案：环磷酰胺（CTX），750 mg/m^2，静脉注射，第 1 天。多柔比星（ADM），50 mg/m^2，静脉注射，第 1 天。长春新碱（VCR），1.4 mg/m^2，静脉注射，第 1 天。泼尼松（Pred），60 mg/m^2，口服，第 1～5 天。每 21 天为一周期，连用 6 个周期。

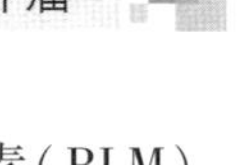

(2)ABVD方案:多柔比星(ADM),25 mg/m^2,静脉注射,第1天。博来霉素(BLM),10 mg/m^2,静脉滴注,第1、15天。长春新碱(VLB),6 mg/m^2,静脉注射,第1天。达卡巴嗪(DTIC),150 mg/m^2,静脉滴注,第1~5天。每4周为一周期,连用6个周期,CR率高于MOPP方案。

2. 非霍奇金淋巴瘤的化疗方案

(1)低-中度恶性CHOP方案:环磷酰胺(CTX),750 mg/m^2,静脉注射,第1天。多柔比星(ADM),50 mg/m^2,静脉注射,第1天。长春新碱(VCR),2 mg,静脉注射,第1天。泼尼松(Pred),100 mg,口服,第1~5天。间歇21天再进行下1个疗程。

(2)高度恶性。

1)B-CHOP:博莱霉素(BLM),10 mg,静脉注射,第1天。环磷酰胺(CTX),750 mg,静脉注射,第1天。多柔比星(ADM),50 mg/m^2,静脉注射,第1天。长春新碱(VCR),2 mg,静脉注射,第1天。泼尼松(Pred),100 mg,口服,第1~5天。间歇21天进行下一周期。

2)Pro MACE/MOPP方案:泼尼松(Pred),60 mg/m^2,口服,第1~5天。甲氨蝶呤(MTX),1~1.5 g,静脉滴注,第14天。四氢叶酸(CF),12 mg/m^2,于MTX后24小时开始,每6小时1次,共5次。多柔比星(ADM),25 mg/m^2,静脉注射,第1、8天。环磷酰胺(CTX),650 mg/m^2,静脉注射,第1、8天。依托泊苷(VP-16),100 mg,静脉注射,第1、8天。间歇14天后再给下1个周期,直至肿瘤显著缩小后可换用MOPP方案,疗程数与Pro MACE方案相同,其中加入中等剂量MTX,目的是防治中枢神经淋巴瘤。

七、中西医优化选择

淋巴瘤是放化疗敏感的肿瘤,本病一旦明确诊断,首先应该考虑放化疗,在放化疗期间以及以后均应该用中药治疗,目的是增加放化疗的疗效,减轻放化疗的毒副作用,预防复发和转移。具体原则如下。

1. 霍奇金病

(1)初治病例ⅠA、ⅡA期以放射治疗为主,如有大的纵隔肿块,应采用化疗与放疗综合;病理为淋巴细胞消减型,应用全淋巴结放射。ⅡB期一般采用全淋巴结放射,也可单用联合化疗。Ⅲ1A期单纯放射治疗。Ⅲ2A期放射与化疗综合治疗。ⅢB期单用化疗或化疗加放疗。Ⅳ期单用化疗,效果好的,残留病灶可考虑局部放疗。在各种治疗同时合并中医中药治疗,主要以扶正为主,以减轻化疗放疗的毒副作用,提高疗效。

(2)复发病例所有各期,更换化疗方案,加中药扶正治疗,在化疗结束以后中药扶正与祛邪相结合治疗。

2. 非霍奇金淋巴瘤

低度恶性:Ⅰ、Ⅱ期大多采用放疗,放疗后应用化疗不能解决数年后仍复发的问题。

Ⅲ、Ⅳ期大多采用化疗。

中度恶性：Ⅰ期患者可单用放疗。Ⅱ期以上采用以多柔比星为主的化疗方案。

高度恶性：淋巴母细胞型淋巴瘤，采用同样治疗方案。所有证型配合中药治疗，主要是维护患者的后天之本，治则以益气健脾、滋补肝肾为主。在结束化疗以后仍用中药扶正与祛邪相结合。

3. 中药配合手术治疗恶性淋巴瘤

恶性淋巴瘤的手术适应证很局限，适用于原发于胃肠道的淋巴瘤、脾淋巴瘤、肾淋巴瘤或膀胱淋巴瘤、卵巢淋巴瘤，宜早期手术切除，术后应该考虑化疗。同时用中药扶正治疗，尽快恢复患者的胃肠功能，保护骨髓造血功能，保护免疫功能。

第二节　卵巢肿瘤的中西医结合治疗

卵巢肿瘤是妇科常见肿瘤之一。主要由上皮癌、恶性生殖细胞肿瘤和索间质肿瘤组成。其中上皮癌占绝大多数。近 20 年我国的卵巢肿瘤发病率逐年上升，发病率在 6/10 万 ~7/10 万。由于现在缺乏有效的筛查方法和措施，大部分患者来医院就诊时已属晚期。因此卵巢肿瘤是妇科肿瘤中造成死亡的原因中最常见的一种肿瘤。卵巢肿瘤可发生于任何年龄，年龄越大，发病越多。一般多见于更年期和绝经期妇女。20 岁以下发病较少。由于卵巢肿瘤藏身在盆腔里，平时不易被人发现，卵巢肿瘤相当于中医的“癥瘕”“积聚”“肠覃”范畴。

一、病因病理

卵巢肿瘤的发生，是因为正气不足，邪气内聚，病理上属于本虚标实。一般在发病初期以攻邪为主兼扶正气；后期则以扶正为主兼祛邪气。邪气主要有气滞血瘀、湿毒壅盛 2 种类型；正虚则主要表现为气阴两虚。还有脏腑失调，气血不和，因新产、经行不慎，伤于风冷，或情志内伤所致。

现代医学认为与环境和内分泌影响有关，部分患者可能和遗传因素有关。还有据流行病学资料统计，卵巢肿瘤好发于卵巢功能不全的妇女，如月经初潮推迟、绝经期提前、痛经、独身、不育、人工流产频繁和有家族史的人群。

二、诊断

（一）临床表现

1. 卵巢肿瘤的早期症状

（1）外阴及下肢水肿：随着卵巢肿瘤肿的增大，盆腔静脉受压，导致血流不畅，妨碍淋

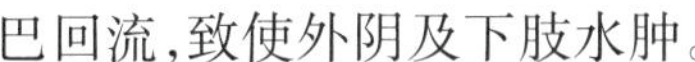

巴回流,致使外阴及下肢水肿。

(2)性激素紊乱:卵巢肿瘤病理类型复杂多变,有些肿瘤分泌雌激素过多时,可引起性早熟、月经失调或绝经后阴道流血,如果是睾丸母细胞癌,则会产生过多雄激素而出现男性化体征。

(3)腰腹部疼痛:与卵巢邻近的组织如受到癌肿浸润或发生粘连,易引起腰腹部隐痛、钝痛。

(4)胃肠道症状:更年期女性如果经常感觉腹胀、食欲减退,经消化科检查没有发现胃肠道疾病,此时需去妇科就诊。因为会使周围的韧带受到压迫、牵拉,加上腹水刺激,往往会出现胃肠道症状。

2. 晚期卵巢肿瘤的症状

卵巢恶性肿瘤生长迅速,易扩散。但在早期患者常无症状或有较轻的症状,往往在妇科检查时偶然发现,或待肿瘤生长到一定大小,超出盆腔以外,腹部可扪及时,或出现并发症时才被发现,待到就医时往往已属晚期。

卵巢肿瘤的症状可因肿瘤的大小、发生时间、有无并发症而有所不同。常见的症状有:①初期偶有下腹部不适或一侧下腹有坠胀疼痛感。②腹部膨胀感。由于肿瘤生长迅速,短期内可有腹胀、腹部肿块及腹水。肿瘤小的只有在盆腔检查时才能发现,肿块逐渐长大超出盆腔时,腹部可以触到肿块。③压迫症状。当肿瘤向周围组织浸润或压迫神经时,可引起腹痛、腰痛或坐骨神经痛,若压迫盆腔静脉,可出现下肢水肿;巨大的肿瘤可压迫膀胱,出现尿频、排尿难、尿潴留;压迫直肠则大便困难;压迫胃肠道便有消化道症状;压迫膈肌可发生呼吸困难,不能平卧。

(二)免疫学检查

免疫学检查是诊断卵巢肿瘤的新途径,是目前用来检测肿瘤标志物较理想的方法。但就目前而言,卵巢恶性肿瘤标志物的敏感性和特异性均不能满足早期诊断的需要,多用来检测治疗中和(或)治疗后的病情变化,为评定疗效和及时发现肿瘤复发提供依据,从而不失时机地采取有效治疗措施,现在检查的指标有癌抗原 12-5(CA12-5)、癌胚抗原(CEA)可鉴别肿瘤的组织类型;甲胎蛋白(AFP)对卵巢内胚窦瘤(卵巢囊瘤)有特异性价值,或对未成熟畸胎瘤、混合性无性细胞瘤中混有卵黄囊成分者,均有意义。

(三)B 超

可明确肿瘤的大小、形态、囊实性、部位及与周围脏器的关系。鉴别巨大卵巢囊肿及腹水。

(四)X 射线检查

卵巢成熟畸胎瘤的腹部平片可见牙齿或骨骼影像。肠道造影可了解肿瘤的位置、大小及与肠道的关系。

(五)CT 及磁共振检查

可以了解肿瘤大小及与周围的关系。必要时可以进行这方面的检查,有利于手术治疗。

三、鉴别诊断

(一)盆腔炎性包块

炎症可形成实质性、不整齐的固定包块,或宫旁结缔组织炎呈炎性浸润达盆壁,与卵巢肿瘤症状相似。盆腔炎性包块患者往往有人工流产史、上环、取环、产后感染等病史。盆腔炎主要表现为发热、下腹痛、病程长等,双合诊检查触痛明显,应用抗感染治疗包块缩小。在必要时要进行包块细胞学检查。

(二)盆腔子宫内膜异位症

此病所形成的粘连性卵巢包块及直肠子宫陷凹结节与卵巢肿瘤的症状十分相似,但此病常为生育期年龄患者,有进行性痛经、随月经周期加重及不孕等特征可资鉴别。必要时行腹腔或剖腹探查确诊。

(三)附件结核或腹膜结核

常有结核病史,其临床表现也不一样,附件结核有消瘦、低热、盗汗、面色潮红、月经错后、闭经等症状。腹膜结核腹水时出现粘连性肿块,特点是位置高,B 超、X 射线胃肠造影等可帮助确诊,利于鉴别。

(四)慢性尿潴留

多有排尿困难或尿频尿不尽等症状,包块在下腹正中的位置,边界不清楚,导尿后包块很快消失,用 B 超检查很容易发现两者区别。

(五)肝硬化腹水

根据肝硬化症状、肝功能检查结果、盆腔检查有无包块、腹水的性状等不难鉴别,必要时行 B 超、CT 等辅助检查。

(六)卵巢良性肿瘤

良性肿瘤病程相对来说比较长,肿块逐渐增大,常发生于单侧,活动度较好,质地软,表面平整光滑,包膜完整无缺损,这种肿瘤比较常见,患者一般状况较好。

四、并发症

(一)蒂扭转

较常见,为妇科急腹症之一。多见于瘤蒂长、中等大小、活动度大、重心偏向一侧的囊性肿瘤,多发生在体位急骤变动时、妊娠早期或产后。蒂扭转后,由于肿瘤静脉回流受

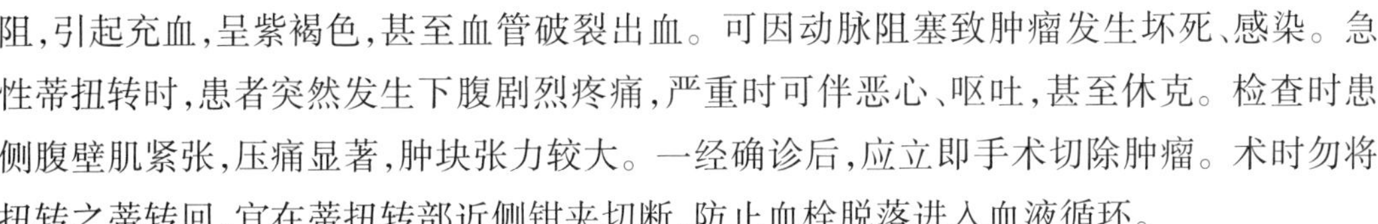

阻,引起充血,呈紫褐色,甚至血管破裂出血。可因动脉阻塞致肿瘤发生坏死、感染。急性蒂扭转时,患者突然发生下腹剧烈疼痛,严重时可伴恶心、呕吐,甚至休克。检查时患侧腹壁肌紧张,压痛显著,肿块张力较大。一经确诊后,应立即手术切除肿瘤。术时勿将扭转之蒂转回,宜在蒂扭转部近侧钳夹切断,防止血栓脱落进入血液循环。

(二)肿瘤破裂

可因囊壁缺血性坏死或肿瘤侵蚀穿破囊壁引起自发性破裂;或因受挤压、分娩、妇科检查及穿刺致外伤性破裂。破裂后囊液流入腹腔,刺激腹膜,可引起剧烈腹痛、恶心、呕吐,甚至休克。检查时有腹壁紧张、压痛、反跳痛等腹腔刺激体征,原肿块缩小或消失。确诊后,应立即剖腹探查,切除囊肿,清洗腹膜。

(三)感染

较少见,多继发于肿瘤蒂扭转或破裂等。主要症状有发热、腹痛、白细胞升高及不同程度腹膜炎。应积极控制感染,择期手术探查。

(四)恶性变

卵巢良性肿瘤恶变多发生于年龄较大者尤其绝经后,肿瘤在短期内迅速增大,患者感腹胀,食欲减退,检查肿瘤体积明显增大,固定,多有腹水。疑有恶性变者,应及时处理。

五、中医治疗

(一)中医证治枢要

中医中药治疗卵巢肿瘤,可以抑制癌细胞,还可以巩固根本,提高患者的自身抵抗力,副作用很小,适合长期使用,效果独特有效。无论是在手术前后,还是化疗的辅助治疗,中医中药疗效都得到了明确的验证,起到协同增效的作用。

中医认为卵巢肿瘤属于中医的“癥瘕”“积聚”范畴。卵巢肿瘤的发病,是由于正气不足,邪气内盛而引起。一般在发病初期以攻邪为主,兼扶正气;正气虚则主要表现为气阴两虚。后期则以扶正为主,兼除邪气。邪气主要有气滞血瘀、湿毒壅盛 2 种类型。所以以行气化瘀和化湿解毒为主要治则。西医手术治疗后,配合中药可尽早恢复患者的胃肠功能。再配合中药并可减少化疗、放疗的副作用,保护胃肠功能,保护血象,保护免疫功能,增加化疗和放疗的疗效,使患者化疗放疗期间生活质量提高。

(二)辨证施治

1. 气血瘀滞

主症:腹部肿块,质坚硬,推之不移,按之不散,小腹疼痛,坠胀不适,面色晦暗,形体消瘦,肌肤甲错,神疲乏力,纳呆,二便不畅。舌质暗紫,有瘀斑,脉细涩或弦细。多为中晚期患者。

治法:活血化瘀,理气止痛,兼扶正固本。

处方:化瘀丸加减。

三棱 10 g,莪术 10 g,丹参 10 g,赤芍 10 g,川楝子 10 g,龙葵 15 g,红豆杉 6 g,延胡素 15 g,香附 10 g,党参 10 g,黄芪 20 g,鸡内金 15 g。

方解:本证腹部肿块系血瘀所致,方中三棱、莪术活血化瘀;川楝子、香附、延胡素理气止痛;红豆杉、龙葵近来研究有抑制肿瘤的作用;党参、黄芪扶正固本。本方辨证与辨病相结合,祛邪与固本相结合。并有活血化瘀、行气止痛的作用。

2. 痰湿凝聚

主症:腹部肿块,腹大(腹水)如杯子状,腹胀胃满,身倦无力,纳呆。舌质暗淡,苔白腻,脉滑。多为中晚期伴有腹水。

治法:健脾利水,化瘀软坚。

处方:真武汤加减。

白术 10 g,茯苓皮 30 g,半夏 9 g,附子 10 g(先煎),大腹皮 15 g,陈皮 10 g,猪苓 15 g,三棱 10 g,莪术 10 g,枳壳 10 g,黄芪 30 g,党参 10 g,白芍 15 g。

方解:本证肾阳虚衰,水湿内停。因肾阳虚衰多在脾虚基础上发展而致。故方中以黄芪、党参、白术健脾利湿;大腹皮、茯苓皮、附子、猪苓行气温阳,利水消胀;三棱、莪术化瘀散结消肿块;陈皮、半夏和胃。

3. 气阴两虚

主症:腹中积块日久,消瘦困倦,面苍神淡,气短懒言,全身无力,腹大如鼓,食欲减退,口干不多饮。舌质红或淡,少苔,脉弦细或沉细无力。

治法:补气养血,软坚消癥。

处方:归脾汤加减。

白术 30 g,人参 15 g,黄芪 30 g,当归 15 g,炙甘草 8 g,茯神 30 g,木香 10 g,白花蛇舌草 30 g,生鳖甲 15 g,龙葵 15 g,陈皮 10 g,姜半夏 9 g,焦三仙 30 g。

方解:本证为肿瘤晚期,患者正气大伤,表现气阴两伤。方中人参、黄芪补脾益气,使气旺生血统血;当归、龙眼肉补血养心;白术健脾燥湿,与人参、黄芪相配加强补脾益气之功;茯神宁心安神;木香理气醒脾,使补气、补血不壅滞不碍胃;陈皮、半夏调和脾胃;生鳖甲配合白花蛇舌草、龙葵软坚消癥。

(三)特色经验探要

1. 补气养血,活血化瘀,化痰祛湿是基本治疗方法

卵巢肿瘤的发生,是因为正气不足,邪气内聚,病理上属于本虚标实。一般在发病初期以攻邪为主兼扶正气;后期则以扶正为主兼祛邪气。所谓的正气不足指气虚血虚,邪

气内聚指血瘀痰湿。因此中医治疗补气养血、活血化瘀、化痰祛湿是基本治疗方法。补气养血药物常用黄芪、人参、党参、当归、白芍、生地黄、川芎、紫河车等。活血化瘀药物常用三棱、莪术、桃仁、红花等。化痰祛湿的药物用制南星、半夏、生薏仁、苍术、白术等。

2. 关于卵巢肿瘤化疗时的中药治疗

化疗副作用明显，在杀伤癌细胞的同时对正常的组织细胞也同样损伤，特别是消化道黏膜细胞和骨髓造血细胞损伤较重，因此化疗是要尽量保护胃肠功能和骨髓造血功能，中医一般用益气健脾、滋补肝肾法则；常用药物生黄芪、太子参、白术、茯苓、鸡血藤、枸杞子、菟丝子、紫河车等。

3. 关于卵巢肿瘤腹水的中医治疗

中医按臌胀进行辨证治疗，但是卵巢肿瘤由于正气已虚，所以在辨证的基础上加用益气药物方才有效，一般重用黄芪，可加到 120 g。同时加用鼓动肾阳的药物如桂枝、附子等以温阳利水。

4. 关于卵巢肿瘤康复期的中医治疗

卵巢肿瘤康复期指已经完成手术、化疗，检查一般情况正常，一般情况好，但是需要调理的患者，通常中药治疗以健脾补肾为主，目的是提高患者的免疫功能，保护患者的胃肠功能，使机体气血流畅，保持机体内环境的稳定，预防肿瘤的复发和转移。

六、西医治疗

（一）手术治疗

手术治疗是卵巢肿瘤最重要的治疗手段，所以在临床上能手术尽量手术，在手术时首先应详细探查，包括腹腔灌洗，盆腹腔脏器及盆腔、腹膜后淋巴结的触诊和横膈、腹膜、大网膜的多点活组织检查，以进行准确的肿瘤分期。手术方式分为彻底手术和保留生育功能的保守性手术。彻底手术的范围包括双侧附件、子宫、大网膜、阑尾切除和盆腔及腹膜后淋巴结清扫术，手术中尽量将肿瘤切除干净仍是治疗成功的关键。

（二）化学药物治疗

常用化疗药物有多柔比星（ADM）、顺铂（DDP）、卡铂（CBP）、紫杉醇（TAX）、环磷酰胺（CTX）、异环磷酰胺（IFO）。临床上常采用联合化疗，具体方案如下。

1. TP 方案

紫杉醇（TAX），135 mg/m^2，静脉滴注 1 小时，第 1、8、15 天。顺铂（DDP），70 mg/m^2，静脉滴注，第 2 天，注意水化利尿。3 ~ 4 周为一周期。卵巢肿瘤术后化疗需要 6 ~ 8 个周期。

2. CP 方案

紫杉醇（TAX），135 mg/m^2，静脉滴注 1 小时，第 1、8、15 天。卡铂（CBP），250 ~

300 mg/m^2,静脉滴注2小时,第2天。3周为一周期。2~3个周期为1个疗程。

3. CBP/CTX 方案

卡铂(CBP),250~350 mg/m^2,静脉滴注,第1天。环磷酰胺(CTX),600 mg/m^2,静脉注射,第1天。4周为一周期。2~3个周期为1个疗程。

4. CAP 方案

顺铂(DDP),50 mg/m^2,静脉注射,第1天,水化利尿。环磷酰胺(CTX),500 mg/m^2,静脉注射,第1天。多柔比星(ADM),30~40 mg/m^2,静脉注射,第1天(或表柔比星50~60 mg/m^2,第1天)。3~4周为一周期。2~3个周期为1个疗程。

5. IEP 方案

依托泊苷(VP-16),100 mg,静脉滴注,1~5天。顺铂(DDP),30 mg,静脉注射,第1~3天。异环磷酰胺(IFO),2 g,静脉滴注,第1~3天。美司钠,400 mg,用IFO后1、4、8小时静脉滴注,第1~3天。4周为一周期。

6. MVP 方案

丝裂霉素(MMC),6~8 mg,静脉注射,第1天。长春地辛(VDS),3 mg/m^2,静脉注射,第1、8天。顺铂(DDP),40~80 mg/m^2,静脉注射,第1天。注意水化利尿。3~4周为一周期。2~3个周期为1个疗程。

关于卵巢肿瘤的腹腔化疗:由于卵巢肿瘤腹腔用药比静脉有优势,因此卵巢肿瘤的腹腔化疗开展较多,一般腹腔用药比静脉化疗药物量增加,如DDP一次可以给到100 mg/m^2,最适合腹腔有残留小病灶的患者。

(三)放射治疗

卵巢肿瘤放疗就是应用高能量射线照射,直接杀伤或阻止癌细胞生长、分裂,达到治疗癌症的目的。由于肿瘤组织类型不尽相同,对放疗的敏感度也不同,所以放疗仅可作为治疗卵巢肿瘤的一种辅助疗法,并不作为卵巢肿瘤首选治疗方法。目前临床上卵巢肿瘤放疗主要用于术前、术后的辅助治疗或晚期卵巢肿瘤患者的姑息治疗。对于卵巢肿瘤,腹腔单个较大的肿瘤可以考虑伽马刀治疗。

七、中西医优化选择

卵巢肿瘤易于转移及广泛播散,临床上来就诊的患者大多数属于晚期,预后不良,因此卵巢肿瘤采用中西医综合治疗非常必要。

具体原则如下:卵巢肿瘤一旦诊断明确,可先行手术。对于肿瘤较大、手术有困难的患者,可化疗3~4个周期;在化疗的同时,中医采用益气健脾、滋补肝肾法尽量保护患者的胃肠功能、造血功能、机体的免疫功能,来增加化疗的疗效,减轻化疗的副作用。化疗

以后手术清除病灶。中医认为手术耗气动血，损伤人体气血，中医以补气养血为主，尽快恢复患者的胃肠功能，调理后天之本。放射治疗易伤人体阴液，所以在放射治疗时，中医以益气养阴为主。对于晚期卵巢肿瘤患者，既不能手术，也不能化疗及放疗，可考虑中医中药治疗为主，采用扶正与祛邪相结合的治疗原则，用益气健脾、补气养血、软坚散结、化痰祛湿等治疗法则。目的使减轻患者的痛苦，提高生活质量，延长生存期。服用中药以后，患者基本情况有所好转，符合化疗的条件，可考虑适当化疗。

第三节　子宫颈癌的中西医结合治疗

子宫颈癌多是宫颈管内的上皮细胞所发生的癌变，最常见的病理类型是鳞状细胞浸润癌，其次是来自宫颈内膜的腺癌以及少见的腺鳞癌、透明细胞癌等。本病属于中医“崩漏”“五色带下”“癥瘕”等范畴。在中医学无子宫颈癌的病名，但有类似子宫颈癌的记载。

子宫颈癌是仅次于乳腺癌的第 2 位常见的妇科恶性肿瘤，其发病率在女性生殖系统恶性肿瘤中居第 1 位。好发于社会经济地位低下的妇女，可能和性卫生、人乳头瘤病毒感染、早婚、吸烟等有关。据统计，子宫颈癌全世界每年新发病例约 46.6 万，80% 来自发展中国家，其中约 13 万在中国。近百年的子宫颈癌的诊治研究，以及近 50 年来国内外普遍开展的子宫颈癌普查普治，使子宫颈癌的发病率和病死率均有明显下降，早期子宫颈癌已达满意疗效。但近年来地区增长及子宫颈癌年轻化的趋势十分明显。为提高晚期癌疗效，近 10 年来国内外学者致力于子宫颈癌的综合治疗并取得了一定的疗效。

一、西医病因病理

（一）病因

子宫颈癌的确切病因尚不明确，经过多年大量研究，认为与下列因素有关。

1. 性行为和婚产情况

婚产情况及性行为与子宫颈癌密切相关。如早婚、性生活紊乱、性生活过早、密产、多产等因素导致子宫颈癌的发病率增加。

2. 病毒因素

子宫颈癌具有性传播疾病的特点，提示性传播疾病与子宫颈癌可能存在病因联系。近年来的实验研究和流行病学调查证实，通过性传播的病毒致癌的可能性最大。

3. 其他因素

常包括种族、社会经济地位、孕产史以及食物、吸烟和宿主的遗传。

（二）病理

子宫颈分为颈管及宫颈阴道部。颈管被覆单柱状黏液上皮，宫颈阴道部被覆非角化鳞状上皮，宫颈鳞状上皮和柱状上皮的交接部位在宫颈外口，子宫颈癌的组织发生总是位于宫颈鳞状和柱状腺体上皮的转化区，即活跃的鳞状和柱状上皮交界处。

1. 原位癌

鳞状上皮全层均为不典型增生细胞；上皮分层结构消失，细胞极性消失；基底膜完整，不典型增生细胞可沿腺体基底膜及柱状上皮之间生长，但无间质浸润。

2. 早期浸润癌

是指临床前子宫颈癌，为临床分期中的Ⅰa期子宫颈癌，肉眼未见癌灶，仅在显微镜下可见浸润癌。

3. 宫颈浸润性癌

主要组织类型为鳞癌（占70%）、腺癌（占20%）、腺鳞癌（占8%~10%），其他罕见的子宫颈癌有小细胞未分化癌、腺样基底细胞癌、腺样囊性癌、腺肉瘤等。根据分化程度宫颈鳞癌、腺癌可分为高分化（Ⅰ级）、中分化（Ⅱ级）、低分化（Ⅲ级）3级。

4. 病理形态

子宫颈癌的大体病理形态有3种。

（1）外生型：一般来自宫颈外口，向外生长形成息肉、乳头状或菜花状肿物。肿瘤体积较大，但浸润宫颈组织线。可侵犯阴道，较少侵犯宫颈旁组织，故预后相对较好。

（2）内生型：来自颈管或从外口长出后向颈管内生长，浸润宫颈深部组织，宫颈增大成桶状或浸透宫颈达宫颈旁组织，此类型预后差。

（3）溃疡型：上述2型合并感染坏死后可形成溃疡，特别是内生型，溃疡可很深，甚至宫颈及阴道穹隆肿瘤可溃烂、消失、形成大空洞。

二、中医病因病机

对子宫颈癌的病机，古代医学家认为“崩中”与冲任损伤有关，如巢氏《诸病源候论》说：“崩中之病，是伤损冲任之脉……冲任气虚，不能统制经血，故忽然崩下……伤损之人，五脏皆虚者，故五色随崩俱下。”后金元李东垣指出：“妇人崩中者，由脏腑损伤，冲任二脉气血俱虚故也，二脉为经脉之海，血气之行，外循经络，内荣脏腑，若气血调适，经下依时，若劳动过极，脏腑俱伤，冲任之气虚不能制约其经血，故忽然而下，谓之崩中暴下。”肝、肾与冲任密切关联，故崩漏与肝、肾受损有关；脾虚湿盛，湿郁化热，久遏成毒，湿毒下注，遂成带下。此病以七情所伤，肝郁气滞，冲任损伤，肝、脾、肾诸脏虚损为内因，外受湿热，或积冷结气、血寒伤络、瘀阻胞络所致。故此病以正虚冲任失调为本，湿热瘀毒凝聚而成。古籍中还有“夫妇不睦，愤怒忧郁，遂病漏下，黄白如膏”“下血未止而合阴阳，因漏

不止，状如腐肉”的记载，说明七情所伤和性卫生亦与子宫颈癌有关。

因此，中医认为该病的发生是多种原因综合的结果。或七情所伤，肝气郁滞，而生癥瘕。或早婚多产，不节房事，肾阴亏虚，精血不足，以致冲任失养。或下血未止而合阴阳；或湿郁化火，久遏成毒，湿毒下注，遂成带下；或先天肾气不足，或早产、多产更损肾气。总之，可谓本病以正虚冲任失调为本，湿毒凝聚而成。

三、临床表现

浸润前期的子宫颈癌，可无症状，或仅有分泌物增多、粉色白带等宫颈糜烂的表现，部分患者可有接触性出血（性交、阴道检查等）或排便后出血。

浸润癌主要表现为阴道不规则出血或米汤状的恶臭分泌物，晚期可有腰骶部疼痛、尿闭及肾功能不全等继发性症状。

四、辅助检查

1. 体格检查

（1）癌前病变、原位癌及极早期浸润癌，宫颈光滑或为不同程度的糜烂，易有接触性出血。

（2）浸润癌分型：①外生型，呈菜花样、结节样，质脆、易出血。②内生型，肿块肥大，质硬，如桶状。③晚期癌组织坏死脱落成溃疡空洞型。三合诊检查根据浸润程度可扪及主、骶韧带增粗，无弹性，甚至为“冰冻骨盆”。

2. 辅助检查

（1）宫颈刮片试验提示癌细胞存在。

（2）碘试验：不着色者为阳性，在该部位取活组织检查。无阴道镜时可借助该试验发现异常部位。

（3）阴道镜检查：临床可疑或细胞学检查异常而又无明显的子宫颈癌体征时均应进行阴道镜检查，以协助定位，提高活组织检查检出率。

（4）子宫颈活组织检查：是最可靠和不可缺少的方法，有钳取法、子宫颈管刮取法及子宫颈锥形切除法等，前 2 种常用。

（5）其他辅助检查：如胸片、静脉肾盂造影、膀胱镜、直肠镜、同位素肾图等视病情选择。

五、诊断要点

1. 病史

应详细询问病史，尤其是有无子宫颈细胞学结果异常或宫颈上皮内瘤变（又称宫颈

鳞状上皮内病变,CIN)治疗史。高危因素包括多个性伴侣、性传播疾病史、长期应用免疫抑制药物患有免疫抑制性疾病史、长期吸烟史、长期口服避孕药史和多年未行子宫颈癌筛查史等。

2. 临床表现

CIN 或早期子宫颈癌可无任何症状。患者多有阴道出血或阴道分泌物增多。阴道出血可表现为性交后或妇科检查后接触性出血,非经期不规则阴道流血或绝经后阴道流血。阴道分泌物稀薄似水样或米泔水样,有腥味,可因癌组织坏死感染而呈恶臭味。晚期患者可出现盆腔疼痛、尿频、尿急、血尿、肛门坠胀、便血、下肢水肿和疼痛。终末期患者可出现发热、贫血、消瘦等恶病质表现。

3. 妇科检查

(1)外阴检查:应观察有无新生物。

(2)阴道和子宫颈检查:应用窥阴器观察子宫颈及新生物大小、部位、形态,阴道穹隆和阴道壁是否受侵犯及浸润范围。CIN 和早期子宫颈癌可无明显病灶,子宫颈呈光滑或糜烂状。外生型可见宫颈息肉状或菜花状新生物,质脆易出血。内生型可见宫颈增粗、质硬、呈桶状。

(3)双合诊及三合诊检查:应先行双合诊检查阴道壁和子宫颈,注意病灶部位、大小、质地、有无接触性出血。然后检查子宫体,再检查子宫双侧附件和宫旁组织,注意有无增厚和质地。最后行三合诊检查,主要注意检查盆腔后部及盆壁情况,了解子宫颈主、骶韧带和宫旁组织的厚度、弹性、有无结节形成,病灶是否已累及盆壁、直肠壁,是否受到浸润等。

4. 全身检查

除常规检查外,应注意全身浅表淋巴结有无肿大。特别是腹股沟区和锁骨上淋巴结。应注意脊肋角肾脏区有无压痛或包块。

六、临床分期

1. 子宫颈癌临床分期(FIGO,2009)

(1)Ⅰ期:肿瘤严格局限于宫颈(扩展至宫体将被忽略)。

Ⅰa:镜下浸润癌。间质浸润≤5 mm,水平扩散≤7 mm。

Ⅰa1:间质浸润≤3 mm,水平扩散≤7 mm。

Ⅰa2:间质浸润>3 mm,且≤5 mm,水平扩散≤7 mm。

Ⅰb:肉眼可见病灶局限于宫颈,或临床前病灶>Ⅰa 期。

Ⅰb1:肉眼可见病灶最大径线≤4 cm。

Ⅰb2:肉眼可见病灶最大径线>4 cm。

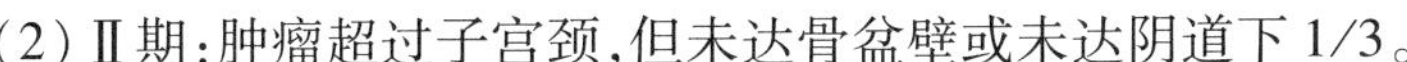

(2)Ⅱ期:肿瘤超过子宫颈,但未达骨盆壁或未达阴道下 1/3。

Ⅱa:无宫旁浸润。

Ⅱa1:肉眼可见病灶最大径线≤4 cm。

Ⅱa2:肉眼可见病灶最大径线>4 cm。

Ⅱb:有明显宫旁浸润。

(3)Ⅲ期:肿瘤扩展到骨盆壁和(或)累及阴道下 1/3 和(或)引起肾盂积水或肾无功能者

Ⅲa:肿瘤累及阴道下 1/3,没有扩展到骨盆壁。

Ⅲb:肿瘤扩展到骨盆壁和(或)引起肾盂积水或肾无功能者。

(4)Ⅳ期:肿瘤播散超出真骨盆或(活组织检查证实)侵犯膀胱或直肠黏膜,疱状水肿不能分为Ⅳ期。

Ⅳa:肿瘤播散至邻近器官。

Ⅳb:肿瘤播散至远处器官。

注:所有肉眼可见病灶甚至于仅仅是浅表浸润也都定为Ib 期。浸润癌局限于可测量的间质浸润,最大深度为 5 mm,水平扩散不超过 7 mm。无论从腺上皮或者表面上皮起源的病变,从上皮的基底膜量起,浸润深度不超过 5 mm。浸润深度总是用 mm 来报告,甚至在这些早期(微小)间质浸润(0 ~ 1 mm)。无论静脉或淋巴等脉管浸润均不改变分期。直肠检查时肿瘤与盆腔间无肿瘤浸润间隙。任何不能找到其他原因的肾盂积水及肾无功能病例都应包括在内。

2. TNM 国际分期(UICC,1992)

(1)原发肿瘤情况

T:原发肿瘤

Tx:原发肿瘤不能确定。

Tis:未发现原发肿瘤。

T1:原位癌。

T1a:局限宫颈(扩展到宫体需除外)。

T1b1:临床前浸润癌,仅显微镜下诊断。

T1b2:显微镜下间质侵犯较少。

T1b:从上皮基底向下侵犯,深度为≤5 mm,水平扩展为≤7 mm。

T2:肿瘤浸润。

T2a:癌侵犯超出子宫颈,但未累及盆壁或阴道下 1/3。

T2b:无子宫旁侵犯。

T3:有子宫旁侵犯。

T3a:癌已扩展至盆壁和(或)累及阴道下 1/3 和(或)引起肾盂积水或肾无功能。

T3b:癌扩展至盆壁和(或)引起肾盂积水或肾无功能。

T4:癌侵犯膀胱或直肠黏膜和(或)扩展至真骨盆外。

(2)淋巴结情况

N:区域淋巴结。

Nx:区域淋巴结转移不能确定。

N0:无区域淋巴结转移。

N1:有区域淋巴结转移。

(3)远处转移情况

M:远处转移。

M0:无远处转移。

M1:有远处转移。

3. TNM 临床分期

TNM 临床分期见表 7-1。

表 7-1　TNM 临床分期表

分期	T	N	M
0 期	T0	N0	M0
Ⅰa 期	T1	N0	M0
Ⅰb 期	Tmic	N0	M0
Ⅱa 期	T2	N0	M0
Ⅱb 期	T3	N	M0
Ⅲa 期	T4	N0	M0
Ⅲb 期	T1 ~2	N1	M0
Ⅳa 期	T4	任何 N	M0
Ⅳb 期	任何 T	任何 N	M

(五)中医分型

1. 肝郁气滞证

主要证候(简称主证):①胸腹胀满,窜及两胁,情志不遂加重;②心烦易怒,情绪郁闷;③脉弦。

次要证候(简称次证):①口干咽苦;②舌质暗红,苔薄白或微黄;③白带微黄或夹血性;④阴道流血或有瘀块。

具备主证 2 项及次证 2 项,或主证第 1 项或第 2 项加次证 2 项。

2. 湿热瘀毒证

主要证候:①带下赤白或如米泔或黄水,或如脓似血,气臭;②便秘溲黄;③舌质暗红,苔黄腻;④阴道流血量多舌暗有瘀块。

次要证候:①纳呆脘闷;②少腹胀痛;③脉弦数。

具备主证 3 项及次证 1 项或主证 2 项及次证 2 项。

3. 肝肾阴虚证

主要证候:①眩晕耳鸣,腰膝酸软;②五心烦热;③阴道不规则流血,量多色红,白带色黄夹血;④脉弦细数。

次要证候:①心烦失眠;②口苦咽干;③便秘尿赤;④舌质红,苔少。

具备主证 2 项及次证 2 项。

4. 脾肾阳虚证

主要证候:①白带清稀而多;②阴道流血量多,或淋漓不尽,色淡;③脉细弱;④神疲乏力,怕冷。

次要证候:①腰膝酸软;②纳少便溏;③小腹坠胀;④舌淡胖,边有齿痕,苔白润。

具备主证 2 项及次证 2 项或主症第 1、2 项及次症 2 项。

5. 气阴两亏证

主要证候:①白带增多或如米泔水状;②颜面虚肿;③神疲乏力或动辄气短;④形体消瘦;⑤舌质淡或暗淡。

次要证候:①自汗;②心悸;③头晕目眩;④饮食减少;⑤脉细弱或虚。

具备主证 2 项及次证 2 项。

四、鉴别诊断

(一) 西医鉴别诊断

1. 子宫颈糜烂

可有月经间期出血,或接触性出血,阴道分泌物增多,检查时宫颈外口周围有鲜红色小颗粒,擦拭后也可以出血,故难以与早期子宫颈癌鉴别。可做阴道脱落细胞学检查或活组织检查以明确诊断。

2. 子宫颈外翻

外翻的黏膜过度增生,表现也可呈现高低不平,较易出血。但外翻的宫颈黏膜弹性好,边缘较整齐。阴道脱落细胞学检查或活组织检查可鉴别。

3. 子宫颈息肉

临床上可有月经期出血,或接触性出血。但宫颈息肉表面光滑,弹性好,病理可明确诊断。

4. 宫颈湿疣

表现为宫颈赘生物，表面多凹凸不平，有时融合成菜花状，可进行活组织检查以鉴别。

5. 子宫内膜癌

有阴道不规则出血，阴道分泌物增多。子宫内膜癌累及宫颈时，检查时颈管内可见到有癌组织堵塞，确诊需做分段刮宫送病理检查。

6. 其他宫颈良性病变

子宫黏膜下肌瘤、子宫颈结核、阿米巴性宫颈炎等，可借助活组织检查与子宫颈癌鉴别。

（二）中医类证鉴别

中医妇科中无“子宫颈癌”的病名记载，因其有带下增多，色、质、气味异常等改变，故属“带下病”的范畴。

1. 带下呈赤色

应与经间期出血相鉴别。

（1）经间期出血：是指月经周期正常，在 2 次月经中间出现周期性出血，一般持续 3 ~ 7 天，能自行停止。赤带者，其出现无周期性，且月经周期正常。

（2）经漏：是经血非时而下，淋漓不尽，无正常月经周期可言。而赤带者，月经周期正常。

2. 带下呈赤白带或黄带淋漓

应与阴疮、子宫黏膜下肌瘤相鉴别。

（1）阴疮：溃破时虽可出现赤白样分泌物，但伴有阴户红肿热痛，或阴户结块，带下病无此症。分泌物的部位亦大不相同。

（2）子宫黏膜下肌瘤突入阴道伴感染：可见脓性白带或赤白带，或伴臭味，与黄带、赤带相似，通过妇科检查可见悬吊于阴道内的黏膜下肌瘤，即可鉴别。

3. 带下呈白色

应与白浊相鉴别。白浊是指尿窍流出混浊如米泔样物的一种疾患，多随小便排出，可伴有小便淋沥涩痛。而带下过多，出自阴道。

五、治疗

（一）治疗原则

子宫颈癌的治疗原则应根据患者的综合情况和肿瘤的临床分期、肿瘤范围、病理类型来综合考虑。常用的治疗方法为手术、放疗、化疗以及中西医结合治疗。早期的治疗

(0～Ⅱa)以手术为主。中晚期以放、化疗为主,以上各期均可以根据患者情况加用中药治疗。晚期患者应以中西药物为主综合治疗,以改善症状、提高生活质量、降低复发率,延长生命。

(二)中医治疗

1. 辨证论治

(1)肝郁气滞证

治则:疏肝理气,解毒散结。

方药:柴胡舒肝散加味(柴胡、黄芩、茵陈、郁金、青陈皮、茯苓、白术、香附、白芍、半枝莲、白花蛇舌草)。

(2)湿热瘀毒证

治则:清热利湿,化瘀解毒。

方药:四妙散加减(薏苡仁、半枝莲、蒲公英、败酱草、八月札、蚤休、土茯苓、猪苓、莪术、苍术、怀牛膝、黄柏)。

(3)肝肾阴虚证

治则:滋补肝肾、解毒散结。

方药:六味地黄丸加减(大蓟、小蓟、墨旱莲、半枝莲、茯苓、女贞子、山茱萸、山药、牡丹皮、泽泻、生地黄、知母、草河车)。

(4)脾肾阳虚证

治则:健脾温肾,补中益气。

方药:参苓白术散加减(黄芪、生龙牡、党参、桑寄生、白术、茯苓、淮山、补骨脂、吴茱萸、升麻、附子)。

加减:阴道出血过多者加仙鹤草、阿胶、三七粉。腹痛不止者加白芍、延胡索、甘草。腰痛者加狗脊、桑寄生、续断。白带增多者加芡实、白莲须。气虚者加黄芪、党参。

(5)气阴两亏证

治则:补气养阴。

方药:滋阴益气汤(人参、党参、黄芪、麦冬、生地黄、五味子、柴胡、山药、陈皮、云苓、甘草)。

加减:癌肿明显者加半枝莲、山楂、莪术;乏力、气短明显者去党参,加人参;心悸加远志、龙骨、牡蛎。

2. 静脉注射中成药治疗

(1)羟喜树碱注射液:静脉注射,每次 4～8 mg,用 10～20 mL 等渗盐水稀释,每日或隔日 1 次,1 个疗程 60～120 mg。羟喜树碱为主与其他化疗药物配合使用,对进展期子宫颈癌有一定疗效。用量因化疗方案的不同而异。主要毒副作用:①胃肠道反应如恶心、呕吐。②骨髓抑制，主要使白细胞下降。③少数患者有脱发、心电图改变及泌尿系统刺激症状。

(2)艾迪注射液：缓慢静脉滴注，每次 60 ~ 80 mL，每日 1 次，用 5% 葡萄糖注射液 500 mL 稀释后缓慢静脉滴注，联合其他化疗药物使用对进展期子宫颈癌有一定疗效。对化疗药物能起到增强疗效作用。主要副作用有白细胞下降、恶心、呕吐等。

(3)榄香烯注射液：静脉滴注，400 mL，每日 1 次，疗程 1 ~ 10 天(配合化疗药物使用)。有一定的抗肿瘤作用，可提高化疗药物疗效，减轻其毒副作用，提高机体免疫能力，改善患者的生活质量。适用于各期子宫颈癌。

(4)复方苦参注射液：成分为苦参、土茯苓。静脉滴注，12 ~ 20 mL 加入 0.9% 生理盐水 200 mL 中，每日 1 次；或 8 ~ 10 mL 加入 100 mL 生理盐水中静脉滴注，每日 2 次，用药总量 200 mL 为 1 个疗程。功能与主治：清热利湿，凉血解毒，散结止痛。适用于癌性疼痛及出血。有一定的抗肿瘤作用，对轻、中度癌痛有一定疗效。适用于各期子宫颈癌。

(5)鸦胆子油乳注射液：静脉滴注，3 g 加入 0.9% 生理盐水 250 mL 中，每日 1 次，30 天为 1 个疗程。细胞周期非特异性抗癌药，抑制肿瘤细胞生长，能提高机体免疫能力，尤其适用于子宫颈癌脑转移。有导致肝功能损害的临床报道。

(6)参芪注射液：静脉滴注，20 ~ 60 mL 加入 5% 葡萄糖注射液 250 mL 中，每日 1 次，5 周为 1 个疗程。有益气健脾、减少化疗药物的消化道反应、骨髓抑制等作用，并能适当提高化疗药物的疗效。适用于脾胃虚寒、气血双亏型子宫颈癌。

(7)香菇多糖注射液：静脉滴注，1 mg 加入 0.9% 生理盐水或 5% 葡萄糖注射液 250 ~ 500 mL 中，每周 2 次，8 周为 1 个疗程。能提高肿瘤患者机体免疫能力，改善患者生活质量，对放、化疗有减毒增效的作用。适用于各期子宫颈癌。

(8)人参多糖注射液(百扶欣)：静脉滴注，12 ~ 24 mg 加入 0.9% 生理盐水或 5% 葡萄糖注射液 250 ~ 500 mL 中，每分钟 40 ~ 60 滴，每日 1 次，1 ~ 30 天(可配合化疗药物使用)。有提高化疗药物疗效及减轻其毒副作用，能提高机体免疫能力，适用于各期子宫颈癌。

(9)康艾注射液：成分为黄芪、人参、苦参素。静脉滴注，40 ~ 60 mL，用 5% 葡萄糖注射液或 0.9% 生理盐水 250 ~ 500 mL 稀释后使用，每日 1 ~ 2 次，30 天为 1 个疗程。功能与主治：益气扶正，增强机体免疫功能。

3. 口服中成药

(1)平消胶囊：口服，每次 1.68 g，每日 3 次，3 个月为 1 个疗程。有清热解毒、化瘀散结、抗肿瘤的功效，适用于各期子宫颈癌。

(2)大黄䗪虫丸：软坚散结，活血化瘀通络。口服，每次 3 g，每日 3 次，饭后服用；1 个疗程 6 周，适用于子宫颈癌瘀血内结者。

(3)扶正消瘤汤颗粒剂：适用于各期子宫颈癌。温开水冲服，每日 1 剂，分 2 ~ 3 次

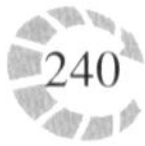

冲服。

(4)马蔺子胶囊:适用于需要放疗、化疗的各期子宫颈癌。具有抗肿瘤活性的放射增敏剂,从放疗前2天开始口服,直至放疗结束。每次120 mg。

(5)金龙胶囊:每次1 g,每日3次,适用于各期子宫颈癌,或配合放化疗药物使用。部分患者有过敏现象,妊娠期及哺乳期妇女禁用。

(6)至灵胶囊:适用于各期子宫颈癌。口服,每次2~3粒,每日2~3次,或遵医嘱。

(7)贞芪扶正胶囊:适用于子宫颈癌放、化疗引起的骨髓造血功能抑制、血细胞减少。口服,每次6粒,每日2次,或遵医嘱。

(8)滋阴益气汤颗粒剂:适用于中医辨证属于气阴两虚型的子宫颈癌患者。温开水冲服,每日1剂,分2~3次冲服。

4. 针灸治疗

适用于因子宫颈癌产生的呃逆。

(1)取穴:气海、子宫、蠡沟、三阴交。如果宫颈疼痛者,加太冲、太溪;带下多着,加丰隆、地机;尿频、尿血者,加中极。针刺,平补平泻,留针15~20分钟,每日1次,针刺10~12次为1个疗程。

(2)取穴:大椎、足三里、血海、关元。针刺,平补平泻,留针20分钟,每日1次。适用于子宫颈癌放疗后的白细胞减少患者。

5. 中药灌肠治疗

适用于子宫颈癌患者兼有便秘、腹泻者。

6. 外治法

(1)“三品一条枪”:明矾60 g、砒霜45 g、雄黄7.2 g、没药3.6 g,适用于早期子宫颈癌患者。宫颈重度非典型增生,宫颈鳞状上皮细胞癌。

(2)催脱钉:山慈菇18 g、枯矾18 g、砒霜9 g、蛇床子3 g、硼砂3 g、冰片3 g、雄黄2 g、麝香2 g,适用于早期子宫颈癌,宫颈鳞状上皮细胞非典型增生。

(3)治癌散:碘仿40 g、枯矾20 g、砒石10 g、硒沙10 g、冰片适量,适用于各期子宫颈癌。

(三)西医治疗

1. 手术治疗

手术治疗是治疗早期子宫颈癌的有效措施之一,其适应证及范围为以下几种。

(1)Ⅰa 1期:筋膜外子宫全切除并切除阴道壁0.5~1.0 cm。

(2)Ⅰa 2期:次广泛全子宫切除,宫旁切缘距宫颈旁2 cm以上,切除阴道壁2 cm。

(3)Ⅰb及Ⅱa期:①广泛全子宫切除,切缘沿骨盆侧壁切除宫颈旁组织,切除阴道穹隆旁组织>3 cm,切除阴道壁2~3 cm;②淋巴结切除须包括盆腔内各组淋巴结。年轻患者卵巢无病变者，卵巢可保留。

（4）部分年轻、一般情况好的>Ⅱb 期患者，若选用手术治疗，须采用超广泛全子宫切除及超广泛淋巴结清扫术。

2. 放射治疗

放疗是子宫颈癌的一个主要治疗措施，尤早期治疗效果与手术相仿。照射范围包括肿瘤原发区及盆腔转移区 2 个部分。原发区的治疗以腔内后腔照射为主，盆腔转移区的治疗则以体外照射为主。

（1）适应证：①可适用于各期患者，尤其Ⅱa 及Ⅲ期。②不能手术的Ⅰ期及Ⅱa 期患者。③术后有盆腔淋巴结转移者，补充体外放射。④术后阴道切缘有癌患者。

（2）治疗方案：采用高剂量率腔内后装照射+全盆照射+盆腔四野照射，一般可先做全盆照射，照射完成后开始腔内后装放射。后者可与盆腔四野照射同期进行（腔内治疗当日不做体外照射）。①全盆照射：每周 5 次，盆腔中心总剂量为 3 周 20 ~ 25 Gy。②腔内后装照射：每周 1 次，宫腔及阴道治疗可同时或分别进行。每次 A 点剂量 6 Gy，总剂量为 5 周 42 Gy。③盆腔四野照射：每周 4 次，宫旁总剂量 3 周 20 ~ 25 Gy。④一般体外照射和腔内后装照射给“A”点剂量的总和为 70 Gy 左右，“B”点剂量一般为 40 ~ 50 Gy。

（4）放疗中的个别对待：早期浸润癌者，单纯腔内治疗即可；阴道浸润多、宫旁浸润严重或阴道狭窄者，可增加全盆照射剂量，相应减少腔内治疗剂量；宫颈肿瘤体积大，向外突出明显者，可适当增加宫颈局部剂量；残端癌者应增加体外照射剂量；盆腔病变已属晚期、盆外有转移、术后复发等无根治希望者，可采用姑息性放疗，以改善症状，延长生存期。

3. 化疗

（1）适应证：①Ⅲb 期子宫颈癌，局部肿瘤巨大，伴有宫旁团块浸润或病理分级在Ⅲ级以上者，可用化疗配合放疗；②Ⅳ期患者手术时发现髂总动脉分叉以上有淋巴结转移者，或放疗、手术后的复发或转移及晚期患者。

（2）常用方案：国际抗癌联盟推荐 BLM 方案+MTX 方案或 ADM+CDDP。

（四）疗效标准

1. WHO 疗效测量指标

（1）可以测量的病灶评定：①完全缓解（CR）。子宫颈癌可见病灶经治疗后完全消失，不少于 4 周。②部分缓解（PR）。子宫颈癌可见病灶经治疗后缩小 50% 以上，持续缓解达 4 周或 4 周以上，同时无新病灶出现。③稳定或无变化（NC）。子宫颈癌可见病灶经治疗后缩小不超过 50% 或增大不超过 25% 。④进展（PD）。一个或多个病灶经治疗后范围增大超过 25% 或出现新病灶。

（2）不可以测量的病灶评定：①完全缓解（CR）。子宫颈癌所有可见病灶经治疗后完全消失，不少于 4 周。②部分缓解（PR）。子宫颈癌病灶经治疗后估计缩小 50% 以上，持

续缓解达4周或4周以上,同时无新病灶出现。③稳定或无变化(NC)。病变无明显变化维持4周,或肿瘤增大估计不足25%,或缩小不到50%。④进展(PD)。出现新病灶或病灶估计增大不少于50%。

2.远期疗效指标

(1)缓解期:自出现达PR疗效之日至肿瘤复发不足PR标准之日为止的时间缓解期,一般以月计算,将各个缓解病例的缓解时间(月)列出,由小到大排列,取其中间数值(月)即为中位缓解期,按统计学计算出中位数。

(2)生存期:从治疗开始之日起至死亡或末次随诊之日为生存期或生存时间,一般以月或年计算,中位生存期的计算方法与上同。

(3)生存率:N 年生存率=生存 N 年以上的病例数+随诊5年以上的总病例数×100%。

第四节　前列腺癌的中西医结合治疗

前列腺癌是发生于前列腺体的恶性肿瘤,常见于老年男性。患者并没有什么特征。随着病情的发展,患者可能会出现尿频、尿急、尿潴留、排尿时有辛辣的感觉、难以形成尿流、血尿、排尿疼痛、骨痛等,晚期则可出现骨髓抑制、骨转移。临床上约60%的前列腺癌患者出现骨痛而来就诊。前列腺癌好发于60~80岁男性患者,40岁以下者罕见。欧美地区前列腺癌的发病率明显高于亚非地区。我国的发病率为0.482/10万男性。近年来有明显上升的趋势。

中医根据患者的临床症状将其归属于“癃闭”“血淋”“劳淋”“骨痨”等范畴。

一、病因病理

中医学认为本病的发生,与肾有直接关系,其次与脾、肝、膀胱等脏腑功能失调有关。年老体弱或房劳过度,肾元亏虚,气化失司,开合不利;饮食不节或其他原因,以致脾虚而清气不升,浊阴难降;七情内伤,肝郁气滞,疏泄不及,以致三焦水液运化失常;嗜酒辛辣,湿热蕴积,下注膀胱,致使气化不利。败精停留不去,瘀血阻塞水道,日久湿热邪气与瘀血交阻,凝滞成积块,压迫尿道而出现排尿困难等癃闭之症。晚期多为瘀血凝滞。

二、诊断

早期前列腺癌临床表现不明显,当肿瘤发展到一定程度才会出现症状。

(一)临床表现

1.阻塞症状

早期常有短时的尿频及夜尿,后可出现尿流变细或尿流偏歪或尿流分叉,尿程延长、尿急、尿痛、尿意未尽感，严重时发生排尿困难、尿潴留、疼痛、血尿或尿失禁。

2. 局部浸润性症状

膀胱直肠间隙常最先累及，这个间隙内包括前列腺、精囊、输精管、输尿管下端等脏器结构，如肿瘤侵犯并压迫输精管会引起患者腰痛以及患侧睾丸疼痛，部分患者还诉说射精疼。常见腰痛和后背痛或有坐骨神经痛，可向会阴部或直肠部放射，疼痛剧烈难忍。

3. 其他转移症状

前列腺癌容易发生骨转移，开始可无症状，也有因骨转移引起神经压迫或病理骨折出现疼痛，就医时通过检查发现前列腺癌。

4. 全身症状

前列腺癌晚期，全身广泛转移可见逐日衰弱、消瘦、倦怠乏力、进行性贫血、恶病质或肾衰竭等。

(二)实验室检查

1. PSA 检查

PSA 为激肽释放酶家族蛋白，为丝氨酸蛋白酶，由前列腺上皮产生，血清游离前列腺特异性抗原(fPSA)。自采用 PSA 诊断前列腺癌以来，已发现诸多早期前列腺癌并给予及时治疗，晚期患者已大为减少，因梗阻、尿潴留及疼痛就治者已经少见。常规应用 DRE 及 PSA 对无症状的患者进行检测筛选以早期发现肿瘤，可检出局限在前列腺内的肿瘤，从而可进行有效的治疗。

2. 血清碱性磷酸酶测定

正常值 5 ~ 115 U/L，若明显增高，表示有骨转移。

(三)B 型超声检查

B 型超声检查可测定肿瘤大小、是否超出包膜、周围组织粘连及肿瘤浸润情况。

(四)X 射线检查

重点对骨盆、腰椎、股骨摄片检查，如有骨转移，可见骨小梁消失，为本病转移的特征。另有 2 种表现，一种是成骨型，骨质不破坏，而出现一些致密硬化的骨组织小岛；另一种是溶骨型，表现骨质破坏，呈多个圆形破坏区。

(五)CT 及 PET-CT 检查

增强 CT 扫描可显示前列腺癌的肿块及肿瘤浸润的情况。PET-CT 检查可发现全身各部位的肿瘤，并鉴别良性和恶性。

(六)细胞学检查

前列腺液细胞学检查，阳性率高达 90% 以上。还可行尿液或骨转移处骨穿刺的细胞学检查,必要时可行活体组织检查。

三、鉴别诊断

(一)与前列腺增生症相鉴别

二者一般容易鉴别。但在增生的前列腺腺体中,有的区域上皮细胞形态不典型,可被误认为癌。区别要点:增生腺体中腺泡较大,周围的胶原纤维层完整,上皮为双层高柱状,细胞核较前列腺癌患者的小,并居于细胞基底部,腺体排列规则,形成明显的结节。

(二)与前列腺鳞状上皮或移行上皮化生相鉴别

前列腺鳞状上皮或移行上皮化生常发生于腺体内梗死区的愈合部,鳞状上皮或移行上皮分化良好,无退行性变或分裂象。化生的最突出特征是缺血性坏死或缺乏平滑肌的纤维结缔组织基质。

(三)肉芽肿性前列腺炎

肉芽肿性前列腺炎,细胞大,可聚集呈片状,具有透明或淡红染色胞浆,小的泡状细胞核,较似前列腺癌,但实为巨噬细胞。另一类细胞则为多形性,细胞核固缩,呈空泡状,体积小,成排或成簇排列,有时可见一些腺泡。鉴别时应注意肉芽肿性前列腺炎的腺泡形成很少,病变与正常腺管的关系无改变,常可见退行性变的淀粉样体和多核巨细胞。而前列腺癌的细胞呈低柱状或立方形,有明确的细胞壁、致密嗜酸性的胞浆,细胞核较正常大,染色及形态可有变异,分裂不活跃。其腺泡较小,缺乏曲管状,正常排列形态完全丧失,不规则地向基质浸润,胶原结缔组织层已不存在。腺泡内含有少量分泌物,但很少有淀粉样体。前列腺癌如发生明显的退行性变,则组织结构完全消失,毫无腺泡形成的倾向。

(四)前列腺结核

前列腺有硬结,与前列腺癌相似。但患者年龄较轻,有生殖系统其他器官如精囊、输精管、附睾结核性病变或有泌尿系统结核症状,如尿频、尿急、尿痛、尿道内分泌物、血精等。前列腺结核性结节为局部浸润,质地较硬。尿液、前列腺液、精液内有红、白细胞。X 射线片有时可见前列腺钙化阴影,前列腺活组织检查组织病理学可见典型的结核病变。

(五)与前列腺萎缩相鉴别

前列腺癌常起始于腺体的萎缩部,应注意鉴别。萎缩腺泡有时紧密聚集,萎缩变小,上皮细胞为立方体样,核大,较似癌变。但这类萎缩改变多累及整个小叶,胶原结缔组织层仍完整,基质不受侵犯,其本身却呈硬化性萎缩。

(六)前列腺肉瘤

前列腺肉瘤的病程发展极快,生长迅速,预后多不良。

四、并发症

（一）前列腺癌放射治疗的并发症

放射治疗一般被分为外照放射法和内照放射法，其中外照放射法可引起急性胃肠反应，包括腹泻、肛门直肠不适，也可引起20%左右的慢性胃肠反应，包括腹泻、直肠溃疡、狭窄和瘘管等。同时还可引起尿频、排尿困难、尿血等泌尿系统症状。内照放射法可引起血栓性静脉炎、淋巴管炎等，晚期还会诱发水肿、排便困难等不良症状。

（二）前列腺癌骨转移的并发症

主要是骨痛，很多前列腺癌患者以骨痛来医院就诊，根据不同的骨转移部位，有可能出现行走困难，在骨转移至椎骨有可能出现下肢瘫痪。

（三）梗阻性肾衰竭

前列腺癌局部浸润生长可以引起尿潴留、尿液不能排出而造成肾功能损伤，导致肾衰竭。

五、中医治疗

（一）中医证治枢要

正气虚和邪气实是本病的根本所在。正气虚是指肾气虚，故补益肾气是本病治疗的根本。本病补肾以补肾阴为要，慎用补阳的药物（现代研究如阳起石、淫羊藿、巴戟天、仙茅等有促进雄性激素分泌的作用，雄性激素使前列腺癌发展）。所谓邪实指湿热内蕴，流注下焦，清热利湿、通利小便亦是本病的重要治疗法则。

病情发展气滞血瘀症状明显，如果患者正气尚存，治疗以祛邪为主，兼扶正治疗。正虚邪实之象，临床上常采用扶正与祛邪相结合的治疗原则。晚期邪毒内传，累及骨髓，正气大伤，应采用大补气血、滋补肝肾，在此基础上适当加用活血化瘀、行气止痛，力求恢复正气，减轻患者症状。

（二）辨证施治

1. 肾气虚亏

主症：夜尿增多，尿意频数，尿流稍细，腰膝酸软，体力较差，时有怕冷，喜温喜热，口干不欲饮。舌质淡红或淡紫，苔白或少苔，沉脉或细脉。

治法：滋阴补肾，益气健脾。

处方：六味地黄汤合四君子汤。

熟地黄 15 g，怀山药 12 g，牡丹皮 12 g，泽泻 10 g，茯苓 12 g，枸杞子 12 g，女贞子 15 g，益智仁 12 g，补骨脂 12 g，黄精 12 g，党参 15 g，太子参 15 g，白术 10 g，黄芪 30 g。

方解:本证为前列腺癌早期,表现肾气亏虚,腰膝酸软,体力较差,夜尿增多,尿意频数,方中用六味地黄汤配以枸杞子、女贞子、麦冬滋阴补肾,配以益智仁、补骨脂、黄精温补肾气。并以四君子汤配以黄芪、太子参健脾益气。如夜尿频数较重,加覆盆子、桑螵蛸。

2. 湿热蕴结

主症:小便不畅,尿线变细,排尿无力,滴沥不通或成癃闭,小腹胀满,大便干燥或秘结,腰酸肢痛,口干口苦。舌质红或紫暗,苔黄腻,脉滑数或细弦。

治法:利湿清热,散结通水。

处方:八正散加减。

萹蓄 30 g,瞿麦 30 g,木通 10 g,赤芍 15 g,金钱草 30 g,败酱草 30 g,土鳖虫 30 g,白花蛇舌草 30 g,忍冬藤 30 g,白茅根 30 g,丹参 30 g,泽兰 15 g,土茯苓 30 g。

方解:病情进一步发展出现排尿困难,本证萹蓄、瞿麦、木通等为八正散主药,加金钱草、败酱草、白花蛇舌草、忍冬藤等重在清热解毒、利水通淋,再配以白茅根、丹参、泽兰、土茯苓等活血祛瘀;土鳖虫,有破瘀攻结之功效。诸药合用,具有利湿清热、散结通水的功效。

3. 瘀血凝滞

主症:小便滴沥,尿如细线,或癃闭不通,小腹作痛,有时痛剧难忍,烦躁不安。舌质紫暗,脉涩或弦细。

治法:活血化瘀,通水消结。

处方:膈下逐瘀汤加减。

当归尾 10 g,赤芍 10 g,桃仁 10 g,红花 10 g,炮山甲 10 g,丹参 15 g,败酱 30 g,瞿麦 30 g,马鞭草 30 g,猪苓 30 g,薏苡仁 30 g。

方解:方用膈下逐瘀汤加炮山甲、丹参,功在加强活血祛瘀消积;配以败酱草、马鞭草清热解毒;瞿麦、猪苓、薏苡仁利水通淋。诸药合用以达活血化瘀、通水消结之功效。

4. 脾肾两虚

主症:疲乏无力,形体消瘦,面色无华,腰疼身痛,动则气促,小便不畅,不思饮食,卧床不起,口干苦不思饮。舌质淡红或红赤、绛紫,甚者舌体短缩,脉沉细无力或细弦。

治法:益气补肾,抗癌消瘤。

处方:济生肾气丸加减。

生黄芪 15 g,潞党参 12 g,枸杞子 12 g,制首乌 12 g,穿山甲 15 g,怀牛膝 12 g,制大黄 6 g,炒黄柏 10 g,知母 6 g,土茯苓 15 g,七叶一枝花 12 g,白花蛇舌草 15 g,杭白芍 12 g,肉桂 6 g。

方解:方中用黄芪、党参、炙甘草健脾益气;用枸杞子、制首乌、牛膝补肾阴;黄柏、知母泻肾火;配以土茯苓、七叶一枝花、白花蛇舌草清热解毒,抗癌消瘤。血尿加重者加小蓟草、墨旱莲、生地黄、阿胶等补虚止血;小便疼痛加重者加延胡索、王不留行、三棱、莪术等;小便黄浊者加车前子、萹蓄草、瞿麦、金钱草、滑石、萆薢等。

(三)特色经验探要

1. 重视整体观念

中医往往能从患者全身的特点加以考虑,而不只是局限在癌症病灶本身。中医调理能纠正机体的某些失调,减少肿瘤的复发因素,降低转移的概率;其次,中药对健康细胞的伤害比较小,一般不会因治疗本身的原因对体力产生新的破坏,在癌症好转的同时,体力也会逐渐得到恢复,逐步增强免疫力。

2. 前列腺癌的术后放化疗后的中医治疗

前列腺癌患者在手术治疗后如能及时配合中医治疗,扶正固本,改善患者的饮食与睡眠状况,增强患者的体质,那么对防止前列腺癌的复发和转移会大有益处。倘若在前列腺癌化疗的同时或在化疗后配合健脾和胃、益气生血、补益肝肾、软坚化瘀等中医药治疗,则可以较好地缓解化疗反应,有助于化疗的顺利进行。有些如活血化瘀中药,可以增加细胞的含氧量,因而可以提高化疗的疗效;如果在前列腺癌放疗期间及放疗后配合补益气血等中医治疗,对增加白细胞的数量、增强免疫功能均有较好的效果,从而保证放疗顺利进行。

3. 补肾是治疗前列腺癌的基本大法

前列腺癌中医认为病根在肾,补肾是治疗前列腺癌的基本大法。但是在使用补肾中药治疗时尽量少用助阳的药物,如阳起石、淫羊藿、仙茅等药物,现代研究有些药物能促进雄激素的分泌,助长前列腺癌的发展。

六、西医治疗

(一)手术治疗

前列腺癌根治术的手术范围包括前列腺腺体及前列腺的包膜,盆腔淋巴结清除术;经尿道前列腺切除术主要用于解除膀胱颈部梗阻。降低内分泌雄激素睾酮的手术治疗包括睾丸切除术、肾上腺切除术和垂体切除术,在临床上效果较差,对患者损伤较大,目前已不采用。

(二)冷冻治疗

对前列腺癌瘤块进行反复冷冻和解冻处理,不仅可以有效杀死癌细胞,而且能显著降低常规治疗中所发生的副作用。这种方法适用于前列腺肿瘤体积较大、全身情况较差的患者,可以促进患者的免疫能力,使骨、肺等转移病灶发生退化。由于需要特殊的设

备,目前尚未广泛使用。

(三)内分泌与肾上腺药物治疗

前列腺的生长和发育依赖雄激素,主要是睾酮和双氢睾酮2种,因此临床上可以去除雄激素治疗前列腺癌。包括以外科方式将睾丸切除,或是以GnRHa(例如zoladex或是leuplin)来达到去势的目的,同时也可并用抗雄性激素(例如casodex、flutamide及androcur)等药物来治疗。荷尔蒙治疗可以在手术或放射线治疗之前,在治疗癌细胞转移(N1或M1)等严重病情时使用。

(四)放射治疗

主要有以下方法:①体外放疗。组织内放疗,这种方式常与前列腺癌根治术或盆腔淋巴结清除手术结合进行。②全身放疗。在一定程度上可缓解骨转移的局部疼痛和减轻病变的发展。

(五)化学治疗

长期以来,研究认为前列腺癌是对化疗不敏感的肿瘤;近年来,研究认为化疗对前列腺癌有效,从2004年以后确立了前列腺癌的化疗方案,常用的化疗药物有多西他赛、米托蒽醌。常用化疗方案如下。

1. DP方案

多西他赛(TAT),75 mg,静脉滴注,第1天。泼尼松(PDN),5 mg,口服,每日2次,第1~21天。每21天重复。

2. DC方案

多西他赛(TAT),36 mg/m^2,静脉滴注,第1、8天。卡培他滨(capecitabine),1250 mg/m^2,每天分2次口服,第5~18天。每4周重复。认为该方案对非激素依赖的晚期前列腺癌有较好的疗效。

临床上有化疗联合内分泌治疗的治疗方案,最常用的有多西他赛联合雌二醇氮芥可显著延长晚期前列腺癌的生存期;具体用法是:多西他赛75 mg/m^2第1天;雌二醇氮芥280 mg,每日2次,第1~5天。每3周重复。

(六)分子靶向药物治疗

目前用于前列腺癌的最有前景的分子靶向治疗药物包括酪氨酸激酶抑制剂如imatinib(gleevec)、gefitinib(iressa)、erlotinib(tarceva)、sunitinib(sutent)和蛋白酶体抑制剂bortezomib(velcade)等,目前未能广泛应用于临床。

(七)免疫治疗

当患者的前列腺癌组织用其他治疗方法减到极微量时,一般检查包括核磁、CT未见有肿瘤迹象,应用免疫疗法清除体内残余的少量癌肿组织,可能会取得更好的效果。临床应用开展最广泛的肿瘤疫苗,目前研究较多的有肿瘤抗原刺激的 DC、肿瘤细胞/DC 融合疫苗、转基因修饰的 DC 等。但未能在临床广泛应用。

七、中西医优化选择

约 100% 的患者在确诊该病后,至少存活 5 年,93% 的患者可存活 10 年以上,67% 的患者可存活 15 年以上。因为前列腺癌的发展很缓慢,到目前为止,对于前列腺癌患者来说,手术和放疗仍为主要的根治手段,前列腺癌一旦明确诊断,首先应该考虑手术,术后先行去势治疗,zoladex 或 leuplin 应用半年到 1 年;再行内分泌治疗,可选用比卡鲁胺。对激素不敏感的前列腺癌患者可选用化疗。各类前列腺癌患者均需中药调理,在化疗时治则以扶正为主,益气健脾、滋补肝肾等治疗法则,保护患者的胃肠功能及免疫功能,化疗以后康复期的患者同样需要中药调理,主要是健脾补肾,调理气血运行,对预防肿瘤的复发和转移有一定的作用。

对于特别晚期没有手术和放射治疗条件,内脏功能严重损伤者,以中药治疗为主。多采用益气补肾方法,以中药辨证论治为原则,尽量减轻患者的痛苦,提高生活质量,达到延长生存期的目的。对晚期患者避免使用攻伐药物,以免病情加重。

参考文献

[1]杨忠光. 肿瘤综合治疗学[M]. 西安:陕西科学技术出版社,2021.

[2]赵砚峰. 肿瘤临床路径与处理原则下[M]. 济南:山东科学技术出版社,2023.

[3]杨毅,李波. 肿瘤放射治疗技术学[M]. 昆明:云南科技出版社,2021.

[4]姜桂春. 头颈肿瘤护理[M]. 沈阳:辽宁科学技术出版社,2019.

[5]唐阳,卢琳,唐富. 内科肿瘤与放射治疗[M]. 南昌:江西科学技术出版社,2019.

[6]北京医轩国际医学研究院. 临床肿瘤学研究[M]. 南昌:江西科学技术出版社,2019.

[7]张毅. 肿瘤生物治疗临床应用[M]. 郑州:河南科学技术出版社,2020.

[8]楚丽. 实用肿瘤基础与治疗实践[M]. 沈阳:沈阳出版社,2020.

[9]邹韶红,任涛. 肿瘤患者心身疾病诊治指南[M]. 西安:陕西科学技术出版社,2021.

[10]张龙,于洪娜. 临床常见肿瘤诊断思维与治疗技巧[M]. 北京:中国纺织出版社,2021.

[11]王长宏,闫宇涛,马金国. 肿瘤疾病诊断与治疗[M]. 南昌:江西科学技术出版社,2018.

[12]刘珺. 胸部肿瘤的诊断与治疗[M]. 南昌:江西科学技术出版社,2018.

[13]郑振东,赵岩,孙晓. 肿瘤营养治疗临床手册[M]. 沈阳:辽宁科学技术出版社,2019.

[14]胡作,周燕萍,王兵. 乳腺肿瘤的诊断与治疗[M]. 郑州:河南科学技术出版社,2018.

[15]黄翼然. 临床肾脏肿瘤学[M]. 上海:上海科学技术出版社,2018.

[16]聂俊丰. 常见肿瘤临床处置精要[M]. 昆明:云南科技出版社,2019.

[17]陈小兵. 临床肿瘤学诊疗与实践[M]. 北京:中国纺织出版社,2019.

[18]何悦. 颅颌面骨感染与肿瘤性疾病诊断和治疗[M]. 上海:上海科学技术出版社,2022.

[19]王文平,董怡,段友容,等. 原发性肝肿瘤超声造影[M]. 上海:上海科学技术出版社,2022.

[20]盛立军. 现代老年肿瘤学[M]. 济南:山东科学技术出版社,2017.

[21]于新义. 肿瘤科诊疗要点与处置策略[M]. 赤峰:内蒙古科学技术出版社,2019.

[22]王刚. 中西医结合肿瘤治疗学[M]. 上海:上海交通大学出版社,2019.

[23]上海市医学会,上海市医学会肿瘤放射治疗专科分会编. 肿瘤克星精准放疗[M]. 上海:上海科学技术出版社,2017.

[24]栗安刚,张峻青,刘乃杰,等. 肿瘤疾病综合诊疗学[M]. 南昌:江西科学技术出版社,2018.

[25]程向东,李德川,应杰儿. 消化道肿瘤临床诊治策略[M]. 杭州:浙江大学出版

社,2019.
[26]王维.肿瘤防治新模式研究与实践[M].重庆:重庆大学出版社,2019.
[27]杨涛.现代肿瘤学诊疗进展与临床实践[M].昆明:云南科技出版社,2019.
[28]陈宗杰,陈旭生,杨梅.常见肿瘤的放射影像诊断[M].兰州:甘肃文化出版社,2017.
[29]郑心.肿瘤中西医结合预防与治疗[M].济南:山东科学技术出版社,2018.
[30]赵振华.胸腹部常见肿瘤分期与影像学报告模板[M].杭州:浙江大学出版社,2019.